W0245384

B. Köhler – Lehrbuch der Bioresonanz-Therapie

Bodo Köhler

Bioresonanz-Therapie

Einführung in die Quantenmedizin

Lehrbuch für die Arzt- und
Naturheilpraxis

4., überarbeitete und
erweiterte Auflage

 Jungjohann Verlagsgesellschaft
Neckarsulm

Zuschriften an:
Jungjohann Verlagsgesellschaft
Postfach 3870
89028 Ulm

Die Deutsche Bibliothek – CIP-Einheitsaufnahme

Köhler, Bodo:
Bioresonanz-Therapie: Einführung in die Quantenmedizin;
Lehrbuch für die Arzt- und Naturheilpraxis / Köhler, Bodo. –
4. überarbeitete und erweiterte Aufl. – Neckarsulm; Stuttgart: Jungjohann, 1994
   3. Aufl. u.d.T.: Köhler, Bodo: Lehrbuch der Bioresonanz-Therapie
   für die Arzt- und Naturheilpraxis

ISBN 3-8243-1361-8

Alle Rechte vorbehalten
4., überarbeitete und erweiterte Auflage, Februar 1994

© 1994 Jungjohann Verlagsgesellschaft mbH, Neckarsulm, Stuttgart

Das Werk einschließlich aller seiner Teile ist urheberrechtlich
geschützt.

Jede Verwertung außerhalb der engen Grenzen des Urheber-
rechtsgesetzes ist ohne Zustimmung des Verlages unzulässig
und strafbar. Das gilt insbesondere für Vervielfältigungen,
Mikroverfilmungen und die Übertragung auf elektronische
Datenträger.

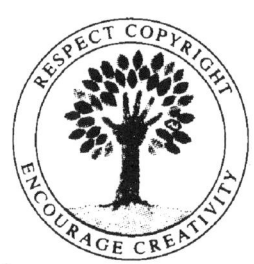

Satz und Umschlag: S&R, Ulm und Lübeck
Druck: Druckhaus Schwaben, Heilbronn
Printed in Germany

Vorwort

Bioresonanz-Therapie erscheint für viele immer noch als der absolute Außenseiter der sogenannten „Alternativen Medizin". Diese Auffassung vertreten zum Teil auch Kollegen, die sich bereits mit anderen Sparten der Naturheilkunde befassen.

Das aber geht an der Sache völlig vorbei. Die Bioresonanz-Therapie ist nämlich in Wirklichkeit der zentrale Kern einer neuen fortschrittlichen Medizin, denn sie schafft als einzige Disziplin die Verbindung von östlicher Tradition, die schon Jahrtausende alt ist und westlicher Technologie auf dem Boden unserer modernen Wissenschaft. Dieses Bindeglied hat bisher gefehlt.

Da nun hier aus beiden Richtungen eine dritte hervorgegangen ist, ergibt sich damit auch zwangsläufig ein neues Verständnis von Krankheit und Therapie. In diese neue Richtung sind die bewährten traditionellen Denkmuster mit eingebunden, werden aber durch die Quantenphysik wissenschaftlich untermauert und erklärt. Dies geht allerdings nicht mehr mit dem Denkgebäude unserer jetzigen Naturwissenschaft, die noch am mechanistischen Weltbild festhält. Davon muß sich der Neueinsteiger völlig lösen, was nicht immer leicht ist.

Inzwischen sind schon 17 Jahre vergangen, seit Franz Morell die Therapie mit ultrafeinen, patienteneigenen Schwingungen begründet hat. Das, was damals für viele so unglaublich erschien, hat sich heute schon etabliert und findet immer mehr begeisterte Anhänger. Über fünfhundert Ärzte und Zahnärzte haben sich in der „Internationalen Bioresonanz-Ärztegesellschaft" e. V. zusammengeschlossen und pflegen auf diese Weise einen regen Erfahrungsaustausch. Neue Impulse hat die Bioresonanz-Therapie auch aus der Matrix-Forschung erhalten. Man kann derzeit bereits ein gemeinsames Ziel erkennen, dem sich die gewebsorientierten Humoralpathologen von der einen, die energetisch orientierten Quantenmediziner von der anderen Seite nähern. Dieses Ziel ist die Symbiose aller Richtungen in der Medizin, die den Doppelaspekt allen Seins – Energie *und* Materie – voll berücksichtigt.

Durch die vielen neuen Erkenntnisse, die ständig unser Wissen erweitern, ist nun bereits die vierte Auflage dieses Buches notwendig geworden. Die Flut an Informationen ist kaum noch zu bewältigen, so daß nur durch Einteilung und Ordnung die Übersicht gewahrt werden kann.

Es bleibt zu hoffen, daß der Inhalt geeignet ist, den Leser in seinem Innersten so zu fesseln, daß er bereit ist, alte überholte Denkstrukturen aufzugeben und durch neue zu ersetzen. Wenn dies auch nur in einem Fall dazu beiträgt, einen schwerkranken Patienten von seinem Leiden zu befreien, dann hat sich der Aufwand bereits gelohnt.

Freiburg, im Februar 1994   Der Autor

Inhaltsverzeichnis

1. Einleitung

Unter dem Begriff Bioresonanz-Therapie (im Folgenden BRT) kann sich der Neuling meist nicht sehr viel vorstellen. Besser zu verstehen wäre die Bezeichnung „Bio-Informations-Therapie" oder „System-Informations-Therapie". Denn in dieser Wortschöpfung steckt das Wesen dieser besonderen Behandlungsform. Es handelt sich nämlich tatsächlich um die Beeinflussung des Informationsflusses im Organismus, die spürbare Wirkung nach sich zieht.

Wenn wir uns einmal vor Augen halten, was den lebenden Organismus von einem unversehrten toten Körper unterscheidet, dann sind es drei Dinge: Elektrizität, die die Zellen unter Spannung hält, der alles steuernde und regelnde Informationsfluß und ein inspirierender Geist. Die Biochemie braucht eine übergeordnete Steuerung, sonst kann sie nicht funktionieren. Im Krankheitsfalle ist dort die Störung zu suchen, weshalb wir hier mit der Bioresonanztherapie eingreifen.

Zwangsläufig entwickelt sich durch die Beschäftigung mit der BRT ein neues Verständnis für die Medizin. Die Betrachtung von Krankheiten, deren Entstehung und Behandlung muß neu überdacht werden und erfährt einen anderen Ansatz.

Vieles was heute erforscht und als gültig anerkannt wird, steht im krassen Gegensatz zu dem bisher bekannten. Dabei muß das alte nicht völlig falsch gewesen sein, sondern der Standpunkt hat sich geändert. Die früheren Ergebnisse wurden nun in ihrer Gesamtheit besser erkannt und dadurch einer neuen Polarität zugeordnet.

« Aus dem „Entweder oder" sollte ein „Sowohl als auch" werden. »

Aus diesem Grunde kann aus positiv durchaus negativ werden, ohne falsch zu sein, nur wurde der Blickwinkel erweitert und größere Gesetzmäßigkeiten erkannt. Es hängt immer vom Schema ab, das der Beobachter anwendet. Die Wahrheit als solche ist absolut und unteilbar. Wir Menschen aber können immer nur einen Teil der Wirklichkeit überblicken, da wir selbst nur ein Teil derselben sind und bilden unsere Meinung *stets subjektiv*. Niemand kann deshalb den Anspruch „echter" Wissenschaftlichkeit, d.h. Objektivität erheben. Nach dem Gesetz der Polarität, an das wir hier auf Erden gebunden sind, muß ernstzunehmende Wissenschaft immer ein Teil Subjektivität, d.h. Unwissenschaftlichkeit mit einschließen, um sich der absoluten Wahrheit bestmöglichst zu nähern.

Diese Vorbemerkungen sind nötig, um all jene Kollegen zu ermuntern, ihren derzeitigen (möglicherweise festgefahrenen) Standpunkt infrage zu stellen, denen es nicht so leicht fällt, Vertrautes aufzugeben. Aber nur so kommen wir wirklich weiter. Dazu gehört auch Mut, denn keiner weiß, was ihn an neuen Ufern erwartet.

Wenn wir an alles Neue, so auch an BRT, unvoreingenommen, offen, aber durchaus kritisch herangehen und in Kauf nehmen, daß wir nicht sofort jede Auswirkung dieser Behandlung nachvollziehen und mit wissenschaftlichen Erklärungen belegen können, so bleibt diese Therapieform das was sie ist:

Eine faszinierende Möglichkeit, auch noch in aussichtslosen und von der Schulmedizin aufgegebenen Fällen helfen zu können, Heilungen einzuleiten und uns immer wieder auf's Neue der Großartigkeit der Schöpfung bewußt zu werden!

2. Stand der heutigen Medizin

Viele Kollegen haben eine umfassende, schulmedizinische Ausbildung absolviert und kennen diesen Bereich der Medizin deshalb sehr genau. „Dieser Bereich" ist jener Teil, in dem die Schulmedizin ihre besten Erfolge vorzuweisen hat, z.B. in der Intensivmedizin, Behandlung Unfallverletzter, operative Eingriffe mit entsprechender Anästhesie, Kardiologie usw ... Also jeweils in der akutmedizinischen Versorgung gibt es bedeutende Fortschritte.

Bei chronischen Krankheiten versagt sie jedoch sehr oft völlig. Im Gegenteil, häufig wird dem Patienten durch die allopathische Behandlung (Unterdrückung!) Schaden zugefügt. Nicht selten kommen sogenannte „austherapierte Fälle" in die Praxis, die durch regelmäßige antibiotische, antipyretische, antiinflammatorische oder auch antirheumatische Behandlung in ihren Organfunktionen völlig blockiert sind.

Nicht zuletzt deshalb, aber auch durch den hohen Leistungsanspruch, falsche Ernährung und zu wenig Rücksichtnahme auf seelische und körperliche Bedürfnisse wurde das Verhältnis zwischen akuten und chronischen Krankheiten genau umgekehrt. Fast dreiviertel aller Patienten sind chronisch krank, oder akute Krankheiten laufen von vornherein verzögert und schleichend ab, um alsbald in ein chronisches Stadium überzugehen.

Aus diesem Grunde kommt der heutigen Schulmedizin (und das muß nicht immer so sein!) nur noch ein kleiner echter Stellenwert zu, denn nicht einmal alle akuten Krankheiten sollten allopathisch behandelt werden, *sondern nur die Ausnahmen!* Allopathika können nie heilen, sie können nur blockieren, um damit evtl. Schlimmeres zu verhüten. Zunächst sollte jedoch immer eine natürliche Heilung versucht und angestrebt werden.

Durch die Überspezialisierung ist leider den meisten Schulmedizinern der Überblick verlorengegangen (Abb. 1).

Es gibt nur wenige Sparten, die noch alles betrachten können, das sind der Internist und der Allgemeinmediziner. Aber auch hier gibt es Verständnisprobleme, da an der Universität das deduktive Denken gelehrt wird, d.h. es wird immer der Versuch unternommen, die Krankheit auf die angebliche eine Ursache zu reduzieren, z.B. bei der Hepatitis auf das auslösende Virus. Völlig übersehen wird dabei allerdings, daß Viren allein gar nichts auslösen können, solange das Abwehr-System intakt, alle übergeordneten Steuerungen funktionieren und das Terrain nicht geschädigt ist.

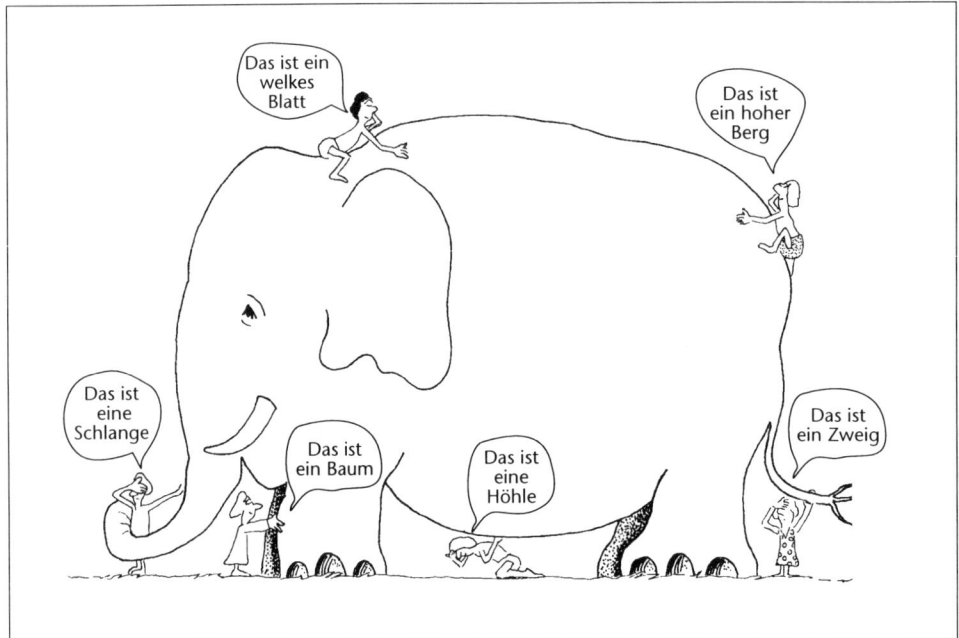

Abb. 1: 6 Blinde beschreiben 1 Elefanten (Alte indische Fabel)

Lebende Strukturen weisen immer eine hohe Komplexität auf und verfügen über mehrere netzförmige Kommunikationssysteme. Funktionale Vorgänge weisen außerdem eine große Eigendynamik auf, die sich in vivo grundsätzlich anders verhält als in vitro. Dafür sind die vielschichtigen Steuersysteme verantwortlich.

Ähnlich grobe Fehler wie durch reduktionistisches Denken unterlaufen bei der Interpretation von Laborwerten. Liegen alle Parameter im Normbereich, bedeutet dies für den Schulmediziner Gesundheit. Ebenso wird verfahren mit normalen Röntgen- oder Sonographie-Befunden, CT- oder NMR-Untersuchungen.

> « Dabei ist es *unmöglich*, von der Form (oder Normalwerten) eines Organs
> auf eine normale Funktion zu schließen! »

Das eine ist eine *statische* Untersuchung (dreidimensional), die Funktion jedoch ein dynamischer Vorgang unter Einschluß der Zeit (vierdimensional). Die Zeit erfährt bei den üblichen Untersuchungen leider eine viel zu geringe Bedeutung.

Weiterhin werden viele Symptome falsch gedeutet oder mit der Krankheit direkt verwechselt, z.B. kann eine Gallestörung zu Migräne führen. Behandelt wird aber üblicherweise nur der Kopfschmerz. Oder Asthma bronchiale, das seine Ursache in der Allergie, einer Dickdarm-Störung oder einer starken psychischen Belastung mit Angststress haben kann, wird nur broncholytisch behandelt. Dies sind nur einige Beispiele für heute vorherrschende Verständnisschwierigkeiten.

Alle diese Irrtümer müssen zwangsläufig entstehen, wenn komplizierte Zusammenhänge mit multiplen Wechselwirkungen einem linearen Kausalitätsdenken unterworfen werden, ja sogar einem deduktiven Denken. Die Annäherung an die Realität, die Erfassung dynamischer Prozesse im Organismus verlangt ein multikausales Denken in vernetzten Strukturen. Dies beinhaltet auch die Möglichkeit (und die Wahrscheinlichkeit), daß Wirkung auch Ursache sein kann. Die Zeit bekäme dann ein negatives Vorzeichen (s.a. Unschärferelation nach Heisenberg).

In Abb. 2 sind die komplexen Zusammenhänge biochemischer Reaktionen dargestellt.

Ganz sachlich muß festgehalten werden, daß sich die Lehrmedizin heute noch im Denkgebäude des vorigen Jahrhunderts befindet, was auf der mechanistischen Vorstellung Newtons beruht und daran festhält. Inzwischen zeichnet sich jedoch ein Paradigma-Wechsel ab, wobei sich das neue Weltbild auf die Forschungsergebnisse der modernen Quantenphysik stützt.

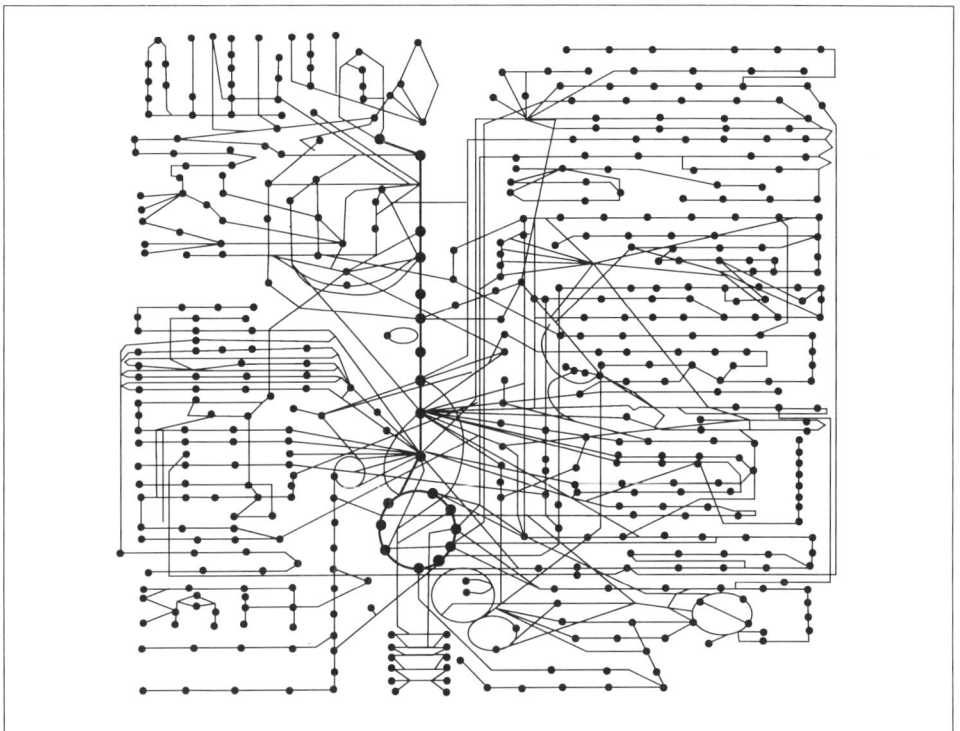

Abb. 2: Schematische Darstellung eines Teils der Stoffwechselreaktionen, die in einer Leberzelle ablaufen. Jeder Punkt kennzeichnet ein Zwischenprodukt (Metabolit) in einem Stoffwechselweg (ausgezogene Linie). Die Reaktionen stellen ein typisches Netzwerk dar. Hervorgehoben sind der Abbau von Glukose zum Zitratzyklus (dickere Linie) und davon abzweigend die Synthese von Cholesterin aus Azetyl-CoA (Aus „Ordnung und Chaos", W.Gerok).

Um auch konstruktive Kritik zu üben und gleichzeitig einen Ausblick auf das neue Jahrtausend zu geben, könnte man sich die „neue", zukunftsweisende Gesamtmedizin, die dann zur Lehrmedizin avancieren würde als „FREIE Medizin" vorstellen. Dies wäre der schon lange überfällige Paradigma-Wechsel und dazu geeignet, die echten Fortschritte der Schulmedizin in das Gesamtkonzept zu integrieren.

Paradigma-Wechsel in der Medizin

F	**Funktional**	d.h. Beachtung dynamischer komplexer Funktionsabläufe
R	**Regulativ**	d.h. Beachtung kybernetischer Regelkreise
E	**Energetisch**	d.h. Beachtung übergeordneter Wechselwirkungskräfte
I	**Individual**	d.h. Betrachtung des Menschen als unverwechselbar und einmalig
E	**Elementar**	d.h. Beachtung fundamentaler Gesetze in Makro- und Mikrokosmos

MEDIZIN

3. Einführung in die wissenschaftlichen Grundlagen

In Gesprächen mit Schulmedizinern taucht immer wieder der Vorwurf auf, BRT sei wissenschaftlich nicht bewiesen und könne deshalb doch eigentlich gar nicht wirken.

Auch wenn Kollegen aufgeschlossen sind, helfen lange Erklärungen meist nicht weiter, da sich Fachbegriffe und grundlegende Auffassungen inzwischen weit von der Lehrmedizin entfernt haben. Viele schulmedizinische Kollegen haben leider den Anschluß an die Naturheilverfahren schon lange verloren, da diese Ausbildung zusätzlich zur Schulmedizin erfolgt, weshalb ein Brückenschlag immer schwieriger wird. Inzwischen muß die Lehrmedizin gewaltige Anstrengungen unternehmen, um aus ihrer Außenseiterrolle herauszukommen!

▲ Wie können wir aber so sicher sein, daß *wir* auf der richtigen Seite stehen?

Dies ist nur mit einem längeren Exkurs in die moderne Physik zu erklären. Schwerpunktartig seien einige Bausteine herausgegriffen, die für unsere Arbeit besonders wichtig sind. Die Sprache der Physik ist nicht einfach. Wir können deshalb dem Biophysiker W. Ludwig sehr dankbar sein, der die Forschungsergebnisse von F.A. Popp, B. Heim, J.T. Muheim, Bigu del Blanco und vielen anderen Wissenschaftlern weltweit zusammengetragen hat.

Es sollte jedoch ausdrücklich betont werden, daß keinerlei Anspruch auf alleinige Richtigkeit der folgenden Ausführungen erhoben wird. Dies würde dem ständigen Wandel und Wechsel von Einsichten und Ansichten grundsätzlich widersprechen. Ganz im Gegenteil sollte das Prinzip der Toleranz walten, dessen wir uns immer wieder befleißigen sollten. Wer auf Grund anderer Erfahrungen im einen oder anderen Punkt zu abweichenden Ergebnissen gekommen ist, sollte diese nicht umstoßen. Es wäre fehl am Platz, irgendeine Meinung zum Dogma zu erheben. Davon haben wir schon genug.

Lassen Sie also die folgenden Ausführungen in diesem Sinne auf sich wirken. Seien Sie kritisch, aber nicht voreingenommen.

3.1 Energie-Materie-Begriff

Von Kindheit an sind wir es gewohnt, Dinge zu greifen, zu untersuchen, zu wiegen und dann unser Urteil zu fällen. Es fällt deshalb auch vielen sehr schwer, sich vorzustellen, daß außerhalb des Sichtbaren noch Kräfte existieren, die irgendetwas bewirken können.

Frappierend ist es deshalb, wenn wir uns von dem Nobelpreisträger Carlo Rubbia (heute Direktor des CERN in Genf) vorrechnen lassen müssen, daß das Verhältnis zwischen Energie-Quanten (Photonen) und Masseteilchen (Nukleonen) etwa 1 Milliarde zu 1 beträgt ($9{,}746 \times 10^8 : 1$). (Abb. 3)

Nach Rubbia heißt das, daß die sichtbare Materie nur der milliardste Teil vom tatsächlich existierenden Universum ist. Die Bedeutung der Materie verschwimmt damit zur Bedeutungslosigkeit. Bei den Energiequanten handelt es sich dabei um Wechselwirkungskräfte (J.T. Muheim), die nach einem vorgegebenen Muster (Bauplan) Materie erschaffen, oder diese wieder auflösen.

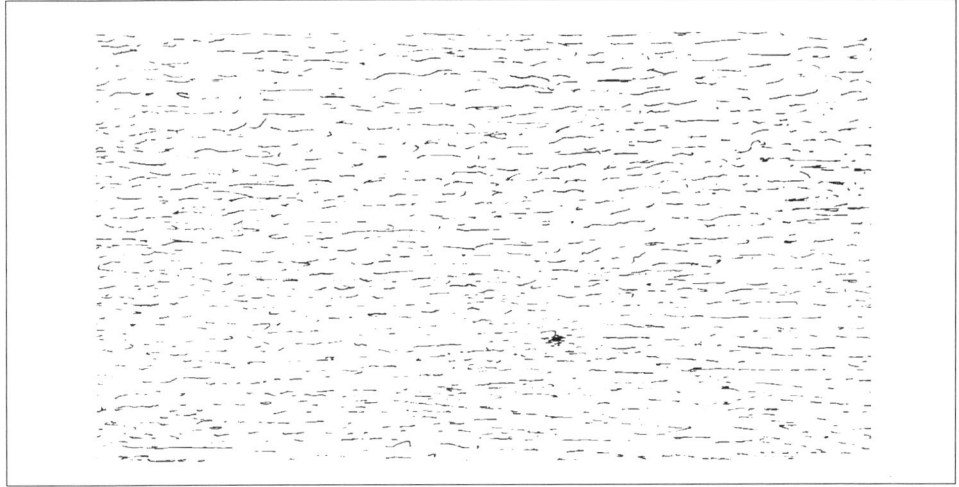

Abb. 3:   Verhältnis Materie: Energiequanten (Photonen) = $1 : 9{,}746 \times 10^8$, der kleine Punkt stellt die von Wechselwirkungskräften (Photonen) umgebene existierende Masse dar. Es entspricht der Fläche von Leonberg bei Stuttgart zur gesamten Erdoberfläche. (nach Carlo Rubbia, Nobelpreisträger 1984.)

Hochinteressant ist die Feststellung, daß ein Photon jeweils ein Elektron und ein Positron hervorbringt, also zwei polare Teilchen, die beim Aufeinandertreffen wieder verschwinden und ein Energiequant freisetzen. Somit wird deutlich, wie aus Licht (Photonen) – der Einheit – unsere polare, materielle Welt entsteht. Diese Vorgänge lassen sich im Labor nachvollziehen.

Entscheidend ist die Feststellung, daß Materie nichts anderes als verdichtete Energie ist, die sich in Sekunden-Bruchteilen wieder auflösen kann. Sie ist also nur eine definierte Zustandsform eines vorgegebenen energetischen Musters. Somit wird deutlich, daß das eigentlich Entscheidende, Formende und Gestaltende nicht Masse, sondern Energie ist, die durch eine dahinterstehende Idee in Bahnen gelenkt wird, und Materie nur einen momentanen Ausdruck energetischer Verdichtung darstellt (vgl. Kapitel 3.4).

3.2 Ordnung und Chaos

Da im Universum keine Zufälle denkbar sind, da ansonsten sehr schnell ein alles vernichtendes Chaos auftreten könnte, ist somit jede materielle Form, jede Pflanze, jedes Tier und jeder Mensch nach einem genau festgelegten energetischen Bauplan entstanden. Dies wird umso einleuchtender, wenn man bedenkt, daß das gesamte Universum strukturiert ist (B. Heim), wobei die kleinsten Einheiten die sogenannten Metronen darstellen. Dieser gewaltige, große Zusammenhang, diese universale Vernetzung macht ebenso deutlich, daß eine höhergradige Ordnung vorliegen muß, die Zufälle von vornherein ausschließt.

> « Um Ordnung aufrechtzuerhalten erzwingt jede Aktion sofort eine Reaktion. »

Das Leben an sich ist schon eine höhere Ordnung. Bemerkenswert ist jedoch die Tatsache, daß alles Leben immer auf's Neue nach höherer Ordnung strebt (Selbstorganisation). Dies bedeutet, daß der Abstand vom Chaos größer wird (Negentropie). Chaos ist durchaus ein nützliches Lebensprinzip. Es ist die Polarität zur Ordnung. Durch chaotische Vorgänge (F.A. Popp) ist der Organismus in der Lage, sich an geänderte Umweltbedingungen anzupassen (jede Entzündung ist Chaos, jede Allergie, jeder Abwehrvorgang). Gleichzeitig muß der Organismus von selbst seine Ordnung wiederherstellen, um die Form und Gestalt zu erhalten. Der Organismus vollführt somit ständig einen Balance-Akt zwischen Chaos und Ordnung.

> « Dynamische Ordnung heißt, die Funktionsabläufe erfolgen periodisch mit gleichbleibender Zeitkomponente. Das bedeutet Strukturerhaltung, aber auch Verhärtung und mangelnde Anpassungsfähigkeit. »

> « Chaos bedeutet Funktionsablauf ohne sich wiederholende zeitliche Zuordnung (Entropie). Das bedeutet Destruktion und Auflösung, aber auch ein hohes Maß an Anpassung. »

Hieran wird deutlich, daß beide Extreme *nie* alleine vorkommen können, sondern immer ein Teil der anderen Polarität mit enthalten sein muß. Hier wird in sehr klarer Weise vorgeführt, was die chinesische Monade, das Yin-Yang-Symbol impliziert (Abb. 4):

> « Gesundheit heißt optimale Adaptation an die Summe aller Reize mit genau definiertem Maß an Ordnung und Chaos. »

> « Die Kondition ist der Ausdruck der erreichten Anpassung. »

Die gesamte Natur strebt nach Erhaltung von Form und Art. Ihr ist dieses Streben nach Höherem als göttlicher Funke eingegeben. Dies widerspricht natürlich grundsätzlich dem Darwinismus, der eine Zufallsentstehung der Arten annimmt. Wer aber unvoreingenommen beobachten kann, wird diese Gesetzmäßigkeiten von selbst erkennen.

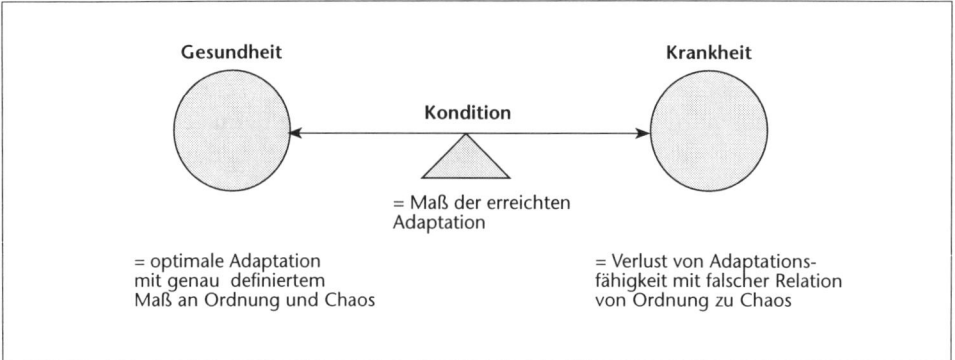

Abb. 4: Ordnung und Chaos als Elemente von Krankheit und Gesundheit

3.2.1 Informationsfluß

Der Begriff „In-form-ation" kommt aus dem Lateinischen und beinhaltet die Form, die Struktur. Er bedeutet Formgebung. Das heißt, zu jeder Struktur gehört eine Information, oder andersherum: Jede Information beeinflußt die Form und damit die Materie (vgl. hierzu Kapitel 3.1).

Die Information selbst ist immateriell, ist Schwingung. Auch das läßt sich umkehren und bedeutet, daß jede Schwingung zugleich auch Information darstellt und damit die Materie in irgendeiner Weise verändern kann. Das bedeutet gleichzeitig, daß das ständig antreibende, immer neu schöpfende, die Dynamik des Universums aufrechterhaltende, die Information, die Schwingung ist, ein unsichtbares Kraftfeld.

Durch die Veränderungen, die durch einen wechselnden Informationsfluß ausgelöst werden, kommt es zu Wechselwirkungen. Actio löst Reactio aus (Newton). Es werden dadurch Informationen ausgetauscht.

« **Wechselwirkungen sind ein Hauptmerkmal des Informationsaustauschs.** »

Für unseren Orgnismus stellt die Umwelt den Reflexionsort für unsere Aktionen dar. Mit ihr befinden wir uns in Wechselwirkung. Wir können unseren Informationsfluß nach außen modern als „output" bezeichnen, der in der Umwelt zu Reaktionen, zu Veränderungen führen muß, die sich uns wieder mitteilen. Zusätzlich zu diesem „input" treten noch die natürlichen Steuersignale hinzu, die für uns lebensnotwendig sind (vgl. dazu Kapitel 3.9).

Wir können deshalb sagen:

« **Die Umwelt ist der Reflexionsort für unsere Aktionen - bewußt wie unbewußt.** »

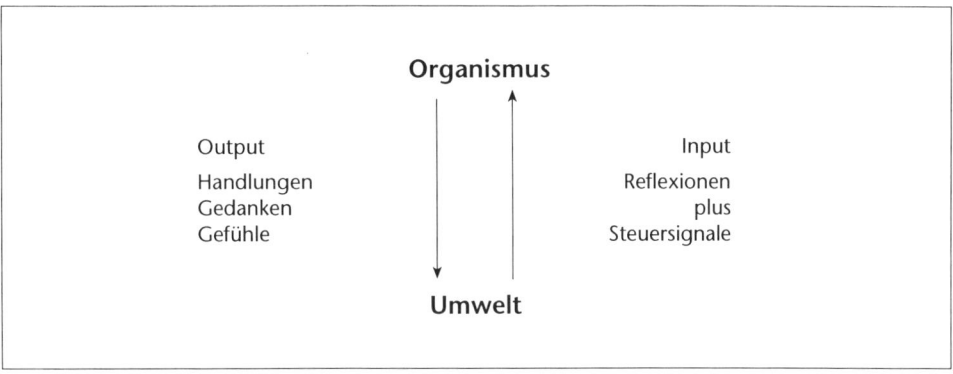

Wenn eine Information materielle Veränderungen bewirkt, kann sie das nur über sogenannte Bildekräfte. Diese Kraftfelder liefern einmal die notwendige Energie, zum anderen aber auch das geistige Potential, nämlich den Bauplan.

Gehen wir in unserer Betrachtung einmal den umgekehrten Weg. Sehen wir uns eine materielle Struktur, z. B. eine Gewebsveränderung an, dann steckt in diesem Substrat eine Information, die dieses durch die entsprechenden Bildekräfte hervorgebracht hat. Dieser Bauplan für die Materie ist uns aber nicht zugänglich. Er liegt im Verborgenen. Wir sprechen deshalb von einer „impliziten" Information. Für uns Therapeuten ist die Entstehungsgeschichte eines pathologischen Substrates, z. B. eines Tumors aber sehr wichtig. Was wir brauchen ist die „explizite", die entschlüsselte Information. Diese gibt der Organismus aber nicht so leicht preis. Interessant ist in diesem Zusammenhang, wenn wir den Mechanismus der Informationsverarbeitung im Organismus etwas genauer untersuchen.

Der Organismus versucht seine Noxen zu bekämpfen (auszuregulieren und auszuscheiden), indem er ihre Struktur aufschließt, um an deren Information heranzukommen, genauer gesagt an die Art der innewohnenden Bildekräfte. Dies kostet ihn sehr viel Energie und Zeit die nicht immer vorhanden sind. Deshalb bleibt dieser Prozeß, der immer unter Einbeziehung des Stoffwechsels einhergeht, oft in einem Zwischenstadium stecken. Das bedeutet, die Noxe wird integriert und stellt damit einen Mosaikbaustein für die Terrainschädigung dar (vgl. Abb. 38). Bei schweren Belastungen, die bereits in der Matrix eine Alarmreaktion nach Selye in Gang gesetzt hat, wird aus dem akuten Ereignis eine chronische Belastung (Dauerstreß).

Hieraus ergeben sich zwei Möglichkeiten der Therapie:
- Die Ursprungsnoxe wird (außerhalb des Organismus) aufgeschlossen und als höhere geistige Information dem Körper wieder zugeführt (z. B. in potenzierter Form).
- Der festgefahrene Stoffwechsel wird (von extern) korrigiert und damit wieder die gesunde Ausgangslage hergestellt. Von da aus kann sich der Organismus dem Aufschließungsprozeß erneut und mit neuen Kräften widmen.

Der Prozeß ist meist deshalb festgefahren, weil die Noxe mengenmäßig (= Dosis) zu konzentriert war und dafür die vom Körper bereitgestellten Mechanismen konstitutionell bedingt zu schwach waren.

Der Organismus wendet bei der Erkennung der zugrundeliegenden Information eines Stoffes das Goldwäscherprinzip an. Der Stoff wird mit Wasser verdünnt und auf den inneren Oberflächen (Sieb der Goldwäscher) immer mehr ausgebreitet, zunächst im Darm, dann im Grundsystem, bis er an die kleinsten Bausteine (Aminosäuren, Moleküle, Atome) herankommt.

Das Wasser funktioniert damit als Trägermaterial, auf dem das Substrat mit seiner ganzen inneren Struktur ausgebreitet und damit dechiffriert wird (wie ein Tropfen Öl auf der Wasseroberfläche). Das heißt der zunächst implizite Informationsgehalt über die innewohnenden Bildekräfte der Substanz wird explizit und damit der Verarbeitung durch den Organismus zugänglich.

Für den Aufschließungsprozeß werden Photonen des Sonnenlichts benötigt. Im Wasser bilden sich durch die Wechselwirkungen mit den Molekülen Cluster, also ein Gedächtnis für die inkorporierten Substanzen. Deshalb gilt die Weisheit: Du bist, was Du ißt. Das Wasser präsentiert somit für einige Zeit dem Abwehrsystem in der Matrix das, was bisher aufgenommen wurde. Hieran wird die universale Bedeutung des Wassers für das Leben sichtbar: Leben begann im Wasser, es wird durch Wasser unterhalten, und es wird durch Wasser geschützt.

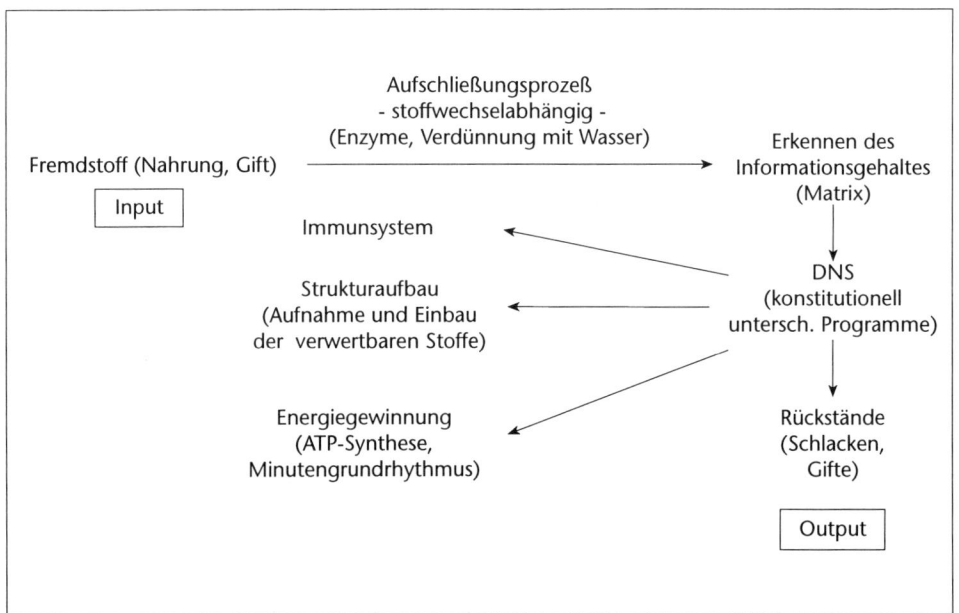

Abb. 5: Verarbeitungsprozesse im Organismus

Die Dechiffrierung erfolgt wie die Freilegung alter Kulturen durch die Archäologen. Es wird über jede freigelegte Schicht peinlich genau „Protokoll" in Form von Clusterbildungen geführt, so daß am Schluß das „Wesen", der Kern des Stoffes übrigbleibt, sowie ein Leitfaden über dessen Entdeckung und von welchen „Hüllen" er umgeben war, der über das Wasser in Clusterform ausgebreitet ist.

Dieser zeitliche Ablauf in der richtigen Reihenfolge ist genauso wichtig wie die Beschreibung des Kerns selbst, denn sie ist eine Darstellung der Bildekräfte, die Bauanleitung sozusagen.

Hat der Organismus die Entschlüsselung geschafft, wurde der Stoff erkannt (Gold!), kann nun das über die Evolution eingespeicherte Programm von der DNS abgerufen werden - was konstitutionell bedingte Stärken oder Schwächen aufweist. Mit diesem Programm wird der Stoff entweder aufgenommen und in die eigene Struktur eingebaut (Lebensmittel) oder als Gift erkannt und eliminiert.

Hieran wird deutlich, daß natürliche Stoffe auch als Gifte dem Körper nie wirklich schaden können, wenn sie nur ausreichend genug unter ständiger Wasserzufuhr verdünnt werden können, da deren Moleküle immer gebraucht werden können. Das ist aber abhängig von der Konzentration („Die Dosis macht's").

Wird der Organismus jedoch mit einem Stoff überfrachtet, egal ob Nahrung oder Gift, dann kann die vollständige Verdünnung, an der auch Enzyme beteiligt sind, nicht erfolgen, so daß im Prinzip jeder Stoff schädlich werden kann. Der Goldwäscher wird sein Sieb dann mit Erde und immer mehr Erde zuschütten und kein Gold erblicken.

Hieran wird deutlich, daß die Art des Stoffes nicht so bedeutend ist wie die Dosis. Das trifft auf Naturprodukte zu. Bei künstlichen Stoffen (z. B. Dioxin) sieht das ganz anders aus.

Bleibt der Organismus in seinem Erkennungsprozeß aber stecken, muß er zwischenlagern, wodurch das Gewebe belastet wird. Aus der Zwischenlagerung wird dann meist eine Endlagerung (Speckbauch oder Toxindepots).

Mit „konstitutionellem Schwachpunkt" (KSP) im Organismus ist nicht ein punktförmiges Areal gemeint, sondern ein falsches Erkennungsprogramm für o. g. Erkennungsprozeß (Dechiffrierung). Die Codes für die verschiedenen Stoffe sind generell genetisch determiniert und im Laufe der Evolution erlernt worden.

Bei Kunststoffen tut sich deshalb der Organismus schwer. Der kann hier nicht vergleichen, da er gleichartiges nicht gespeichert hat, sondern nur ein ähnliches Programm aufrufen. Dadurch sind Fehler vorprogrammiert.

Dem Erkennungsprozeß folgt das Eleminierungsprogramm. Natürlich basiert dieses auf der richtigen Dechiffrierung. Bei falscher Programmwahl können Krankheiten chronisch werden, statt über die Alarmreaktion als akute Verläufe auszuheilen.

An dieser etwas bildlichen Darstellung wird ebenfalls deutlich, daß für sämtliche Vorgänge im Organismus, vom Stoffwechsel bis hin zu den notwendigen Abwehrleistungen und Giftausleitungen eine Vielzahl von entschlüsselten, expliziten Informationen nötig sind.

Wollen wir den Organismus auf der Informationsebene unterstützen, was wir mit der Bioresonanz-Therapie erreichen wollen, dann benötigen wir exakte Informationen in expliziter Form.

Ein Substrat (Gewebe) schwingt in einem spezifischen Frequenzspektrum, was der jeweiligen molekularen Zusammensetzung entspricht. Dieses Spektrum enthält aber auch die Entwicklungsgeschichte desselben, allerdings in impliziter Form. Das ist der Bauplan, der durch die DNS vorgegeben wird.
Diese Schwingung ist verborgen und wird bei der Reduplikation für einen kurzen Moment aktiviert, dann aber nur für die jeweilige, sich teilende Zelle. Da diese Information aber nur in der expliziten Form veränderbar ist, sind Zellen in der Mitosephase besonders anfällig für Noxen.
Was wir zur Entschlüsselung brauchen, ist die „Chronik" des Gewebes. In der DNS ist die gesamte Evolution gespeichert. Deshalb ist sie auch so lang und deshalb durchläuft jeder Embryo alle früheren Entwicklungsstadien (Amphibien usw.) noch einmal. Dies ist sozusagen das Manual für die Entstehung des gesunden, aber auch eines geschwächten Gewebes.
Bei pathologischen Substraten kommt noch ein Vektor hinzu, der auf die konstitutionellen Besonderheiten gerichtet ist. Alle äußeren Einflüsse, letztlich alle Emotionen werden in Abhängigkeit von der jeweiligen Konstitution verarbeitet, die darüber entscheidet, ob ein Schaden, eine Krankheit entsteht oder nicht und über deren Verlauf.
Somit ist dieses falsche Verhaltensmuster, diese veränderte Information maßgebend. Diese bekommen wir aber nicht vom Symptom oder dem Störfeld, sondern vom konstitutionellen energetischen Schwachpunkt (das Lebensthema!) nach der 5-Elemen-ten-Lehre. Die Emotionen leiten uns darauf hin.

Das ist ein wichtiger Bereich, der therapeutisch bei der „Kombinierten Konstitutions-Therapie" (KKT) Berücksichtigung findet.

Der Entstehung von Entzündungsherden und sonstigen Strukturveränderungen gehen natürlich ebenfalls Veränderungen im Informationsfluß voraus. Die Präsentation des Schwingungsspektrums geschieht beim Auftreten von Symptomen in expliziter Form auf der Sinnesebene. Die Sinnesorgane sind gleichzeitig „Öffner" der 5-Elemente (siehe dort). Der Hergang der Entstehung von pathologischen Veränderungen wird im Organismus ebenfalls als Information abgespeichert, ist aber nicht direkt zugänglich.

Wir können manchmal den Anfang der Entstehung, das heißt den Auslöser nachträglich erfassen. Dieser kann auch Jahre später noch wichtige Informationen liefern, zum Beispiel eine Angina tonsillaris, die zu einer chronischen Glomerulonephritis geführt hat.

Am Ende der Kette steht dann das Hauptsymptom, das sich bei chronischen Krankheiten oftmals über einen Zeitraum von Jahren etabliert hat. Dieses liefert uns eine explizite Information über den projizierten Streß, die für unsere Therapie sehr wertvoll ist. Der manchmal lange Weg, der zwischen Auslöser und Symptom liegt ist implizit.

Bei einer erfolgreichen Therapie erfahren wir aber immer wieder, daß die biologische Uhr zurückgedreht wird und die einzelnen Stationen dieses Weges, die ebenfalls durchgemachte Erkrankungen sein können, wieder auftauchen. Daran erkennen wir, daß der Organismus nichts vergessen hat, da alles in den Clusterstrukturen gespeichert war.

Bioresonanz-Therapie können wir auch als „Bio-Informations-Therapie" bezeichnen. Unser Bestreben liegt insbesondere darin, so genau wie möglich an die pathologischen Informationen und damit an die Bildekräfte der Krankheit heranzukommen und diese aus dem Organismus zu eliminieren.

Der Informationsfluß im Organismus kann gestört werden durch verschiedene Arten von Dauerstreß, die zu einer Terrainschädigung führen (vgl. hierzu Kap. 4.5.3). Durch die auftretenden Fehlsteuerungen kommt es zu Fehlfunktionen, die der Wegbereiter für eine Krankheit sind.

3.3 Dualität der Materie

Zunächst muß an dieser Stelle nachdrücklich auf die Dualität, den Doppelcharakter allen Seins hingewiesen werden. *Sichtbare* Materie ist nur *eine* Zustandsform der Wirklichkeit. Die andere Seite ist die *nicht sichtbare* Wellenform, d.h. das entsprechende Energiefeld. Genauso wie Licht als Teilchen oder als Welle aufgefaßt werden kann, je nach Standpunkt des Betrachters, verhält es sich mit allen anderen Zustandsformen unseres Universums. Jedes organische Substrat im Organismus sollte unter diesem Blickwinkel gesehen werden. Wir können bei einer Untersuchung z.B. eine Entzündung mit allen klassischen (sichtbaren) Zeichen feststellen; wir können aber auch pathologische Frequenzen messen, die diesem Substrat entsprechen.

Genauso ist es mit der Therapie. Wir können eine Entzündung mit Medikamenten (Materie) behandeln oder mit therapeutischen Frequenzen, die in der Lage sind, die pathologischen Frequenzen zu löschen (Bioresonanz-Therapie). Es stellt sich immer nur die Frage, was im Einzelfall besser praktikabel und effizienter ist.

3.3.1 Das Naturgesetz der Polarität

Es hat sich in der Vergangenheit gezeigt, daß die Prinzipien von naturgesetzlichen Zusammenhängen immer sehr einfach und klar sind. Ein gutes Beispiel hierfür ist die berühmte Formel von Einstein, die solch ausgesprochen komplizierten Zusammenhänge, wie sie zwischen Materie und Energie bestehen, mit nur drei Komponenten beschreibt:

$$E = m \times c^2 : \quad \textbf{Energie = Masse x Lichtgeschwindigkeit}^2$$

Trotz dieser Einfachheit (oder gerade deswegen?) wird das, was sich daraus ableitet, von der Wissenschaft meist ignoriert:

« Masse und Energie sind untrennbar miteinander verknüpft. »

Das bedeutet für jede wissenschaftliche Arbeit, daß beide Aspekte der Realität berücksichtigt werden müssen, um einen Zustand vollständig und damit richtig beschreiben zu können. Aus der Formel geht außerdem hervor, daß der energetische Zustand um ein Vielfaches bedeutsamer als der materielle ist (hier geht die Lichtgeschwindigkeit im Quadrat mit ein). Man kann alle in unserem Universum vorkommenden Prozesse von einem materiellen Blickwinkel, oder von der energetischen Seite her beschreiben, darf aber niemals den anderen zugehörigen Aspekt unberücksichtigt lassen. Jedes Ding hat also zwei Seiten, und um etwas vollständig und damit wissenschaftlich korrekt zu beschreiben, muß immer auch die andere Seite mit berücksichtigt werden. Dies führt uns zu einem wichtigen und fundamentalen Naturgesetz:

« Unsere Welt ist polar. »

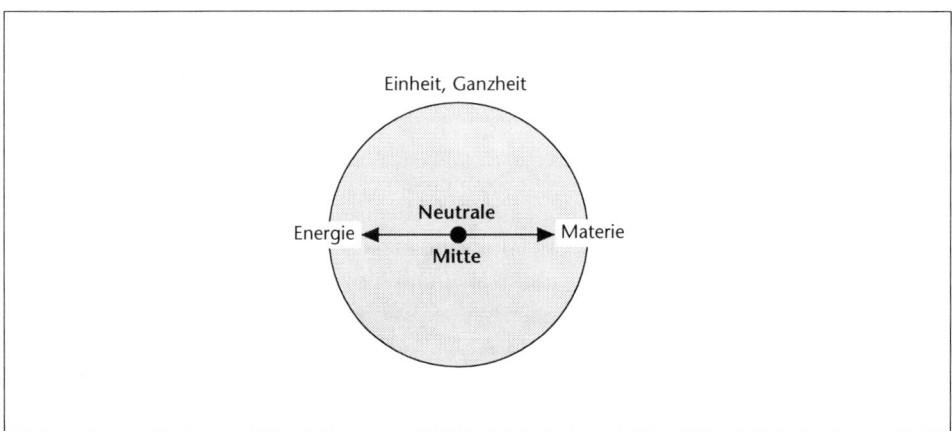

Abb. 6: Vollständige Realitätsbeschreibung (Polarität)

Dies trifft auf jede Zustandsform in unserem Universum zu. Genauso stehen sich deshalb auch Materie und Energie polar gegenüber. Sie verkörpern damit jeweils nur die zwei Extreme einer Ganzheit. Für Ganzheit kann man auch Einheit sagen.

Ein Baum ist nur dann lebensfähig, wenn Wurzeln, Stamm, Äste und Blätter ausgebildet sind. Die Einheit ist also nur dann gewahrt, wenn neben dem Sichtbaren auch das Unsichtbare (in diesem Beispiel das umfangreiche Wurzelsystem) vorhanden ist.

3.3.2 Die Polarität im Organismus

Polare Beziehungen müssen – wie schon der Name sagt – immer einen Bezug zu irgendetwas haben. Ein polares Extrem kann deshalb nie allein existieren.
Auf den menschlichen Organismus angewendet bedeutet dies, daß wir sehr viele Polaritäten kennen und daß die Gesamtheit aller Polaritäten im Gleichgewicht sein muß, wenn wir gesund sind. Im Krankheitsfall stellen sich deshalb die Fragen

> **« Welche Polaritäten sind gestört? Welche polare Entsprechung existiert für ein bestimmtes pathologisches Substrat? »**

Das ist deshalb so wichtig und stellt den eigentlichen Schlüssel zum Krankheitsgeschehen dar, weil wir für das kranke Organgewebe oftmals wenig direkt tun können.

> **« Jede Zustandsform hat ihre eigene Polarität. »**

Wir können beispielsweise zwischen sauer und alkalisch, zwischen positiv und negativ geladen, zwischen tonisiert und relaxiert usw. unterscheiden und die polaren Beziehungen untersuchen. Aber nicht nur Zustände haben polare Beziehungen zueinander, sondern auch Gewebe und Organe. Das Blut stellt z.B. die Polarität des Gewebes dar, der Urin ist gegenüber dem Blut polar usw. Auch Organe untereinander bauen polare Beziehungen auf, z.B. Leber – Galle, Lunge – Dickdarm, Milz – Magen, Niere – Blase usw. Ist der Organismus gesund, wird zwischen den Extremen immer ein ausgewogenes Verhältnis herrschen. Das bedeutet auch, daß jede Einzelbetrachtung eines polaren Extrems zu Fehlern führen muß, z.B. das Vorkommen von Radikalen. Wer glaubt, daß Sauerstoffradikale per se schädlich sind, hat die Natur nicht verstanden. Sie können nur in Relation zu ihrer notwendigen Anwesenheit in entzündlichen Geweben richtig beurteilt werden. Die Zufuhr von Ozon oder Singulett-Sauerstoff (Sauerstoffradikal 1. Ordnung, dient der Zellaktivierung) in eine chronische Entzündung ist sehr segensreich, weil dort ein unphysiologischer Mangel herrscht. Radikale sind für die elektromagnetische Informationsübertragung wichtig und notwendig. Das Scavengern (Abfangen) von Radikalen in akuten Schmerzgebieten ist genauso segensreich, weil dadurch der unphysiologische Überschuß beseitigt, und der Destruktion Einhalt geboten wird (vgl. hierzu Kap. 4.5.1).

An diesem Beispiel zeigt sich sehr deutlich, daß ein Zuviel genauso schädlich ist wie ein Zuwenig. Was zuviel und was zuwenig ist, kann allerdings nur bei der polaren Betrachtung erkannt werden.

▲ Untersuchen wir zunächst einmal die Polarität der Ladungen.

Unsere Erde ist negativ geladen, die Luft positiv. Demzufolge müssen sich die Ladungen entgegengesetzt im Körper anordnen. Wir haben deshalb an den Füßen eine positive Ladung, am Kopf eine negative – aber nur in Relation zu Erde und Luft!

Das würde nämlich sonst bedeuten, daß in den Füßen saure Verhältnisse herrschen würden und im Kopf alkalische. Wir wissen natürlich, daß es nicht so ist. Der Grund liegt darin, daß weitere Polaritäten bestehen, die das wieder ausgleichen. So zwischen innen und außen, vorn und hinten, links und rechts usw. Verdeutlichen läßt sich dieser scheinbare Widerspruch am besten, wenn wir uns vorstellen, wir würden den Organismus mit einem Voltmeter durchmessen. Wir haben dann zwei Kabel, die wir zuerst zwischen Erde und Füße, dann zwischen linkem und rechtem Fuß usw. anlegen und die Spannung messen. Da wir immer nur zwischen zwei Polen messen können, ist es nicht möglich, gleichzeitig eine Aussage über die anderen Beziehungen zu machen.

Es ergibt also keinen Sinn, alle Polaritäten des Körpers zur selben Zeit betrachten zu wollen. Das würde Verwirrung stiften, da wir damit an die Grenzen unseres Vorstellungsvermögens stoßen. Sie lassen sich also nur nacheinander betrachten.

▲ Was bedeutet für uns überhaupt die Polarität?

« **Polarität ist ein Kräftespiel entgegengesetzt gerichteter Vektoren.** »

Dies läßt sich anschaulich verdeutlichen, wenn wir uns eine rotierende Scheibe vorstellen, auf der zwei Gewichte genau gegenüber angebracht sind, die mit einem Seil verbunden sind. Sie stellen die zwei Extreme dar (s.a. Abb. 6). Die Gewichte werden nur dann stabil auf der Scheibe ruhen, wenn sie genau gleich schwer sind, andernfalls fliegt eines davon. Beginnt aber die Scheibe sich zunächst nur langsam zu drehen, werden auch unterschiedlich schwere Gewichte noch auf der Scheibe bleiben und erst bei einer höheren Geschwindigkeit (Belastung) wegrutschen. Dieses Bild zeigt sehr anschaulich die Verhältnisse im Organismus. Die Geschwindigkeit ist gleichzusetzen mit der Belastung, der unser Körper im täglichen Leben ausgesetzt ist. Einen leichten Streß verträgt auch jener, welcher nicht ganz im Gleichgewicht ist. Nur bei höherer Belastung dekompensiert er. Zwei Dinge müssen noch berücksichtigt werden bei der Betrachtung der Polarität:
– Die zwei zusammengehörigen polaren Gegensätze bilden eine Einheit, die nach außen hin neutral ist.
– Genau zwischen den polaren Extremen ist eine neutrale Zone – die Mitte.

« **Die zwei Zustandsformen durchdringen sich gegenseitig.** »

Die Mitte des menschlichen Körpers befindet sich im Bauch etwas unterhalb des Nabels. Hara heißt sie im Sanskrit. In dieser Mitte sollten wir ruhen, wenn wir im stabilen Gleichgewicht sind. Rolfing und die Alexandertechnik sind zwei Methoden, die auf diesem Wissen aufbauen. Aber auch jede Störfeldsanierung ist ein Schritt in diese Richtung; jede

Akupunktur, jede Neuraltherapie usw., da ein kranker Organismus sich immer außerhalb der Mitte, d.h. nicht im Gleichgewicht befindet.

Der neutrale Ausgleich, die Mitte ist der erstrebenswerte Zustand, den wir erreichen sollten, um gesund zu sein. Deshalb heißt Heilmittel auch Remedium (zurück zur Mitte). Die Natur strebt immer nach Neutralität! Ein fundamentaler therapeutischer Grundsatz lautet deshalb:

> « **Wenn es nicht gelingt, das dominierende Extrem zu normalisieren, muß das andere Extrem auf gleiches Niveau gebracht werden, damit die Neutralität wieder hergestellt wird.** »

Der gewünschte Ausgleich erfolgt somit auf höherem oder tieferem Niveau. In der Praxis zeigt sich viel häufiger als zunächst vermutet, daß diese Regel zutrifft und man danach handeln muß.

Eine sehr große Bedeutung haben Grenzschichten und Membranen. Hier spielen sich polare Vorgänge ab.

> « **Infektion bedeutet Interferenz des Körperfeldes mit den Energiefeldern (Kraftfeldern) der Invasoren.** »

Das symbiotische Nebeneinander des Organismus mit den verschiedenen Protozoen läßt sich am besten über deren Kraftfelder erklären. Die Symbionten nutzen „Öko-Nischen" aus, in denen ihre Lebensbedingungen herrschen. Sie gelten als gutartig, weil sie kein expansives Wachstum betreiben, sondern sich nur in ihren Grenzen (ihrer Nische) bewegen. Außerdem produzieren sie Metabolite, die für unsere Abwehr sehr wichtig sind, wie z.B. die Produktion kurzkettiger Fettsäuren der Darmbakterien aus den Ballaststoffen, die vor Krebswachstum schützen können. Aus energetischer Sicht handelt es sich bei den Kraftfeldern der Mikroorganismen um Schwingungssysteme mit stabiler Basisoszillation. Diese komplexen Frequenzmuster stellen in sich geschlossene Kraftfelder dar, die sich in vorhandene „Frequenzlöcher" des Organismus eingepaßt haben. Zusammen mit den oszillierenden Nachbarfeldern sind sie nach außen hin neutral. Das bedeutet, daß eine Polarität beispielsweise zur Darmschleimhaut selbst, aber auch gegenüber den anderen mikrobiellen Stämmen des Intestinaltraktes besteht.

> « **Eubiose heißt somit ausgewogene Kraftfelder mit ausgeglichener Polarität.** »

Dies bezieht sich aber nicht allein auf den Darm, sondern auf alle Organsysteme einschließlich Blut. Erst die Schwächung eines kompensierenden Kraftfeldes, was zu einer Polaritätsverschiebung führt, hat das Überwuchern mit bestimmten Keimen, also deren exzessive Vermehrung zur Folge, was wir „Infektion" nennen. Dazwischen liegt jedoch eine bestimmte Zeitspanne, die als „Inkubationszeit" bezeichnet wird. In Wirklichkeit ist es jedoch die Zeitdauer für die Etablierung eines fremden Kraftfeldes in eine (freigewordene) „Frequenzlücke" des (Abwehr-) geschwächten Organismus.

Es kann sich aber auch um das ursprüngliche Kraftfeld handeln, was sich durch eine Polaritätsverschiebung im Organismus gewandelt hat. Dies zeigt sich manchmal bei Colistämmen, die dann pathogen werden.

Am Beispiel der Blasenreizung läßt sich das verdeutlichen. Scharfer kalter Wind, oder auch kalte Füße können urplötzlich Blasentenesmen auslösen, ohne den geringsten Nachweis eines pathogenen Keimes! Das hier als Symptom spürbare pathologische Frequenzmuster zeigt nur die durch Kälte ausgelöste Verschiebung der Polarität zwischen Blase und Niere an, da der Yang-Partner „Blase" zuviel Yin-Energie (Kälte) abbekommen hat. Auf Grund der aufgehobenen Neutralität durch die gestörte Polarität kann sich nun beispielsweise das Kraftfeld von Pseudomonas, oder eines anderen Keimes etablieren.

Eine echte Infektion ist immer nur Folge einer gestörten Polarität (entspricht einer Terrainschädigung), Folge des sich daraufhin etablierten fremden Kraftfeldes (oder die Umwandlung eines vorhandenen) und Folge einer Abwehrschwäche gegenüber der Virulenz des entsprechenden Keimes, also immer sekundär. Selbstverständlich gibt es Keime, deren Virulenz sehr hoch ist. Das bedeutet, daß sich deren Kraftfeld auf Grund eines spezifischen Frequenzmusters durch Interferenz mit den Körperfrequenzen den Eintritt erzwingt.

Fremde Kraftfelder sind in der Lage, physiologische Frequenzen durch Interferenz zu beeinflussen und können sich somit selbst etablieren. Das könnte bedeuten, daß sie bestimmte Zellfrequenzen des Organismus kopiert haben, allerdings mit einer Phasendrehung von 180 Grad, also dem Spiegelbild. Damit Resonanz eintreten kann, müssen die Schwingungen ähnlich oder gleich sein. Dies sind in erster Linie die Frequenzen der mit uns in Symbiose lebenden Mikroorganismen. Insbesondere bestimmte Bakterien sind dazu in der Lage. Anders ist es bei den Viren. Hier findet eine direkte Resonanz mit Körperfrequenzen statt, da diese auch als DNS-Bruchstücke aufgefaßt werden können und somit die gleichen Frequenzen aufweisen. Dies erklärt auch die hohe Infektanfälligkeit gegenüber Viren.

« **Frequenz bedeutet immer gleichzeitig auch Information.** »

Ein besonderer Aspekt dieser Kraftfelder ist deshalb deren Informationsgehalt für das oszillierende System, unseren Organismus. Aber auch im übertragenen Sinne müssen wir uns fragen:

▲ Was wollen sie uns sagen? Welche Bedeutung hat die Krankheit für den Einzelnen? Soll sie zur Umkehr mahnen, auf schlechte Lebensgewohnheiten, Streß und Überforderung aufmerksam machen?

Der aufmerksame Beobachter kann die Bildersprache verstehen.

Wenn nun eine sogenannte Infektion eingetreten ist, ist die Polarität der Organzellen gegenüber der Matrix in Richtung Entzündung verschoben. Der Einsatz eines Antibiotikums wird die Entzündung beseitigen und somit normale Verhältnisse wiederherstellen

– denkt man. Es wurde aber nicht bedacht, daß hiermit auch das andere Extrem – die Matrix! – geschwächt wird und somit zwar ein Ausgleich, aber nur auf einem tieferen Niveau – mit gesteigerter Infektanfälligkeit durch die Schädigung des Terrains – bewirkt wurde.

Der Einsatz von Antibiotika in lebensbedrohlichen Situationen, z.B. auf Intensivstationen ist natürlich uneingeschränkt berechtigt, da hier keine Möglichkeit besteht, das erschöpfte Grundsystem (s. Kapitel 4.3) ausreichend schnell wieder zu regenerieren. Hier wird die zusätzliche Alteration in Kauf genommen. Der Wiederaufbau der Matrix und damit des Immunsystems, und die Ausleitung des Antibiotikums, nebst allen zurückgebliebenen Toxinen, *muß* aber dann im Anschluß geschehen.

Leider sieht es heute in der Praxis anders aus. Kritiklos werden die neuesten und stärksten Antibiotika bereits bei harmlosen Infekten eingesetzt. Das ist einer der Gründe, warum es heute so viel mehr chronisch kranke Patienten gibt, im Vergleich zu den Akutkranken. Eine natürliche Heilung mit Wiederherstellung der normalen Polarität kann *niemals* durch ein Antibiotikum erzwungen, sondern nur über eine Stärkung der anderen Polarität, nämlich einer Sanierung des Terrains, also der Matrix, erreicht werden. Für unseren Organismus gilt, daß Gesundheit nur dann erzielt werden kann, wenn neben den intakten Organen (Materie) auch ausreichend Energie für eine normale Funktion vorhanden und ein ungestörter Informationsfluß wieder möglich ist.

3.4 Atomarer Aufbau

Das Prinzip des Strebens nach höherer Ordnung läßt sich schon im kleinen, d.h. den atomaren Strukturen erkennen. Das Bohr'sche Atommodell ist ein ausgesprochen simples Anschauungsmaterial für das, was sich tatsächlich in diesen kleinsten Bereichen abspielt. Schon die Vorstellung der Elementar-„Teilchen" muß revidiert werden. Alle sogenannten Masseteilchen sind Zustandsformen verdichteter Energie, wie bereits in Kapitel 3.1 ausgeführt. Man kann sie sich am besten als kurzzeitig (Bruchteile von Sekunden) auftretende Energiewolken vorstellen, die wieder zerfallen und sich an anderer Stelle neu bilden. Deshalb gibt es auch die Unschärferelation nach Heisenberg. Diese Theorie sagt aus, daß sich niemals gleichzeitig Zeit *und* Ort des Elementarteilchens bestimmen lassen. Sie sagt aber außerdem noch etwas sehr Wichtiges aus:

Das Ergebnis jeder Untersuchung hängt von der *Erwartung* des Beobachters ab. Ein Elementarteilchen z.B. tritt *als Elektron* auf, wenn man es auf seine negative Ladung untersucht. Das *gleiche* Teilchen erscheint aber *als Positron*, wenn es auf positive Ladung geprüft wird. Interessant dabei ist, daß die Zeit dann ein negatives Vorzeichen bekommt, d.h. sie läuft rückwärts!

Weiterhin sind die „Teilchen" durch die Massen-Anziehung in Kernnähe kleiner und dichter als auf den äußeren „Umlaufbahnen" (besser Kugelschalen). Hier außen fällt es den Elektronen(-wolken) leichter mit Nachbaratomen zu reagieren. Wir sollten uns an dieser Stelle kurz vor Augen führen, daß hier vier Kräfte wirksam sind:
- Die Gravitation
- Die elektromagnetische Kraft (ist 10^{41} mal stärker)
- Die schwache Wechselwirkungskraft (W^+, W^-, Z^+ -Bosonen)
- Die starke Kernkraft (Mesonen).

All diese Kräfte beeinflussen in unterschiedlich starker Weise die Elektronen. Sie befinden sich dabei in einem äußerst labilen Gleichgewicht. Hier geschehen zusätzliche energetische Austauschvorgänge an den Elektronen selbst, zur Stabilisierung ihrer Umlaufbahn. Und zwar werden sie durch Abgabe oder Aufnahme von Photonen, virtuelle wie sichtbare, auf ihrer Bahn gehalten.

Dieser Umstand muß noch einmal deutlich hervorgehoben werden: Die scheinbar stabile Materie ist in sich so instabil, daß schon einige wenige Energiequanten (Photonen) eine Veränderung hervorrufen können. Licht beeinflußt also Materie!

Im (atomaren Mikro-)Universum existieren vier Variablen: Masse, Energie, Zeit und Geschwindigkeit. Von diesen Parametern variieren ständig drei, wodurch sich 4^3, also 64 „Momente" (Wandlungsphasen) ergeben, die sphärisch um das Zentrum herum angeordnet sind. Eine Veränderung beeinflußt immer das Zentrum mit. Hier werden Parallelen sichtbar zu dem I-Ging der alten Chinesen, die damit alle Lebensvorgänge beschrieben haben, und B. Heims achtdimensionalen Kosmos (beide implizieren 64 Möglichkeiten). Nähere Aufschlüsse hierüber gibt uns auch die komplexe Relativitätstheorie (J.E. Charon). Daraus sei nur ein wesentlicher Punkt herausgegriffen. Danach gibt es in der (realen) geistigen Welt unzählige Symbole (Baupläne), die in der materiellen Welt verwirklicht werden können. Es lagern also im Geistigen enorme Potentiale, die entdeckt und umgesetzt werden könnten.

Die Auswahl, die getroffen wird, entspricht der X6-Koordinate nach B. Heim, hier gilt auch das sogenannte „Versklavungsprinzip". Das heißt nur *die* Möglichkeiten werden verwirklicht, die dem gemeinsamen Ziel dienlich sind.

Nun sollten aber zur Materie selbst noch einige Feststellungen getroffen werden.

Wir haben es bei einem bestimmten Stoff oder einer Struktur nicht einfach mit einer Aneinanderreihung von gleichen Molekülen zu tun, sondern immer mit einer nicht zufälligen, deterministischen Struktur.

Das bedeutet, daß die Stellung der Moleküle untereinander genau festgelegt ist wie bei einem Kristallgitter. Im Gegensatz zum Kristall ist die Lage der Moleküle jedoch veränderbar!

Hier muß der Begriff „Qualität" herangezogen werden. Der Schöpfungsprozeß, der sich in jeder Sekunde unzählige Male abspielt und aus Energie Materie hervorbringt, bewirkt nicht etwa die Bildung exakt gleicher Moleküle. Der Bildungsprozeß hängt von der Beeinflußbarkeit der formgebenden Kraftfelder ab.

Aber auch nach der Bildung, bereits im materiellen Zustand sind qualitative Veränderungen noch möglich. Dies hängt mit der Fähigkeit der Stoffe zusammen, Energie aufzunehmen oder abzugeben.

Der jeweiligen Veränderung liegt immer eine geänderte Information zugrunde. „Information" bedeutet in-die-Form eingehen, die Form (Struktur) beeinflussen. Der Begriff kommt aus dem Lateinischen und heißt „Gestaltung", „Bildung". Somit können durch jede Information irgendwelche Veränderungen bewirkt, oder bei gleichbleibendem Informationsfluß die Struktur erhalten werden. Alterungsprozesse sind deshalb der sichtbare Ausdruck eines gestörten Informationsflusses.

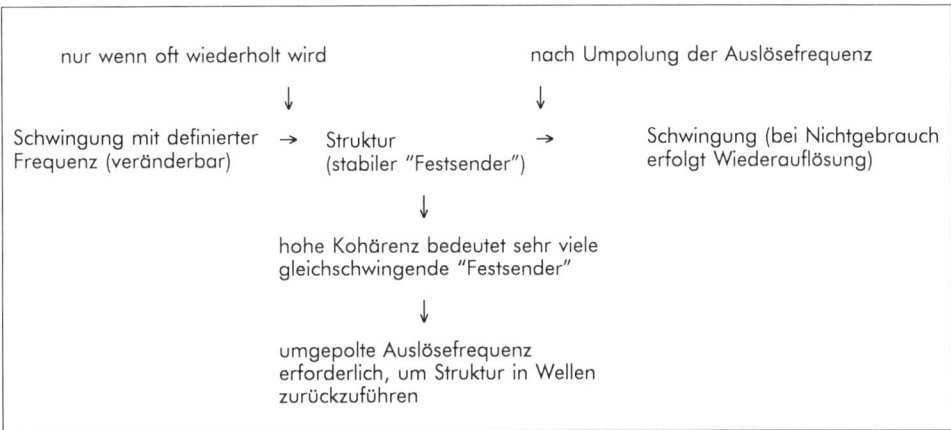

Dies ist für den menschlichen Organismus bedeutsam, denn

« Energieaufnahme bedeutet Transformation der vorhandenen Schwingungen in höhere Frequenzbereiche und damit Möglichkeit zur Regeneration. »

Bemerkenswert in diesem Zusammenhang ist die Feststellung, die schon einige Forscher getroffen haben, u.a. W. Krüger, daß schwingende Systeme den harmonikalen Gesetzen der Musik unterworfen sind (oder anders formuliert, daß die Musik sich von den schwingenden Systemen in der Natur ableitet). Atome schwingen also im Naturzustand harmonisch, solange sie nicht von äußeren Kräften beeinflußt werden.

Wir wissen aber sehr genau, daß pathologische Gewebsstrukturen alles andere als einen harmonischen Zustand repräsentieren.

▲ Worin unterscheidet sich das eine von dem anderen?

Solange die Atome in ihrer Kristallgitterstruktur frei schwingen können, sind sie in der Lage, harmonisch zu schwingen. Sie richten sich untereinander in bestimmten Winkeln zueinander aus, die wiederum von den jeweiligen Ladungsträgern im Molekül abhängen. (Das Wassermolekül bildet deshalb ein V. Viele dieser Moleküle ordnen sich wiederum in sogenannten Clustern an, die in sich schwingen. Auf diese Weise ist Wasser in der Lage, Information, d.h. Schwingung bestimmter Frequenz zu speichern und diese Codierung auch wieder freizusetzen.)

Entscheidend für harmonische Schwingung sind also (im Idealfall) zwei Faktoren:
– Anordnung in einer Kristallgitterstruktur
– Fehlende äußere Beeinflussung durch fremde Ladungsträger.

Das Schwingungsverhalten in der ungestörten (harmonischen) Form entspricht einer hohen Schwingungsqualität. Wir kennen dies von der Reinheit von Edelsteinen, deren Wert im selben Verhältnis steigt.

Auf unseren Organismus übertragen heißt es, je flüssiger ein Gewebe ist (z.B. Blut), umso schwieriger wird es sein, eine harmonische Schwingung über längere Zeit aufrechtzuerhalten.

Werden die Oszillationen sehr harter Materialien (Zähne, Knochen) durch Fremdeinflüsse (Karies, Traumen) verändert, so hat dies unter Umständen verheerende Folgen. Zahnherde sind deshalb gravierende Störfelder. Betrachten wir den Organismus holographisch, so würden diese festen Strukturen nicht nur die Stabilität des Körpers und die aufrechte Haltung ermöglichen, sondern energetisch gesehen für die Aufrechterhaltung einer stabilen Basisoszillation sorgen (holographischer Aufbau: das Ganze spiegelt sich im Kleinen). Die hohe Verdichtung von Energie in diesen Strukturen, die sich als besonders feste Materie zeigt, findet ihre holographische Entsprechung peripher in räumlich ausgebreiteter Form. Diese „verdünnten" Schwingungsbereihe stellen einen Teil des uns umgebenden elektromagnetischen Feldes dar, sind aber in dieser Erscheinungsform variabel und beeinflußbar. Innere wie äußere Spannungen, z.B. Emotionen führen in kurzer Zeit zu Änderungen dieses Feldes.

Dies erzeugt dann natürlich Abweichungen des peripheren Feldes vom zentralen, was Spannungen und somit Disharmonien zur Folge hat. Hält der Zustand länger an, kann sich auch die stabile Basisoszillation verändern, was wiederum die Materie beeinflußt, wodurch organische Krankheiten auftreten können.

Die Beeinflussung der Basisoszillation durch andere Ladungsträger geschieht in erster Linie durch Ionen. Aus diesem Grunde ist die Zusammensetzung unseres Mineralhaushaltes und dessen Aufteilung in ionisierte Zustandsformen und an Eiweiß gebundene (neutrale) Anteile so extrem wichtig.

Aber auch hier interessiert nicht der status quo (an den sich der Organismus immer wieder adaptieren würde), sondern die Dynamik des Systems. Werden beispielsweise Mineralien aus dem Gewebe herausgelöst und abtransportiert, oder es lagern sich Schadstoffe und Schlacken ein, so entsteht durch die Störung der Kristallstruktur ein bestimmtes Maß an Chaos (Zunahme der Entropie), was sich sofort im Schwingungsverhalten niederschlägt. Aus hoher Qualität wird mindere.

> **« Entscheidend für den Gesundheitszustand eines Körperareals ist somit auch der Ladungszustand im Gewebe. »**

Die Anordnung der Moleküle geschieht ebenso in Clusterstrukturen wie beim Wasser und beinhaltet damit komplexe Informationen.

Es leuchtet ein, daß die abgestrahlten Frequenzgemische von unterschiedlich angeordneten Molekülverbänden anders sein müssen, als von gleichen Strukturen. *Da es sich hier aber um Wechselwirkungen handelt, ordnen sich die Moleküle in bestimmten Clusterstrukturen nur an, wenn auch die entsprechenden Frequenzen auf sie einwirken* (Informationsspeicherung). Um diese Informationen (z.B. im Pischinger'schen Grundsystem, dem weichen Bindegewebe, siehe Kapitel 4.3) wieder zu löschen, müssen die Cluster erst aufgebrochen werden, was mit der BRT möglich ist.

Die Lage der Moleküle zueinander ist deswegen nicht statisch, sondern z.B. bei entzündlichen Krankheiten stark im Fluß, was auch eine ausgeprägte Variation der abgestrahlten Frequenzen bewirkt.

Anders verhält es sich bei chronischen Erkrankungen (vgl. Kapitel 3.9.1).

3.5 Solitonen-Schwingungen

Es ist jedoch nicht alleine die ständige Bildung von „Teilchen" durch Energieverdichtung und deren Wiederauflösung, welche zu einer Photonen-Abstrahlung führt, die Schwingungen innerhalb des atomaren Systems bewirkt, sondern auch Interaktionen mit benachbarten Atomen bzw. Molekülen und deren unterschiedliche Ladung. Dadurch bedingt, führen die Atome Kipp-, Nick-, Rotations- und Longitudinal-Bewegungen aus. Da die Atome bzw. Moleküle Dipolcharakter aufweisen (Antennenwirkung), kommt es zur Abstrahlung von elektromagnetischen (in der Folge EM bezeichnet) Schwingungen. Diese EM-Schwingungen sind spezifisch für das jeweilige Atom bzw. Molekül und gehorchen eigenen Gesetzen (s. Wechselwirkungskräfte). Auch hier herrscht eine höhere Ordnung vor, die bereits an der Basis Chaos vermeidet.

Diese Abstrahlung von EM-Wellen behält ihre Spezifität auch in höheren Verbänden bei, z.B. Eiweißen, Zellen und Organen. Wir finden hier immer ein ganz typisches Frequenzmuster für alles Stoffliche, was sich z.B. auch bei Messungen von Homöopathika mit dem Frequenzspektrometer (W. Ludwig) in signifikant unterschiedlichen, jeweils für die gemessene Pflanze typischen Spektren zeigt.

Doch zurück zu den Grundschwingungen. Bei den Molekülen sprechen wir von der „Brown'schen Molekular-Bewegung", einer Longitudinal-Welle, auch Plasmaschwingung genannt. Durch Zusammentreffen mit Elektronen werden Phononen, also Schallquanten, freigesetzt, was als Tscherenkow-Strahlung bezeichnet wird. Durch Interaktion mit den Photonen, die auch bei der Auflösung von Elektronen auftreten, entstehen die in der Natur so elementaren Solitonen-Schwingungen (Abb. 7).

Solitonen-Schwingungen werden fast widerstandslos im Organismus fortgeleitet und haben in erster Linie Steuerungsfunktion mit einem hohen Maß an Informationsübertragung. Sie sind deshalb für die Lebensprozesse von größter Bedeutung.

Die unterschiedlichen Schwingungsqualitäten (Frequenzmuster) des Organismus stehen miteinander in geordneten Beziehungen und zeichnen sich im gesunden Körper durch einen hohen Ordnungsgrad aus.

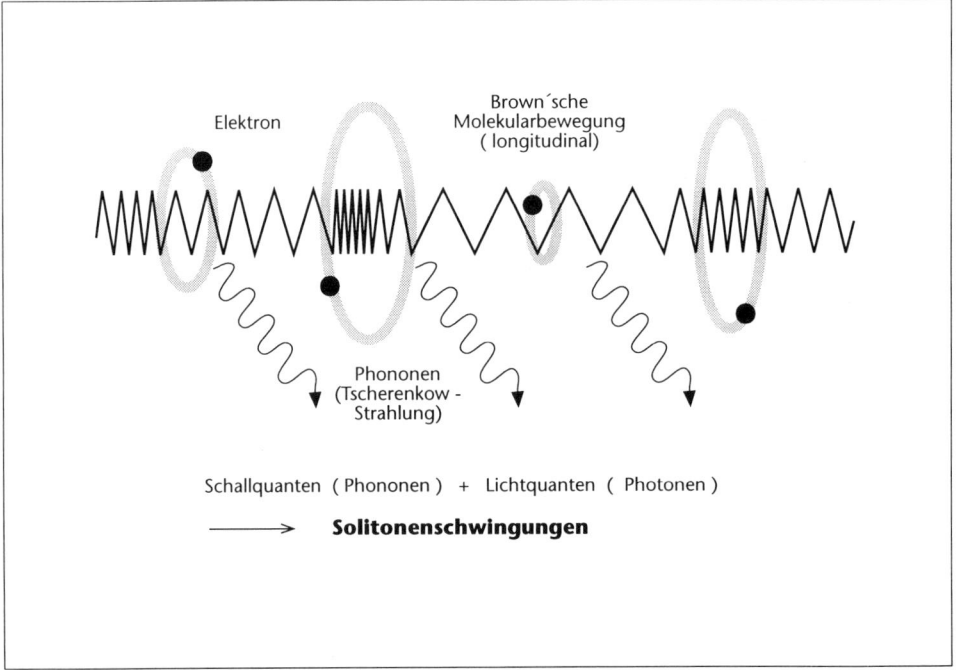

Abb. 7:   Schwingungskopplung Longitudinalwellen und senkrecht dazu Elektronenschwingungen verschiedener Frequenz

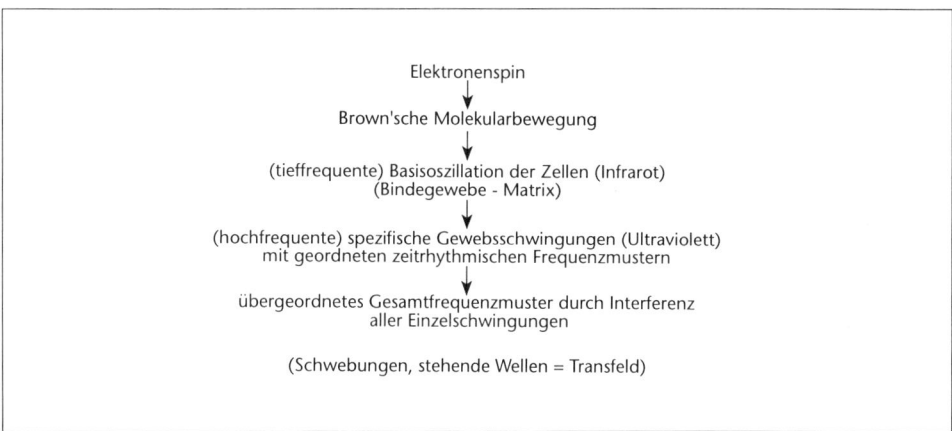

Die Gesamtkörperschwingungen werden von einem Transfeld überlagert, was auch den Organismus bis in alle Bereiche durchdringt. Es sind stehende Wellen, die die Form (Struktur) vorgeben (B. Heim). Es entspricht dem L-Field nach Harold Burr.

Informations-Übertragung

Den Forschungen von W.R. Adey ist es zu verdanken, daß über die Signalverarbeitung im Gewebe Einzelheiten bekannt geworden sind. Sie werden hier auszugsweise komprimiert wiedergegeben.

Es ist inzwischen gut untermauert, daß schwache elektromagnetische Felder eine breite Schlüsselrolle in der Funktion des Gewebes spielen, einschließlich Morphogenesis, Wundheilung und Informationsübermittlung im Nervensystem. Diese gleichen Vorgänge können wirksam beeinflußt werden durch elektromagnetische Felder, die durch äußere Kräfte induziert werden.

Gewebe, das extrem niedrigen Frequenzen (ELF = Frequenzen von 3 Hz bis 3 kHz) und ELF-modulierten Mikrowellen-Feldern ausgesetzt wird, und zwar mit einer Stärke unterhalb des wärmeerzeugenden Bereichs, hat starke nichtlinear verlaufende Mechanismen als Grundlage für beobachtete Wirkungen.

Die Wechselwirkung von Photonen und Excitonen entlang der Molekülketten kann in nichtlinearen Molekülen Schwingungen in Form von Solitonen-Wellen verursachen. Solitonen existieren in einem minimalen Energiezustand und sind extrem langlebig im Vergleich zu linearen Schwingungen. Solitonen können Energie in langen Proteinketten, die durch chemische Reaktionen hervorgerufen werden, von einer Seite zur anderen transportieren. Diese nichtlinearen Wellen verbinden auch Reaktions-Diffusions-Prozesse im intra- und extrazellulären Bereich.

Für die Wechselwirkung zwischen erregbarem Gewebe und elektromagnetischen Feldern wurde ein Modell vorgestellt mit ionisierenden Wechselwirkungen. Der Kalziumfluß im extrazellulären Raum des Zentralnervensystems wird durch das nichtlineare Reaktions-Diffusions-System hervorgerufen.

Membranmolekulare Solitonen können in langen Molekül-Ketten vorkommen (Davydov-Typen) und spielen eine bedeutende Rolle in der Ladungs-Übertragung. Sie können auch als nichtlineare Wellen auftreten und Energie entlang den Gel-Lipid-Bereichen von einer Lage des Proteins zur anderen transportieren (Sine-Gordon-Solitonen). Solitonen-Bewegung erfolgt im Überschallbereich.

Diese Solitonen-Schwingungen haben also *Licht-Ton-Qualität* und agieren mit extrem hoher Geschwindigkeit. Sie dienen der Informations- Energie-Übertragung. Beispielsweise sind Nerven-Impulse auch Solitonen-Schwingungen, ebenfalls der Energiefluß in den Meridianen.

Der Energie-Begriff wird oft mißverständlich verwendet. Energie schafft die Möglichkeit für ein System Arbeit zu verrichten. Im lebenden Organismus meinen wir mit Energie in erster Linie die Energie zur Informationsübertragung und sprechen deshalb besser von Bioenergie. Diese Informationsübertragung muß man sich als einen emsigen Strom, ständig von allen Seiten eingehender Meldungen über bestimmte Zustände inner- und außerhalb des Organismus vorstellen, wobei letztlich jeder Körperteil über jeden informiert . wird. Nicht benötigte Informationen werden über die Basalmembran ausgefiltert.

Es handelt sich dabei um ein netzförmiges Kommunikationssystem, nicht etwa (wie es leider immer noch gelehrt wird) um ein zentralistisches Nervensystem mit nur zwei Fließrichtungen. Das Gehirn ist zwar eine Steuerungszentrale, wo viele Informationen zusammenlaufen. Es hat aber mehr eine Kontrollfunktion. Genauso wichtig sind die interorganischen und interzellulären Kommunikationssysteme, die weitgehend autonom arbeiten. Eingegriffen wird vom Gehirn nur, wenn die Autonomie gestört ist.

Dazu konnte W. R. Adey einige erweiternde Aussagen machen:
- Induzierte Felder sind wirksam und sind ein höchst spezifisches Werkzeug beim Manipulieren der Reihenfolge der Geschehnisse in der Membran bei der transduktiven Kopplung. Sie haben nichtlineare und unausgewogene Aspekte bei diesen Geschehnissen gezeigt.
- Im Gewebe des Gehirns können extrazelluläre Felder, die um einige Größenordnungen schwächer als Membranspannungen sind, Zellentladungsmuster verändern, EEG-Rhythmen einleiten, Neurotransmitter verändern und Verhaltenszustände modulieren.
- Solche Empfindlichkeiten wurden auch im nicht-neuralen Gewebe entdeckt. Es ist daher angezeigt, daß das zwischen den Zellen existierende eigene Kommunikations-System, das auf diesen schwachen elektromagnetischen Einflüssen basiert, als ein allgemein biologisches Merkmal angesehen wird. Dazu wird ein Drei-Stufen-Modell einer transduktiven Kopplung vorgestellt:

- Erstens kommt es zu einer hoch-kooperativen Modifikation der Kalzium-Bindung in der Ebene der Membranoberfläche, die einem zentralen Zellgeschehen an der Rezeptorseite folgt. In diesem Verstärkungs-Zustand wird wesentlich mehr Energie entladen, als bei den initialen Ereignissen. Es können Änderungen der extrazellulären zerebralen Stromleitfähigkeit während physiologischer Reaktionen in der perineuralen Flüssigkeit, mit im wesentlichen makromolekularem Inhalt, entstehen. Kalzium-Ionen können die perineurale Leitfähigkeit modulieren.
- Im zweiten Stadium erfolgt die Kopplung entlang der transmembranen-helikalen Proteine, die von Solitonen begleitet sein kann.
- Das dritte Stadium koppelt die transmembranen-helikalen Signale an das Zytoskelett und das intrazelluläre Enzym-System, einschließlich der membrangebundenen Adenylzyklase und des Protein-Kinase-Systems der intrazellulären „Boten". Die Aktivierung dieses intrazellulären Systems ist an Kalzium gebunden.

Die Kommunikationssysteme stellen archaische Strukturen dar (vgl. Kapitel 4.6). Bei der Betrachtung von Krankheiten und Therapieansätzen müssen diese natürlich berücksichtigt werden.

▲ Warum ist dieser ständige Informations-Energiefluß für den Organismus so wichtig?

Wir befinden uns nicht in einem stabilen, sondern in einem sehr labilen Gleichgewicht (Fließgleichgewicht eines offenen Systems), was durch unzählige Regulationsvorgänge aufrechterhalten werden muß. Dazu sind ständig Informationen nötig. Die Solitonen-Schwingungen vermitteln diese „Nachrichten" durch ihre spezielle Modulation. Dabei handelt es sich um ultrafeine Signale, die innerhalb des elektrischen Rauschens liegen. Sie sind verschlüsselt (implizit) und können nur an speziellen Empfängern dechiffriert werden. In diesem ständigen Energiefluß sind alle Informationen über die Zelltätigkeit, Substrataufnahme, Entschlackung, Zelluntergänge, Abwehrvorgänge, Temperatur, pH-Wert usw. enthalten. Verschlüsselt bedeutet codiert, d.h. nur wenn ein bestimmtes Frequenzmuster (keine Einzelfrequenz !) eintrifft, erfolgt die Reaktion.

3.6 Verschiedene Formen von Energie

Bleiben wir noch etwas beim Energiebegriff. Hier entstehen sehr viele Mißverständnisse. Es gibt viele Energieformen, die streng auseinandergehalten werden müssen, aber trotzdem alle miteinander verknüpft sind.

Zunächst betrachten wir jene Energieformen, die für den Funktionsablauf eines materiellen organischen Systems erforderlich sind.

Diese materieunterstützende Energie setzt sich zusammen aus:
- **spezifischer Energie** (molekulare Zusammensetzung des Gewebes)
- **Arbeitsenergie** (Versorgung der Funktionskreise)

– **Transformationsenergie** (stetige Umwandlung von Frequenzen)
– **Potentialenergie** (Zellpotential)
– **Verbrennungsenergie** (Glykolyse, Energiefreisetzung aus ATP)
– **Wachstumsenergie** (gerichtete, gestaltgebende Kraft)
– **Informationsenergie** (Steuerung der Funktionsabläufe).

Die letztere ist extrem schwach, dafür weist sie aber ein bestimmtes (moduliertes) Frequenzgemisch auf – die spezifische Information. Diese Information kann aber nur von Strukturen empfangen und „verstanden" werden, die auf gleicher Wellenlänge schwingen und somit in Resonanz kommen. Dazu gehören u.a. alle Rezeptoren, die als Antennen wirken. Da jede Schwingung gleichzeitig Information bedeutet, können auch andere Energieformen Nachrichten übertragen.

Nicht allein, aber auch auf dieser Basis arbeitet die Bioresonanz-Therapie, ebenfalls Akupunktur, Homöopathie und andere regulierende Verfahren. Daneben dürfen aber die anderen Energieformen nicht vernachlässigt werden, denn wenn ein Organ keine antreibende Energie hat (erniedrigtes Zellpotential), kann es auf Steuerimpulse auch nicht mehr reagieren.

Die verschiedenen Energieformen befinden sich in gegenseitiger Abhängigkeit. Alle physiologischen Schwingungen werden unter Energieaufnahme ständig transformiert in höhere Frequenzbereiche (= Wandlungsphasen), so daß sich in den hohen Frequenzen die Entsprechungen für die tiefen finden (Holobewegung). So weist jede Schwingung einen hohen Oberwellengehalt auf.

« **Hohe Frequenzen sind nur eine andere Quantität der gleichen Qualität.** »

Damit zeigt sich auch ein besonderes Merkmal der gesunden physiologischen Schwingungen: Es ist ihre ständige Veränderung, bedingt durch die dynamischen Prozesse im Organismus. Dieses Verhalten wird auch als „Fluktuation" bezeichnet.

Im Krankheitsfalle ist der Wandlungsprozeß blockiert, so daß die Schwingung auf einem Niveau „stehenbleibt" und dadurch ein Höchstmaß an Kohärenz erreichen kann. Sie sind damit fixiert und haben das Merkmal der Fluktuation verloren. Durch eine erfolgreiche Therapie muß die Transformation wieder in Gang kommen und das pathologische Frequenzmuster auflösen. Vorhandene Störfrequenzen müssen aktiviert werden. Sie sind vor allem deshalb Störfrequenzen, weil sie starr sind (kohärent) und sich nicht mehr wandeln. Sie stellen sich dadurch dem ständigen Energiewandlungsprozeß in den Weg. Man kann auch sagen:

« **Störfelder sind „festgehaltene" pathologische Energien, die z.B. auch durch einen negativen Gedankenfluß blockiert sein können (vgl. Kapitel 4.5.3).** »

Im pathologischen Zustand chronischer Krankheiten ist alles verlangsamt (fehlende Transformationsenergie).

Die körpereigenen Energiefelder kann man sich am besten als „Kissen" vorstellen, da sie in ihrer Ausdehnung dreidimensional sind. Wir können hier von Kraftfeldern sprechen. Tatsächlich sind sie in ihrer Zustandsform aber sechsdimensional (neben der Zeit als vierte Dimension wirken noch die entelechiale Koordinate als fünfte und die äonische Koordinate als sechste Dimension), wie der deutsche Physiker B. Heim berechnen konnte. Fassen wir hier einmal die Möglichkeiten zusammen, die das energetische Wechselwirkungsfeld beeinflussen können:
– Freie Ladungsträger und Radikale
– Verunreinigungen des Gewebes (Umweltgifte, Schlacken)
– Interferenzen mit anderen Kraftfeldern (elektrische, magnetische)
– Psychische Alterationen.

Es lohnt sich, die Eigenschaften der Wechselwirkungsfelder selbst einmal anzuschauen. Es handelt sich hierbei um Kraftfelder, die permanent schwingen, somit also ein definiertes Frequenzspektrum haben.

Schwingungen implizieren als Grundeigenschaft die Bewegung und sind damit zweidimensional. Die gesamte Dynamik des Systems wird aber erst verständlich, wenn die dritte Dimension in die Überlegungen mit einbezogen wird, die *Ausbreitung*, so daß also diese Kraftfelder in bestimmte Richtungen *wirken*. Sie können deshalb auch als Vektoren dargestellt werden. Auf die weiteren, ebenfalls sehr wichtigen Koordinaten nach B. Heim will ich in diesem Zusammenhang nur hinweisen.

Nun kommt etwas sehr Wesentliches hinzu: Die Bewegung ist meist nicht linear, sondern kreisförmig. Und wenn sie sich dreidimensional ausbreiten, spiralförmig. Es kann sich dann also um spiralförmig rotierende Kraftfelder handeln. Dies können sehr starke (bildende) Felder sein, die natürlich zu Wechselwirkungen mit Nachbarfeldern führen. Hier sind wiederum zwei Besonderheiten wichtig:
– Kraftfelder können sich nur in Freiräumen („Öko-Nischen") etablieren
– Um bestehen zu können, müssen sie in sich neutral sein.

Die Neutralität kann von diesen rotierenden Feldern nur erreicht werden, wenn sie symmetrisch sind, das heißt in sich selbst gegeneinander rotieren.

Beim menschlichen Organismus finden wir deshalb rotierende Kraftfelder, die auf der linken Seite rechtsdrehend und auf der rechten Seite linksdrehend rotieren. Wird hier nun aus bestimmten Gründen die Drehrichtung verändert, resultiert ein energetisches Ungleichgewicht im Organismus mit pathogener Potenz.

Die notwendigen Freiräume für die Entwicklung oder Aufrechterhaltung von Kraftfeldern werden verständlich, wenn wir uns das veränderte Verhalten der Menschen in Ballungsräumen (Kriminalität u.ä.) und auf dem Land (Entspannung, Wohlbefinden) ansehen. In manchen (zu engen) Räumen können die menschlichen Kraftfelder überhaupt nicht normal existieren, z.B. wenn starke geopathische Felder vorhanden sind. Andere wirken dafür stärkend und aufbauend, z.B. die positive Ausstrahlung der Bäume.

Diese Kraftfelder sind jedoch nicht starr, sondern pulsieren in einem bestimmten Zeittakt (Biorhythmen). Davon leitet sich auch die chinesische Organuhr ab.

Die Wandlung von Energie war schon den alten Chinesen bekannt und wurde praktisch in der 5-Elementen-Lehre umgesetzt. Es handelt sich dabei um die spezifische Energie von zehn Organsystemen. Die Richtigkeit dieser Lehre bestätigt sich tagtäglich am Patienten. Es lohnt sich deshalb, diese Gesetzmäßigkeit etwas genauer zu untersuchen.

Zunächst fällt auf, daß hier die Organe eine eher untergeordnete Rolle spielen, daß vielmehr in Funktionskreisen gedacht wird. Zu diesen Arbeitsbereichen der Funktionskreise gehören segmentale Abschnitte der Wirbelsäule, bestimmte Gelenke, Nebenhöhlen, Tonsillen, Sinnesorgane, Zähne, endokrine Drüsen, die Organe und die psychischen Entsprechungen. Die Organe sind also eingebunden in ein komplexes Arbeitssystem und erfüllen hier spezifische Aufgaben – des Grundsystems! Man könnte auch so formulieren:

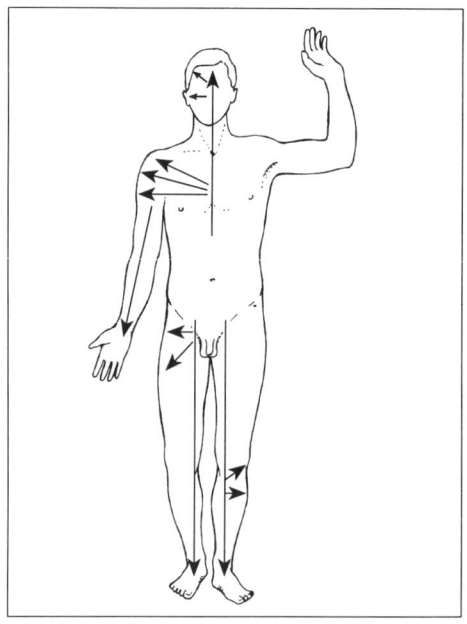

Abb. 8:   Kraftvektoren

« **Die Organe sind die Relais-Stationen der Matrix.** »

Wegen starker Arbeitsbelastung sind sie scheinbar etwas groß geraten, was aber nicht mit ihrer energetischen Bedeutung gleichzusetzen ist. Tatsächlich machen die Organzellen aber nur 20% der Gesamtmasse des Organismus aus. Sie sind ein wichtiges Glied in der Kette des Funktionskreises, da sie spezifische Aufgaben erfüllen, aber auch nicht mehr. Zur materieunterstützenden Energie gehört auch die Wachstumsenergie. Diese Bildekräfte – die enorme Ausmaße annehmen können, wie der Durchbruch eines zarten Pflänzchens durch eine dicke Asphaltdecke zeigt – weisen bei Pflanzen, Tieren und Menschen gleichzeitig in verschiedene Richtungen. Insbesondere der Mensch hat unzählige Kraftvektoren verschiedener Stärke und Richtung.

Wird das Wachstum im Organismus irgendwo entgegen dem Bauplan der DNS gestört (Narben, Brüche, Amputationen), wird die Kraftrichtung umgeleitet und „verirrt" sich sozusagen im Gewebe, was zu Fehlbildungen führt z.B. Neurinom am Amputationsstumpf und andere Tumoren (gut- wie bösartig). Fehlgeleitete Energien ist deshalb ein Stichwort für viele Krankheitsursachen vor allem auch psychischer Ätiologie.

Weiterhin gibt es noch imaginäre Kräfte, die aber für uns kaum erkennbar sind. Ein Beispiel hierzu aus der Homöopathie: Aconitum, der Sturmhut, hat seinen Namen von dem Ort seines Vorkommens. Die Pflanze wächst bevorzugt auf Bergen an der Ostseite, wo es dem kalten scharfen Wind ausgesetzt ist, der bei uns in der kalten Jahreszeit oft weht. Um überleben zu können, muß die Pflanze eine (imaginäre) Kraft entwickeln, die dem Sturm genau entgegenwirkt.

In der Homöopathie wird Aconitum bei Erkältungskrankheiten in der Anfangsphase eingesetzt, oder auch bei Neuralgien, und wirkt am besten, wenn diese durch einen kalten scharfen (Ost-)Wind hervorgerufen wurden. Man ahnt hier ganz leise etwas von ihrer Wirkungsweise:

> **« Die Homöopathie ist ein Spiel von gerichteten Kräften und informativen Frequenzen. »**

Ein großes Feld wären noch weitere, nicht an Materie gebundene, oder in deren Dienst stehende Energieformen, zu denen auch die geistigen gehören (Kraft der Gedanken). Insgesamt ist die Auflistung nicht vollständig, und auch über die eingesetzten Begriffe könnte man diskutieren. In erster Linie soll eine Vorstellung davon vermittelt werden, daß im menschlichen Organismus sehr viele verschiedene Energieformen gleichzeitig wirksam sind und bei Störungen deren Wechselspiel berücksichtigt werden muß. Andernfalls kann der Anspruch ganzheitlicher Betrachtung nicht erhoben werden.

3.7 Holographischer Aufbau

Dies wird etwas deutlicher, wenn wir uns das Universum als Holobewegung, da alles fließt, vorstellen. Schon Hermes sagte *„wie oben so unten"* oder anders ausgedrückt: *Alles ist in Allem enthalten.*

Wir sehen am menschlichen Körper die verkleinerte Projektion des ganzen Organismus auf verschiedene Zonen (interessanterweise den Sinnesorganen!), z.B. den Ohren, Mund, Auge, Nase, Handflächen und Fußsohlen (Reflexzonen). Die Projektion dahin erfolgt verschlüsselt (implizite Ordnung) und kann nur durch spezielle Strukturen entschlüsselt werden (z.B. Schmerzfasern). So entsteht an der Fußsohle ein „Tastbild" des Körpers, das über Störungen Auskunft gibt. Diese dafür verantwortlichen Solitonen-Schwingungen werden an diesen Grenzflächen reflektiert und bilden dadurch stehende Wellen. Die Wellenberge könnten dabei die Akupunkturpunkte darstellen (Hypothese, Abb. 9).

Beim Abgreifen dieser Informationen an Füßen oder Händen mittels Platten-Elektroden werden die Solitonen-Schwingungen in der entschlüsselten, expliziten Form aufgenommen und für die Therapie eingesetzt. Gleiches geschieht an Akupunkturpunkten, die jeweils wieder die *ganze* Information (holographisches Modell) über den gesamten Meridianverlauf enthalten. Aber selbst über den Organen lassen sich spezifische, entschlüsselte Informationen abnehmen, da die Haut eine Grenzfläche darstellt, an die die Solitonen-Schwingungen des Segmentes projiziert werden. Jedes Organ weist ein ganz spezielles, eigenes Schwingungsmuster auf, was durch die spezifische Molekular-Struktur, mit den ihnen eigenen EM-Frequenzen erklärt ist. Die Energievektoren wiederholen sich sozusagen in Miniaturausgabe immer wieder in den holographischen Entsprechungen.

Bei der Pflanze ist es das Samenkorn, bzw. die Frucht, beim Menschen sind es die holographischen Projektionsstellen, z.B. Ohren, Nase, Mund, Augen, Hände und Füße und natürlich die DNS. Die holographischen Entsprechungen reagieren einheitlich, d.h. eine pathologische Veränderung an der Leber zeigt sich an den Reflexzonen der Füße *und* am Ohr *und* dem Auge usw.

« Die holographischen Vektoren ändern ihre Richtung und Stärke einheitlich. »

Das gesamte Schwingungsfeld des Organismus kann durch Frequenzspektrometer aufgezeichnet werden. Abb. 10 zeigt einen Ausschnitt (1 kHz) einer solchen Messung, die von W. Ludwig durchgeführt wurde. Solch ein Spektrum ist spezifisch für jedes Individuum und wird nie dem einer anderen Person gleichen. Hieran sollte deutlich werden, daß das Individuelle tatsächlich etwas Einmaliges und Unwiederbringliches darstellt; daß es sich ständig verändert, nie gleichbleibt, und daß es einer hohen Eigendynamik unterworfen ist. Es ist somit unverwechselbar. Somit würde jeder Versuch einer therapeutischen Nivellierung, einer Gleichmacherei ad absurdum geführt. Jedes Individuum braucht *seine* spezifische Behandlung, um wieder heil werden zu können.

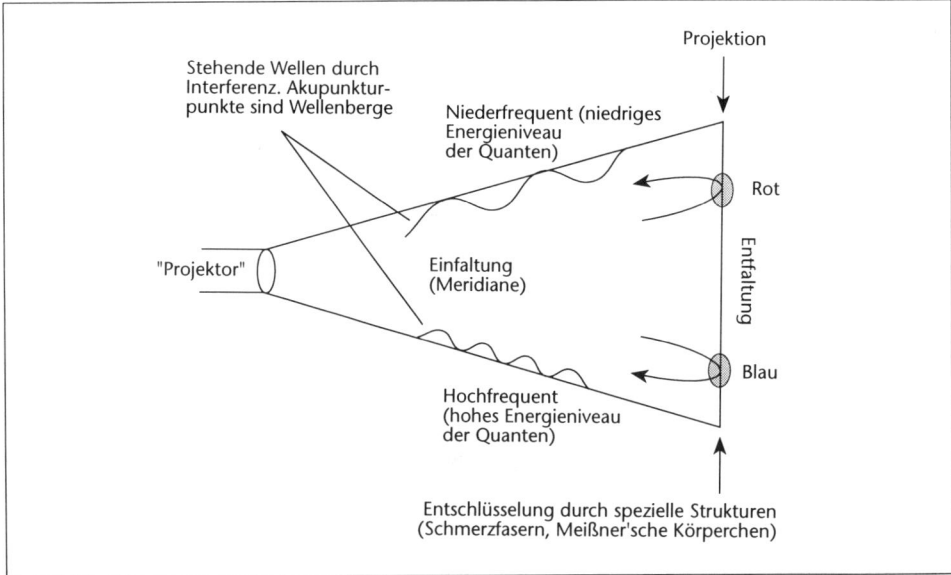

Abb. 9: Holographischer Aufbau des Organismus. Pathologische Schwingungen laufen gedämpft zentrifugal. Bei starken Störungen lassen sich radiär **mehrere** Punkte nachweisen.

Das Spektrum besteht zunächst einmal aus einer tieffrequenten Grundschwingung, die im wesentlichen vom Grundsystem (A. Pischinger), der Matrix stammt. Diese ist relativ konstant. Aufmoduliert sind hoch- und höchstfrequente Schwingungen aus Muskelkontraktionen, Stoffwechsel und Steuerimpulsen, die eine hohe Änderungsgeschwindigkeit aufweisen. Insgesamt verfügt der Körper über ein riesiges Frequenzspektrum von weniger als 1 Hz bis weit über den Lichtbereich hinaus (10^{18} Hz).

Dem kanadischen Forscher Bigu del Blanco verdanken wir die Abb. 11, die einige Besonderheiten zeigt. Bis hinauf in den Megahertz-Bereich liegen die Körpersignale im thermischen Rauschen. Es ist jener Bereich, in dem wir hauptsächlich therapeutisch arbeiten. Die größte Intensität liegt im Mikrowellen-Bereich. Hier erfolgen offensichtlich die Informationsübertragungen in den Meridianen (Gigahertz-Anteil der Solitonen) und die gesamte Stoffwechselsteuerung. Das ist insofern verheerend, da wir in den letzten Jahren eine exzessive Zunahme des Mikrowellensmogs (Radar, Funk, Fernsehen) erleben müssen, der sich ausgesprochen schädlich und störend auf die Steuersignale des Körpers auswirkt (Waldsterben).

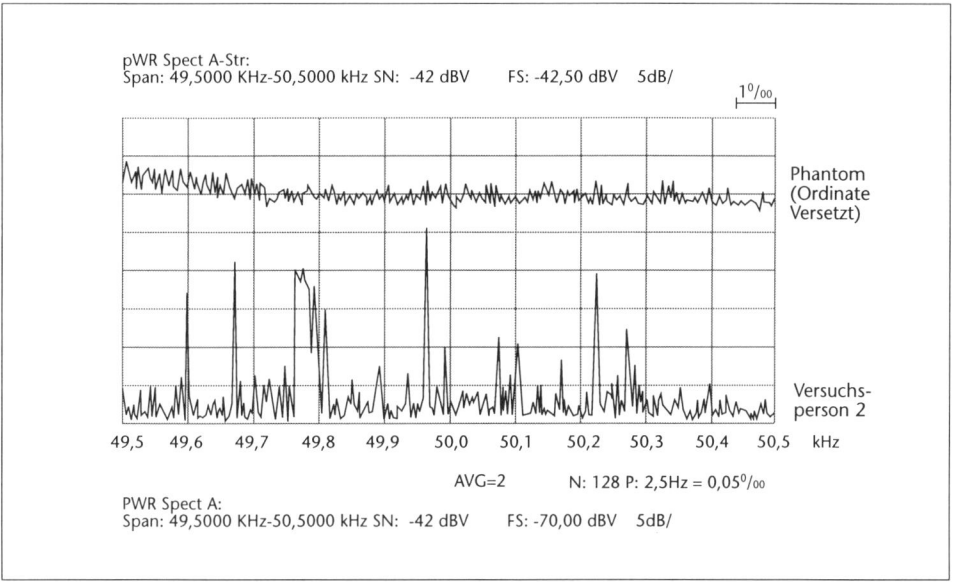

Abb. 10: Ausschnitt aus dem Körperspektrum

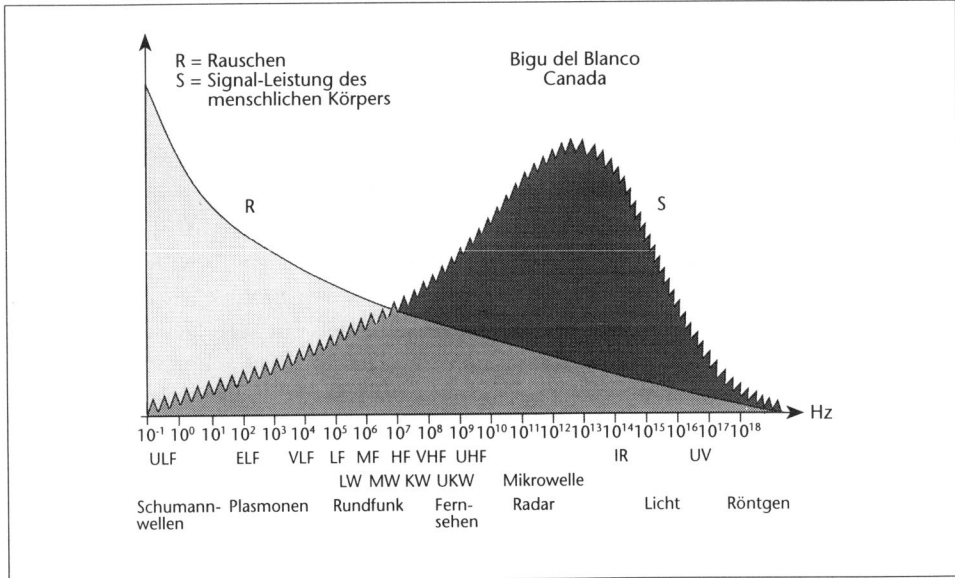

Abb. 11: Frequenzspektrum des menschlichen Organismus, Bigu del Blanco

3.8 Achtdimensionales Universum nach B. Heim

3.8.1 Ultrafeine Schwingungen in der 5. und 6. Dimension

Wenn wir von EM-Abstrahlungen oder Solitonen-Schwingungen sprechen, so sollte klar sein, daß es sich dabei um ultraschwache (ultrafeine) Emissionen handelt, die im Elektronenrauschen verschwinden bzw. in diesem enthalten sind. Sie werden nur durch aufwendige Labortechnik meßbar und analysierbar.

▲ Wieso können sie dann überhaupt biologische Steuerungsfunktionen übernehmen und sich therapeutisch einsetzen lassen?

Dazu muß kurz auf die allgemeine Quantenfeld-Theorie nach B. Heim eingegangen werden. Entgegen früheren mathematischen Versuchen, kosmische Vorgänge in Formeln zu beschreiben, bezog B. Heim die Gravitation mit ein. So konnte er durch umfangreiche Berechnungen nachweisen, daß es außer den bekannten drei Dimensionen (Länge, Breite, Höhe) und der vierten, der Zeit, noch weitere zwei physikalisch bedeutsame gibt. Einmal die entelechiale Koordinate (X 5) und die äonische Koordinate (X6). Er konnte zeigen, daß sich biologische Vorgänge (oder auch andere kosmische Zustände) *vollständig* nur in sechs Dimensionen beschreiben lassen. Darüberhinaus gibt es noch (mindestens) zwei weitere geistige Koordinaten, die aber physikalisch dimensionslos sind. Wichtig ist dabei für uns die Tatsache, daß sich die biologisch hochwirksamen Solitonen-Schwingungen in X5 und X6 als sehr intensive (d.h. mit hoher Amplitude zur Wirkung kommende) Schwingungen projizieren (Abb. 12a).

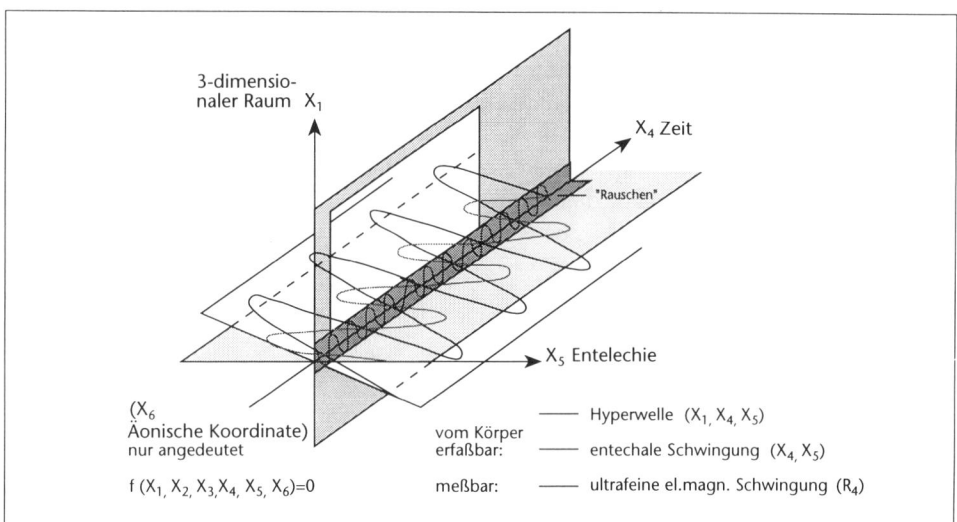

Abb. 12a: Hyperwelle im sechsdimensionalen Raum

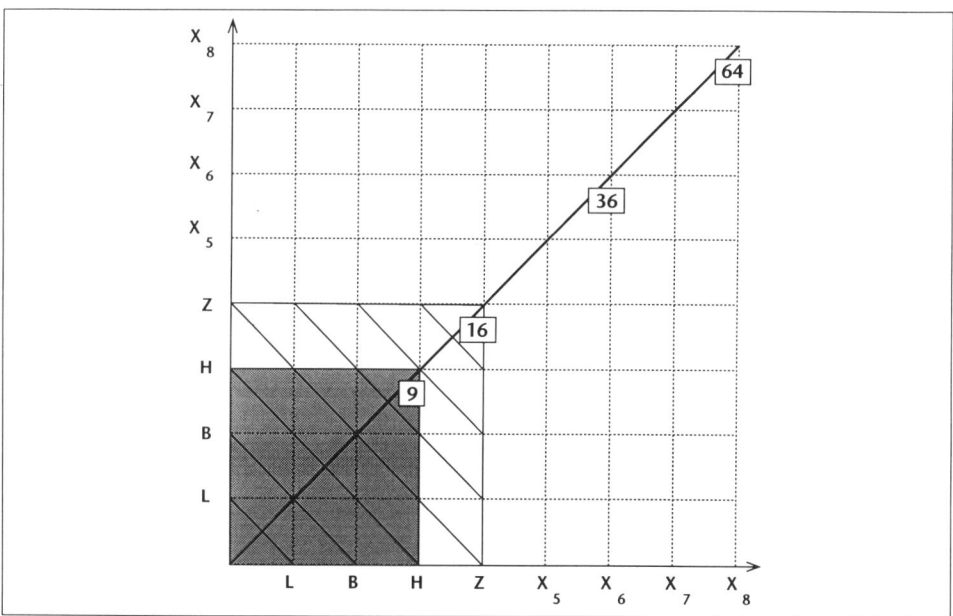

Abb. 12b: Achtdimensionales Universum nach B. Heim

Es darf also niemals unterstellt werden, daß Frequenzen, die in unserem dreidimensionalen Raum sehr schwach sind, biologisch unwirksam sind. Von seinen Teilen kann niemals auf das Ganze geschlossen werden! Leider praktizieren dies die heutigen Naturwissenschaftler (aus Unwissenheit) aber tagtäglich. Die drei Dimensionen stellen eben nur einen Teilaspekt der Wirklichkeit dar. Zur vollständigen Beschreibung des Kosmos und der Natur, wie eben auch aller biologischen Vorgänge, sind sechs Dimensionen erforderlich. Aus dieser Betrachtung heraus kann selbstverständlich auf das Kleinere (unseren dreidimensionalen Raum) geschlossen werden, weil es im Größeren enthalten ist. Bei sechs Dimensionen ergeben sich 36 Möglichkeiten der Darstellung. Gehen wir vom achtdimensionalen Kosmos aus, dann sind es 64 (I-Ging) Zustandsformen (Abb. 12b). Die DNS weist übrigens auch $4^3 = 64$ verschiedene Determinationsmöglichkeiten auf.

Die heutigen Naturwissenschaften betrachten von der gesamten Wirklichkeit normalerweise nur neun Möglichkeiten (von 64), allenfalls 16, wenn die Zeit mit einbezogen wird. Vom Kleineren kann aber niemals auf das Große geschlossen werden, da das Kleinere im Größeren enthalten ist, nie aber umgekehrt.

3.8.2   Hierarchie der Seinsschichten

Alles im Universum folgt einer höheren Ordnung. Dies wurde schon bei den Elementar-Teilchen erläutert. Wichtig ist aber auch die Feststellung, daß im lebenden Organismus eine strenge Hierarchie herrscht, die sich durch unterschiedliche, gut voneinander abgrenzbare Ebenen darstellt. B. Heim spricht von Seinsschichten. Es wird hier noch einmal deutlich, wie bescheiden der Anspruch auf Wissenschaftlichkeit unserer heutigen Medizin ist, die im Substanzdenken verhaftet ist.

Hierarchie der Seinsschichten

mentale Ebene	Gedanken
psychische Ebene	Gefühle
achtdimensionale biologische Ebene	Morphogenese
sechsdimensionale biophysikalische Ebene	Wechselwirkungen
vierdimensionale biochemische Ebene	Substanz

3.9 Bioresonanz als Therapie-Prinzip

3.9.1 Schwingungsphänomene

Wie aus dem Physikunterricht bekannt ist, gibt es bei verschiedenen Schwingungen, die aufeinander treffen, Verstärkungs- und Auslösch-Phänomene. Damit es zu diesen Reaktionen kommt, müssen auf die schwingenden Strukturen des Organismus, dem Resonanzboden *ähnliche* oder *gleiche* Frequenzen auftreffen. Das dadurch induzierte „Mitschwingen" ist die Resonanzwirkung. Ist von einem „Material" viel vorhanden, entsteht starke Resonanz. Verarmung oder Fehlen von Schwingungen bedeutet *Verarmung oder Fehlen von entsprechendem Substrat, bzw. von entsprechenden Clusterstrukturen*, die Informationen gespeichert und als elektromagnetische Schwingungen wieder abgegeben haben (vgl. Kapitel 3.4).

Wir können das sehr gut mit einem Musikinstrument, z.B. einer Geige vergleichen. Die schwingende Saite einer Geige würde keinen Klang hervorbringen, wäre da nicht der Holzkörper, der als Resonanzboden mitschwingt. Das Streichen der Saiten erzeugt eine Schwingung, die nur dann zu einem Wohlklang (Resonanz) führt, wenn der Resonanzboden intakt ist oder überhaupt vorhanden ist. Die Qualität der Übertragung (Effektivität) hängt entscheidend vom Material des Geigenkörpers ab. Das ist jedem Musiker bekannt.

Eine schwingende Saite oder Saiten sind die externen Frequenzen, die ständig auf uns einströmen. Sie stammen von der Erde selbst (Geomagnetwellen als Magnetfeldfrequenzen, Schumannwellen und weitere Modulationen), aus der Natur, dem Universum usw. So werden allerdings nur dann Effekte im Körper hervorgerufen, wenn es zu einer Resonanz kommt. Da unser Frequenzspektrum jedoch von weniger als 1 Hz bis über 10^{18} Hz reicht, werden viele Resonanzphänomene eintreten.

Diese natürlichen Frequenzen stellen für uns Kraftfelder dar, die unseren Organismus steuern, synchronisieren und am Leben erhalten! Sie sind es nämlich, die z.B. die Zusammensetzung unseres Mineralhaushaltes steuern. Das schwingende Erdmagnetfeld wird durch die Minerale der Erdkruste moduliert (Geomagnetwellen), die interessanterweise prozentual die gleiche Zusammensetzung wie unser Organismus aufweisen. So sind verschiedene Kraftfelder für die unterschiedlichsten Bereiche im Organismus zuständig, um stabilisierend auf unser offenes Fließgleichgewicht zu wirken. Die enthaltenen Schwingungsinformationen werden im Körperwasser gespeichert (Clusterstruktur). Da jedes Molekül, jedes Teilchen in unserem Organismus Eigenschwingungen ausführt, entsteht ein äußerst komplexes Schwingungsmuster des Resonanzbodens. Das ist der eine Aspekt.

Der andere ist, daß jeder Stoff im Körper ständig in Resonanz mit seinen spezifischen Frequenzen („Kraftfeldern") sein muß, um sich harmonisch in das Gesamtschwingungssystem der Natur einzufügen. „Eins-sein mit der Natur, Eins-sein mit dem Universum".

Die Kraftfelder müssen als übergeordnete Wirkzentren verstanden werden, die nicht räumlich gebunden sind. Das bedeutet, daß Teile unseres Körpers, z.B. Blut auch außerhalb unseres Organismus in der gleichen Frequenz und Phase schwingen wie innerhalb, sonst wären energetische Untersuchungen wie der Bluttest nach Aschoff nicht denkbar. Wirkungen von Kraftfeldern lassen sich nur über eine Strukturierung des Universums erklären. Der „Himmel" ist zwar ein luftleerer Raum, aber er ist zusammengefügt aus kleinen Einheiten, den Metronen (B. Heim). Durch Verschiebung dieser Metronen, bzw. deren spezifische Anordnung entstehen Kräfte, die wie ein Netzwerk unser gesamtes Universum durchziehen. In dieses Modell reihen sich nahtlos die morphogenetischen Felder von R. Sheldrake ein.

Jede materielle Schwingung kann aber von sich aus nur eine gedämpfte sein, da sie einer Trägheit unterliegt. Die Amplitude wird zusehends kleiner. Dadurch würden der schwingende Organismus und seine schwingenden Moleküle bald zum Stillstand kommen. Da es aber offensichtlich nicht so ist, müssen diese Schwingungen immer wieder neu angeregt werden. Das geschieht von innen über die Nahrungszufuhr und von außen über die Kraftfelder. Diese Kraftfelder schwingen immer gleich. Sie können aber durch Umweltbelastungen verändert und damit verfälscht werden. Das hat dann Konsequenzen für uns, da damit Veränderungen in der Zusammensetzung des Organismus eintreten müssen.

Es gibt aber auch den anderen Weg für Störungen im Resonanzverhalten. Wird der Organismus durch Mangel- oder Fehlernährung primär verändert, so verändert sich damit der Resonanzboden, wodurch die Kraftfelder nicht mehr voll wirken können; es kommt zu einer „Entfremdung". Beide Möglichkeiten sind gegeben und können letztlich krankheitsauslösend wirken.

Hieraus ergibt sich der therapeutische Ansatz, der bilateral ist. Durch Giftausleitung muß der Resonanzboden (die Matrix) gereinigt und in den ursprünglichen Zustand versetzt werden. Dies geschieht mit der Bioresonanz-Therapie durch die Löschung pathologischer Frequenzen, was wiederum eine verstärkte Toxinausleitung durch das Immunsystem induziert, ein aktiver Prozeß!

Durch Bioresonanz-Therapie wird auch die normale Clusterstruktur wieder hergestellt was einer Wiederherstellung des harmonischen Molekulargefüges entspricht. Damit wird die Resonanz zu den steuernden Kraftfeldern wieder ermöglicht.

Betreiben wir orthomolekulare Medizin, stellen wir auf materiellem Wege wieder einen ausgeglichenen Resonanzboden her. Arbeiten wir hier mit großen Dosen, so betonen wir damit indirekt ein bestimmtes (äußeres) Kraftfeld, da es nun besser in Resonanz treten kann und damit ein spezifisches Wirkprinzip im Organismus zur Geltung kommt.

Das bedeutet auch, daß wir ständig verschiedenen, unablässig pulsierenden Kraftfeldern ausgesetzt sein *müssen*, die uns am Leben (am Schwingen) halten! (Vgl. Kapitel 4.)

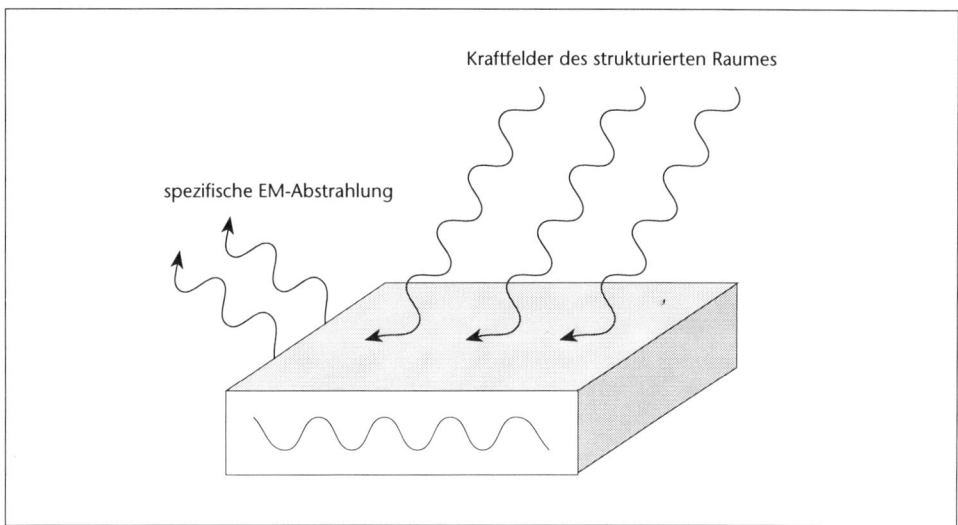

Abb. 13: Resonanzboden mit Clusterstruktur (schwingende Materie) = Organismus

Somit entstehen Interferenz-Effekte, die vom Körper selbst genutzt werden, aber eben auch mit Hilfe unserer elektronischen Geräte ermöglicht werden. Der Organismus wird damit einer wirkungsvollen Therapie zugänglich gemacht. Dabei sind zunächst zwei Prinzipien relevant:
– Verstärkung durch Zuführung einer frequenz- und phasengleichen Schwingung (dies ist angezeigt bei geschwächten EM-Abstrahlungen).
– Löschung (bzw. Abschwächung) durch Zuführung einer frequenzgleichen aber phasengedrehten (180°) Schwingung gleicher (oder geringerer) Amplitude.

Werden beide Phänomene gekoppelt, kommt es zu einer sehr intensiven Therapiewirkung (Abb. 14).

Die Folge einer solchen Behandlung ist die *Entlastung* des Organismus von Störschwingungen mit gleichzeitiger *Stärkung* (noch vorhandener) geschwächter Bereiche. Ist der Organismus jedoch so geschwächt, daß das elektronische Bioresonanz-Therapie-Gerät diese Schwingungen nicht mehr aufnehmen und verarbeiten kann, müssen die Signale in ähnlicher Form von außen zugeführt werden, was bei der MULTICOM-Therapie geschieht. Somit entsteht eine Resonanz, die zu einer Verstärkung und einem Wiederaufbau dieser Schwingungen führt.

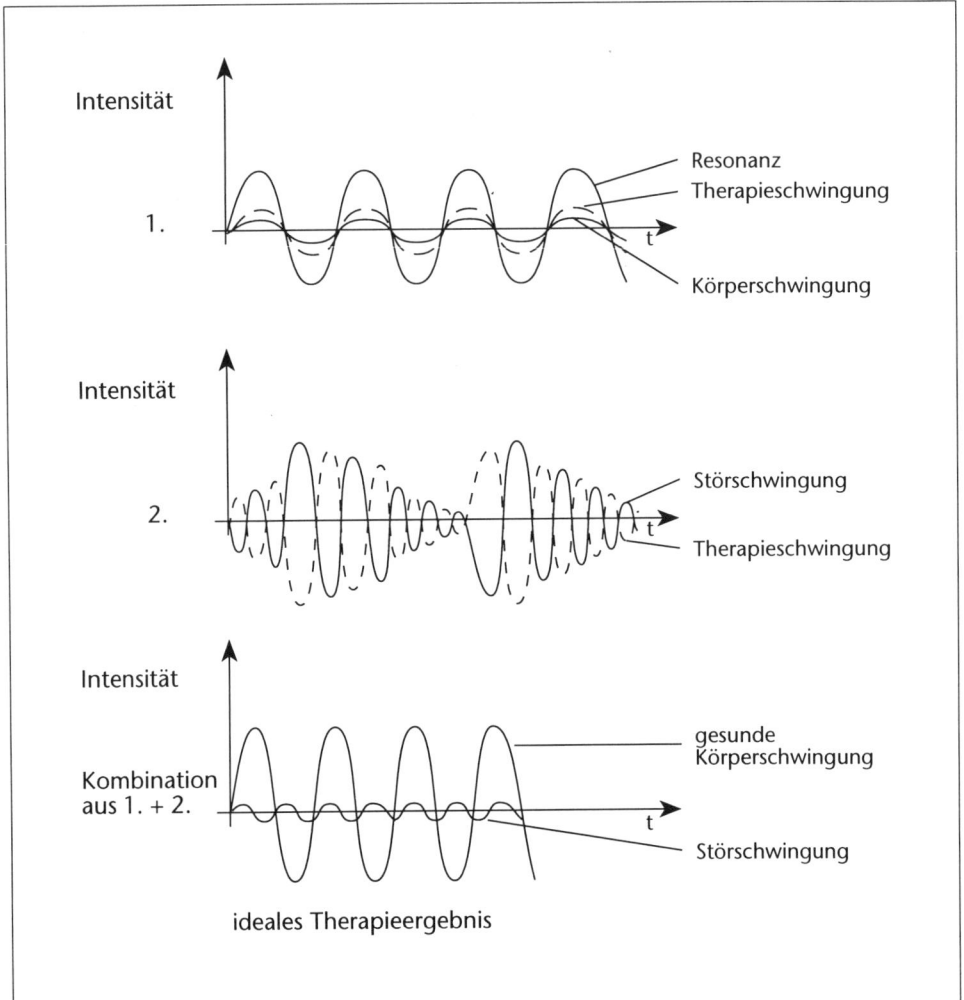

Abb. 14: Resonanzwirkungen

3.9.2 Adey-Window

Für das Verständnis des Resonanz-Prinzips ist es auch wichtig zu wissen, daß es für alle Strukturen im Körper, bis hin zu den Zellen, Resonanz-Frequenzen gibt, die abhängig sind von deren Beschaffenheit (Dicke, Länge). Die Zellen werden vereinfacht als Schwingkreis aufgefaßt, womit Depolarisation und Repolarisation beschrieben sind. Viel zu wenig Beachtung finden jedoch die Einzelstrukturen, die von bestimmten Frequenzen angeregt werden können (Abb. 15).

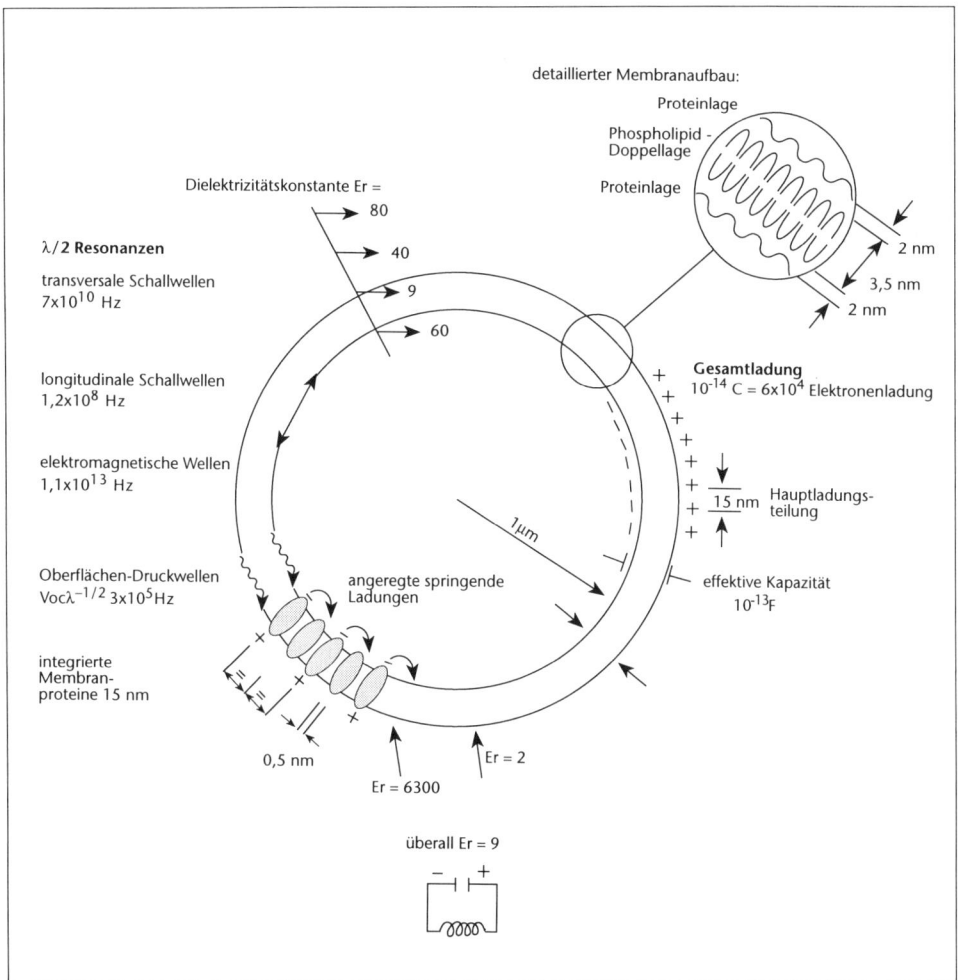

Abb. 15: Resonanzfrequenzen der Zelle (nach C.W. Smith) Schwingkreis

Dieses „biologische Fenster" ist für unsere Betrachtungen von ganz entscheidender Bedeutung (Abb. 16).

Aber nicht nur Strukturen, auch Stoffwechselvorgänge unterliegen dem Resonanzgesetz. Nur bei bestimmten Frequenzen *und* einer bestimmten (schwachen!) Intensität werden Resonanzen ausgelöst, was der kalifornische Forscher W.R. Adey am Beispiel des Kalziumeinstroms in die Zellen von Kaninchen-Gehirnen demonstrieren konnte.

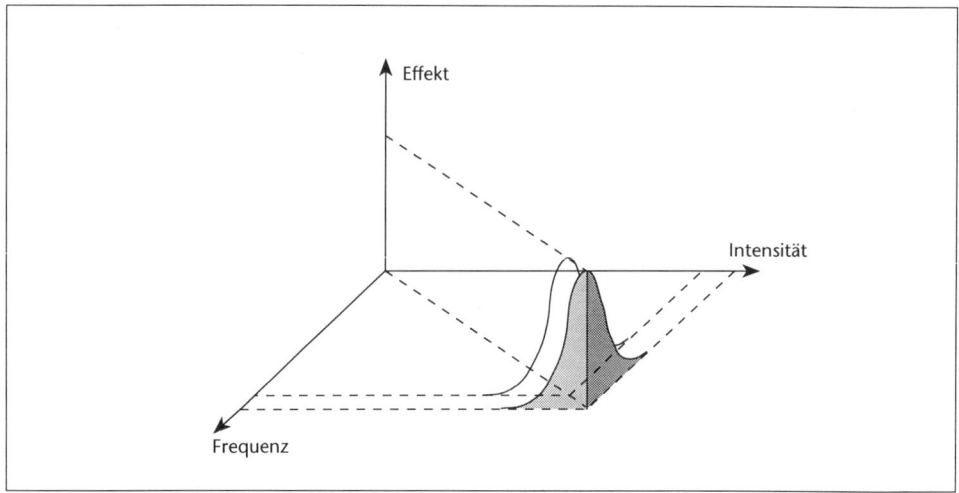

Abb. 16: Adey-Window: Beispiel Ca-Einstrom

Es erklärt nämlich, warum z.B. die Arndt-Schulzsche-Regel ihre volle Berechtigung hat: schwache Reize fachen die Lebenskraft an (Homöopathie, Hochpotenzen), mittlere stärken sie (Homöopathie, Tiefpotenzen), starke hemmen sie (Allopathie) und stärkste zerstören sie (Chemotherapie, Bestrahlung).

Die Frage dabei ist: wie definieren wir „Lebenskraft"? Können wir nicht einfach sagen: ungestörter Informations-Energiefluß? Die Zellen und deren Strukturen sind im kranken Organismus noch vorhanden, aber sie arbeiten nicht richtig – weil ihnen die entsprechende Information, das Frequenzmuster fehlt! Erst wenn sie wissen, was sie als nächsten Schritt zu tun haben, oder wohin und in welcher Form sich das Abwehrsystem zu wenden hat, kann es wieder aufwärts gehen. Es leuchtet ein, daß ein schwacher Organismus nicht mit starken Reizen überfordert werden darf. Es wird aber noch klarer, wenn wir uns das „Adey-Window", unser biologisches Fenster, betrachten. Hieran wird deutlich, daß es unzulässig ist zu behaupten, daß schwache Reize keinen Effekt haben werden (in der Therapie), wenn starke Reize versagt haben. Im Gegenteil!

Die „Körpersprache" ist sehr fein, von geringer Intensität. Nur wenn das richtige Frequenzmuster anliegt, treten nach dem Schlüssel-Schloß-Prinzip die heilenden Kräfte zutage. Das ist das Geheimnis der Homöopathie (die nachweislich mit spezifischen Frequenzmustern arbeitet) und damit gleichzeitig das Erfolgsgeheimnis der Bioresonanz-Therapie (BRT). Hieran wird aber auch deutlich, daß hohe Verstärkungen fehl am Platze sind.

Etwas sei auch gleich angefügt: Bei den biologisch wirksamen Frequenzen handelt es sich immer um „Kompositionen", also Frequenzgemische, die ebenso wie die physiologischen Frequenzen eine Fluktuation aufweisen, nie um Einzelfrequenzen. Diese würden nur eine unspezifische Antwort des Körpers hervorrufen. Die „Kompositionen" führen jedoch auf Grund ihrer Codierung zu einer komplexen, spezifischen Reaktion (F.A. Popp). Gleichzeitig schafft dieses natürliche Prinzip mehr Kombinationsmöglichkeiten und schließt Verwechslungen aus.

3.9.3 Kohärenz in lebenden Systemen

Eine Besonderheit lebender Systeme muß an dieser Stelle hervorgehoben werden. Die biophysikalische Forschung konnte in einem wesentlichen Punkt Entscheidendes zur Klärung eines Hauptkritikpunktes der Homöopathie und damit der Anwendung ultraschwacher Signale beitragen. Die Ergebnisse sind im Folgenden kurz zusammengefaßt. Wichtige Ergebnisse biophysikalischer Forschung:
- Lebende Systeme sind in der Lage, ihre Empfindlichkeit gegenüber elektromagnetischen Feldern zu kontrollieren.
- Sie können je nach Bedarf starke Felder ignorieren, oder aber ihre Empfindlichkeit so steigern, daß schwache Felder weniger Quanten bereits Effekte auslösen.
- Biologische Wirkungen hängen von der Kohärenz und der Zeitdauer eintreffender Signale ab.
- Zellen können einen so hohen Ordnungsgrad aufweisen, daß sie wie Supraleiter reagieren.

Kohärenz ist ein moderner physikalischer Begriff, der im Zusammenhang mit Frequenzen immer wieder auftauchen wird. Er bedeutet Schwingungen gleicher Wellenlänge. Das beste Beispiel ist der Laser, der fast nur mit einer Wellenlänge schwingt. Man muß aber unterscheiden zwischen *gleichphasiger* kohärenter Schwingung und *nicht-in-Phase*-Schwingung. Beide können kohärent sein, unterscheiden sich aber in ihren Eigenschaften. Nach Popp werden gleichphasige kohärente Signale extrem gut gespeichert (im Körperwasser), hingegen bringen kohärente nicht-in-Phase-Signale gespeicherte Informationen zum Verschwinden. Dadurch können sie gelöscht werden (Abb. 17).

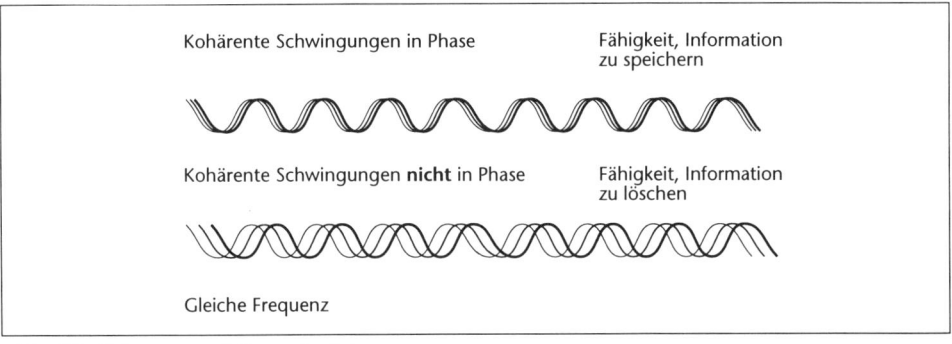

Abb. 17: Kohärenz und Phasenbeziehung

Bei langdauernden Krankheiten liegt eine hohe Kohärenz vor (bei fehlender Fluktuation, was Starre bedeutet), bei akuten normalerweise nicht. Ein hochvirulentes Virus kann auf Grund seiner hohen Kohärenz zu einer schweren Erkrankung führen.

Die Einbringung von Informationen über kohärente Wellen erfolgt durch **Modulation**. Ein Beispiel der verschiedenen Möglichkeiten zeigt Abb. 18.

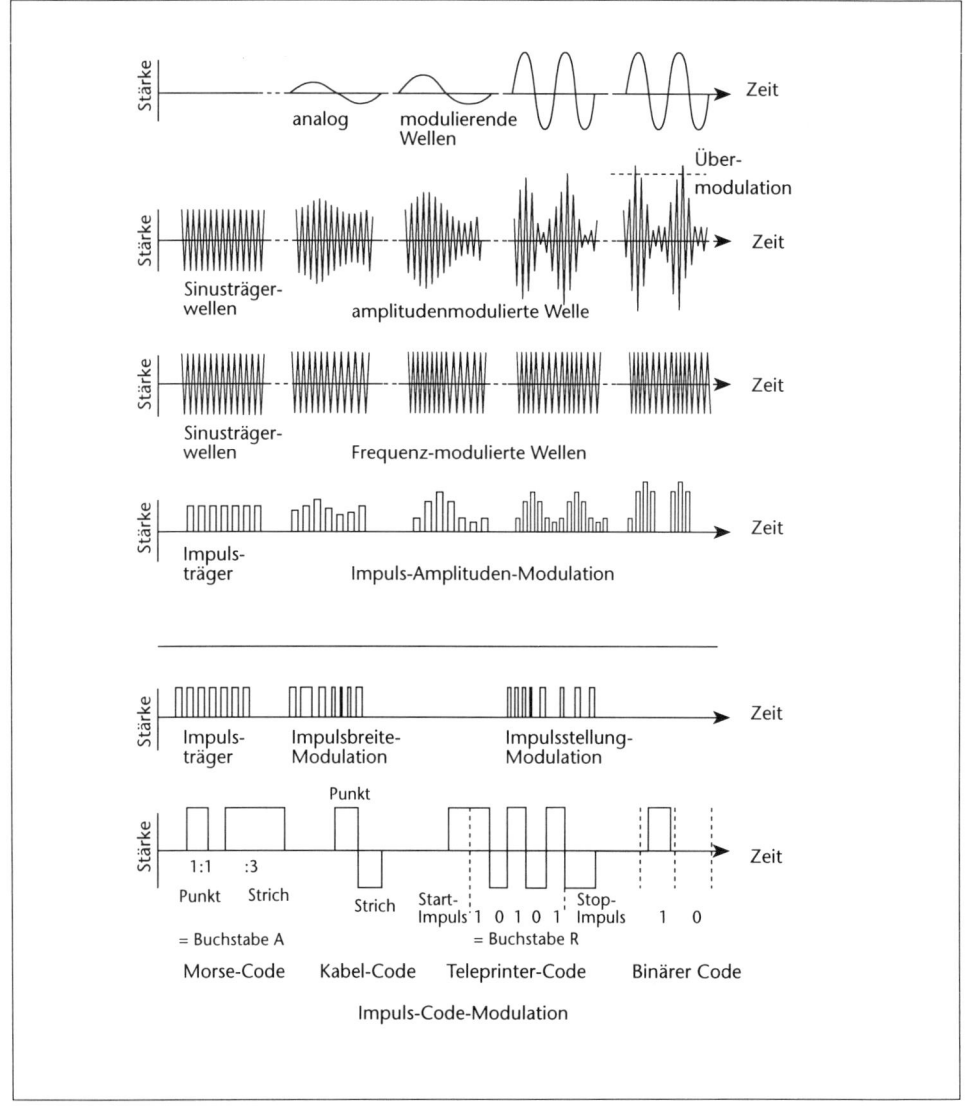

Abb. 18: Beispiele für Modulation

4. Pathophysiologie

4.1 Krankheiten aus neuer Sicht

Zusammenfassend kann gesagt werden: Materie wird durch verdichtete Energie hervorgebracht. Sie ist an sich völlig instabil. Stabilität erhält sie nur durch die sie prägenden, formenden Wechselwirkungskräfte. Diese sind im Verhältnis 1 Milliarde zu 1 stärker vertreten im Universum als die sichtbare Materie. Die Wechselwirkungskräfte gehorchen einer höheren Idee und sorgen für einen hohen Ordnungsgrad. Andernfalls könnte jederzeit ein alles vernichtendes Chaos entstehen.

> « **Somit wird deutlich, daß alles Sichtbare, also auch krankhafte Veränderungen durch energetische Wechselwirkungskräfte hervorgebracht wird.** »

Damit sind wir beim eigentlichen Kern. Es dürfte nun klar sein, daß keine Krankheit ohne (veränderte) Wechselwirkungskräfte entstehen kann. Diese Veränderung kann einer geistigen Fehlhaltung entspringen und sich so im Körper manifestieren. Eine Vergiftung aber trifft den Organismus *direkt*. Sie führt zwangsläufig auch zu einer psychischen Veränderung; da Körper und Seele in enger Verbindung sind. Es gibt deshalb nicht *die* psychosomatischen Krankheiten (wie z.B. Magenulzera), sondern *alle Krankheiten haben einen psychosomatischen Aspekt!* Das darf aber nicht so verstanden werden, daß hier eine lineare Beziehung zwischen Psyche und Soma besteht, sondern daß komplexe Wechselwirkungen vorliegen, die auch den umgekehrten Weg zulassen. Ein Patient mit schweren chronischen Schmerzen kann nach kurzer Zeit depressiv und evtl. suizidgefährdet werden, um nur ein Beispiel zu nennen. Wichtig ist aber dabei die Feststellung, daß es *keine direkte Beziehung* zwischen Psyche und Körper gibt, sondern ein Regelkreis vorliegt, bei dem das neurohumorale Steuersystem zwischengeschaltet ist (Abb. 19).

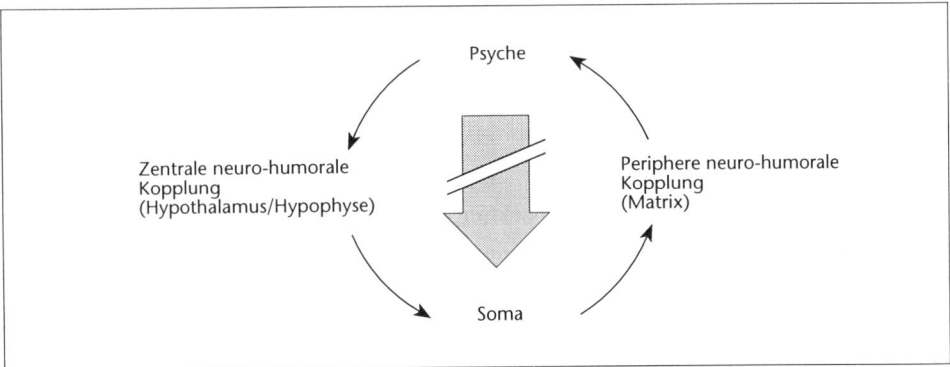

Abb. 19: Psychosomatik **jeder** Krankheit

Gedanklich können wir uns an jeder Stelle dieses Funktionskreises einschalten und versuchen, die Krankheitsursache zu *lokalisieren*. Wir werden dabei aber sofort merken, daß das eigentlich gar nicht gelingen wird, da hier dynamische Prozesse ablaufen, die fließende Übergänge bewirken. Man kann versuchen, sich auf einen bestimmten Standpunkt zu stellen, was die Ursache betrifft. Aus der Sicht des Psychologen muß aber eine rein somatische Betrachtung genauso relativiert werden, wie aus der Sicht des Endokrinologen die rein psychologische.

Das Ganze ist vergleichbar mit einem Karusell, auf das man aufspringt. Dort spielt es dann keine Rolle mehr, an welcher Stelle man aufgesprungen ist. Dann ist wieder die Ganzheitsbetrachtung notwendig. Neu bei dieser Darstellung ist die Einbeziehung des neurohumoralen Steuersystems. Wir kennen besonders bei Frauen die Stimmungsschwankungen, die durch wechselnde Hormonspiegel auftreten. Um aber nicht gleich wieder in das Substanzdenken zurückzufallen, muß noch angefügt werden, daß alle sieben Haupt-Hormondrüsen in Verbindung mit den sieben Haupt-Chakren stehen. Diese werden als direkte Energie-Transformations-Zentren (ETZ) des Organismus von kosmischen Schwingungen, die außerhalb seines Frequenzspektrums liegen, angesehen. Auf diese Weise erfolgt unsere Einbindung in das Universum. An diesen ETZ entfalten sich die übergeordneten energetischen Wechselwirkungskräfte, die auf den Körper einwirken.

Da es sich hier natürlich wieder um Resonanzphänomene handelt, sollte beachtet werden, daß Resonanz nur eintreten kann, wenn der „Resonanzboden" intakt ist. Das heißt in diesem Falle, daß die endokrinen Drüsen normal arbeiten und nicht durch die chronische Erkrankung bereits insuffizient geworden sind. Die Gabe von Organextrakten würde die Situation nachhaltig verbessern. Überhaupt liegt hier ein sehr wesentlicher Wirkmechanismus der Zelltherapie begründet.

Wenn wir im Folgenden über Behandlungen somatischer Störungen sprechen, sollte nie vergessen werden, daß eine häufige Ursache von Krankheiten die Psyche ist! Der uns über die Evolution „als Geschenk" vermittelte Verstand behindert oft genug über falsche Verhaltensmuster den ungestörten Funktionsablauf im Organismus. Letztlich ist aber auch jeder ungesunde Lebenswandel die Folge unseres falschen Denkens. Dies muß mit dem Patienten erörtert werden, um Hilfestellung zu geben.

Nur eine Gesamtbehandlung von Körper *und* Seele kann eine echte Heilung bewirken, weil der Kranke dadurch in der Lage ist, die Botschaft seiner Krankheit zu verstehen (das, was sie ihm sagen will) um sie durch die richtige Erkenntnis zu überwinden. Der Körper meldet sich, wenn es ihm schlecht geht in *seiner* Sprache. Das sind die Symptome. Werden diese richtig interpretiert, finden wir darin bereits die entscheidenden Hinweise auf eine notwendige Änderung der Lebensführung. Wir als Ärzte helfen ihm dabei, damit sich die somatischen Auswirkungen der kranken Seele wieder ausreichend schnell und vollständig zurückbilden können. Wird dies nicht beachtet, besteht die Gefahr, daß die Probleme auf eine andere Ebene verlagert werden und später evtl. noch schwerere

Krankheitszustände bewirken. Dies sei vorausgeschickt, um im Folgenden keine Mißverständnisse aufkommen zu lassen.

4.2 Dynamik jeder Krankheit

Das Mißverständnis Nr. 1 besteht nämlich bereits darin, daß die Krankheit als ein negatives Ereignis angesehen wird, das den Patienten ereilt hat und deshalb mit der Ursache verwechselt wird.

Die Ursache liegt im Verborgenen. Die Krankheit mit ihren Symptomen ist die notwendige Heilreaktion, um die Ursachen zu beseitigen.

Aus diesem Grund muß jedes von einer Krankheit produzierte Symptom begrüßt und als positiv angesehen werden. Im Falle einer chronischen Krankheit liegt eine Stoffwechsel-blockade vor und der Heilungsprozeß ist in einem Stadium stecken geblieben und muß deshalb wieder neu angeregt werden. Werden jedoch Symptome und damit die Krankheit bekämpft, wird der Heilungsprozeß unterdrückt.

Deshalb ist es wichtig, daß man Krankheit als einen Freund begreift und als Arzt etwas *dafür* und nicht dagegen tut. Der geschwächte Organismus, der nicht mehr selbst in der Lage ist, die Blockade zu lösen und die notwendige Energie aufzubringen, um die Krankheit (den Heilungsprozeß) zu Ende zu führen, muß unterstützt und gestärkt werden.

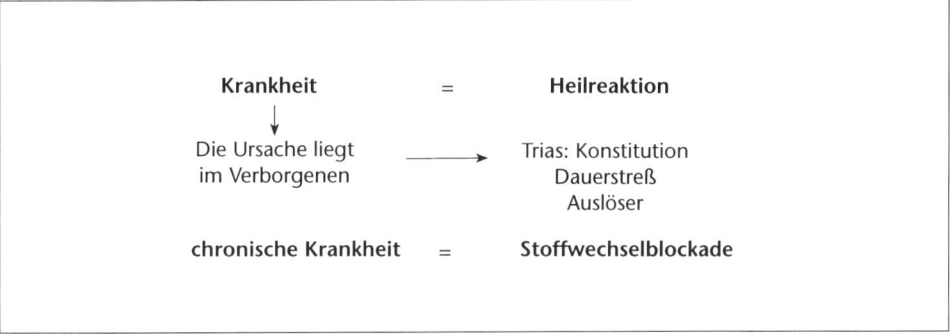

Ein zweites Mißverständnis besteht darin, daß der Patient glaubt, *er* sei krank. Die Identifikation mit dem Selbst bezieht sich aber in erster Linie auf den Geist. Der Geist ist jedoch völlig immateriell und von klarer Reinheit. „Man" ist also nicht krank, sondern der Körper, der vorübergehend vom Geist als Aufenthaltsort gewählt wurde.

Bei allen folgenden Betrachtungen sollte dieser philosophische Hintergrund nicht übersehen werden.

Wie bereits in Kapitel 2 angedeutet, ist jede Krankheit einer mehr oder weniger starken Dynamik unterworfen. Die Aufnahme eines Status präsens kann somit nichts über diese wechselnden Zustände aussagen. Wir unterscheiden vier Stadien, die fließend ineinander übergehen:

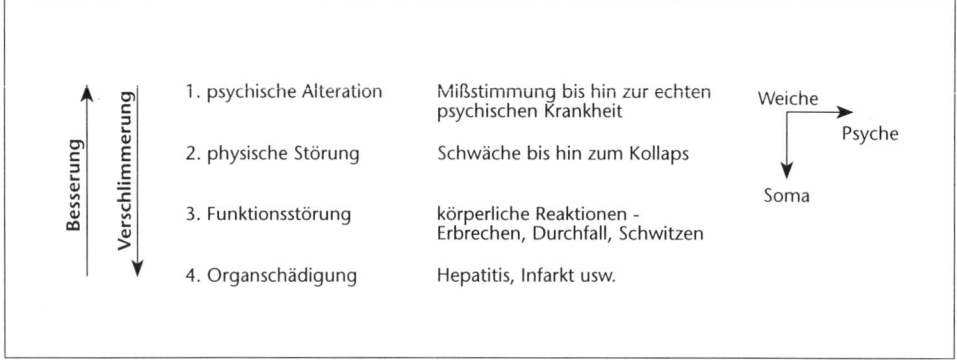

Abb. 20: Dynamik des Krankheits-Begriffs

Das erste Stadium, die **psychische Alteration** wird meist ignoriert. Nur sehr empfindliche Personen suchen hier schon um Hilfe nach. Hieraus kann sich aber auch eine echte Geisteskrankheit entwickeln, wenn es nicht zu einer ventilartigen Abreaktion psychischer Spannungen über den Körper kommt! Es erfolgt eine Art Weichenstellung, die darüber entscheidet, ob eine Entlastungsreaktion der seelischen Spannungen über eine Krankheit erfolgen kann.

Meist gehen diese ersten Beschwerden jedoch rasch in das zweite Stadium, die **physische Störung** über. Dieser Bereich kann bedrohlich werden, wenn es zur Kollapsneigung kommt mit entsprechender Verletzungsgefahr. Unter diesem Punkt ist aber zunächst nur die Leistungsschwäche zusammengefaßt.

Wird das Stadium 3 erreicht, die **Funktionsstörung**, so können schon massivere Reaktionen auftreten, die dann doch gewöhnlich zu einem Arztkontakt führen. Werden hier Untersuchungen durchgeführt (Status präsens) so lautet das Ergebnis (fast immer): Normalbefund. Wie schon gesagt, lassen sich Funktionsstörungen durch die üblichen, klinischen Untersuchungen nicht erfassen. Es handelt sich hier in der Regel um dreidimensionale Untersuchungen, die den Faktor Zeit nicht berücksichtigen (Ausnahme: Verlaufsuntersuchungen, z.B. Isotopennephrogramm). Die Funktion ist jedoch immer zeitbezogen und somit vierdimensional. Die meist daraus abgeleitete Konsequenz ist jedoch fatal – dem Patienten wird bescheinigt, daß er eigentlich gesund sei und, falls er doch an seine Beschwerden glaubt (die er sich ja einbildet!), solle er einen Psychiater aufsuchen oder zumindest einen Psychologen. Viele dieser Patienten fahren ergebnislos von einer Kapazität zur nächsten. Alles wird untersucht, nichts gefunden. Zum Schluß glauben sie selbst daran, daß sie wahrscheinlich eine Psychotherapie brauchen. *Wenn diese Psychotherapie tatsächlich in einer Aufarbeitung der wahren seelischen Ursachen* bestehen würde, dann wäre dem Patienten geholfen. Aber leider soll der Patient dadurch ja nur von seinen eingebildeten Krankheitssymptomen loskommen.

Erst im Stadium 4, der **Organschädigung,** sagen klinische Untersuchungen etwas aus. Aber hier ist bereits ein handfester, manchmal sogar irreparabler Schaden aufgetreten. Wenn dann auch noch allopathisch behandelt wird ...

Zwischen den vier Stadien, die in sich eine Hierarchie darstellen, gibt es Wechselbeziehungen (Stadium 4 kann Stadium 1 beeinflussen usw.). Nach oben hin erfolgt die Besserung bzw. Heilung, nach unten die Verschlimmerung. Die Stadien 1-3 lassen sich nur mit der modernen bioelektronischen Diagnostik erfassen. Hier ist noch eine echte Heilung und auch Prophylaxe möglich mit Restitutio ad integrum.

4.3 Grundsystem nach Pischinger

▲ Wo spielen sich denn nun die akuten wie chronischen Krankheiten überhaupt ab?

Spätestens seit den Forschungen von A. Pischinger, die inzwischen weitergeführt wurden (F. Perger, O. Bergsmann) und heute durch neue wesentliche Erkenntnisse (H. Heine) erweitert wurden, ist das weiche Bindegewebe, die Matrix oder das „Grundregulationssystem nach Pischinger" in den Mittelpunkt des Interesses gerückt. Dieses eigenständige System arbeitet (fast) autonom. Hier sind alle Abwehrzellen beheimatet, bzw. gehen z.T. aus den pluripotenten Stammzellen, den Fibrozyten, hervor.

4.3.1 Gemeinsamer Ursprung aller körperlichen Krankheiten

Auch bei zurückhaltender Beurteilung können die heute vorliegenden Ergebnisse der Matrixforschung als Durchbruch bei der Beurteilung chronischer Krankheiten angesehen werden. Sie sind eine wesentliche Grundlage, um daraus wichtige Schlüsse für die Therapie abzuleiten. Bezogen auf den Stand der heutigen Lehrmedizin bedeuten diese Ergebnisse eine Revolution.
Jede chronische Krankheit ist als eine von vielen möglichen Verzweigungen eines Baumes zu sehen, aber *alle* haben den gleichen Stamm, d.h. Ursprung! Noch weitere Schlußfolgerungen lassen sich ziehen: Auch jeder Alterungsprozeß hat den gleichen Ursprung wie die chronischen Krankheiten; er ist eigentlich selbst eine, weshalb auch die Beschwerden und die Bereitschaft zu chronischen Leiden im Alter zunehmen. Daß nun nicht alle alten Menschen auch spürbar krank sind, liegt an deren Konstitution und der entsprechenden Lebensweise. Wer sich an seine verminderten Reserven anpaßt, wird beschwerdefrei bleiben.

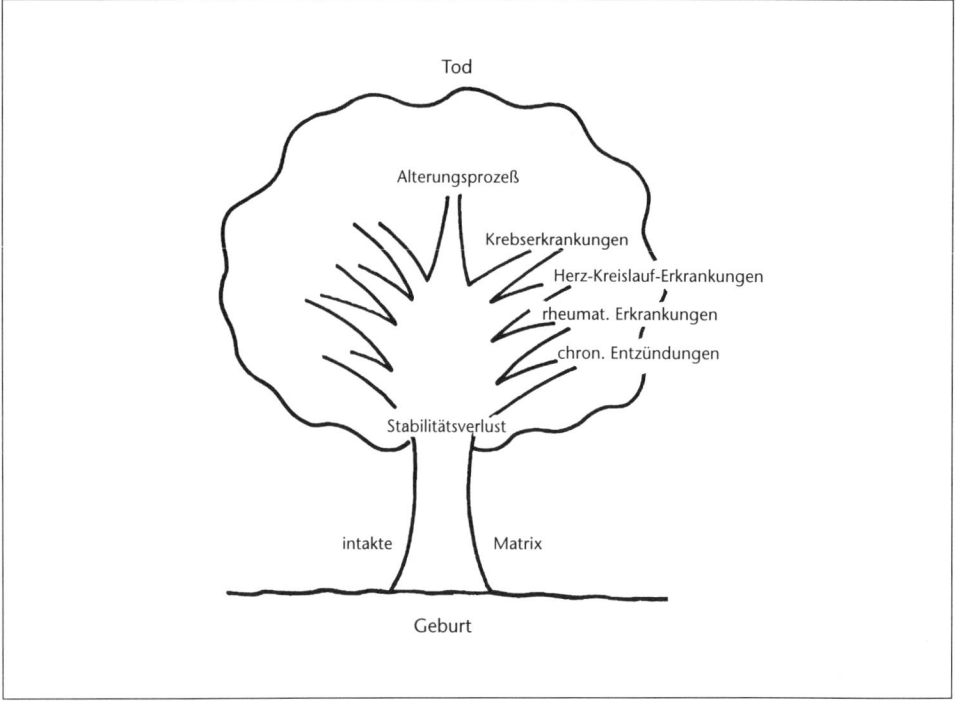

Abb. 21: Lebensbaum

Jahrelange aufmerksame Beobachtungen an Patienten zwangen zu der Annahme, daß trotz unterschiedlichster Symptomatik ein gemeinsamer Ursprung für die Krankheiten vorhanden sein müßte. Die daraufhin begonnenen systematischen Untersuchungen führten zu interessanten Erkenntnissen, die nicht ohne positive Auswirkung auf die Therapie blieben. In jüngster Zeit wurde die Empirie nun wissenschaftlich durch die Ergebnisse der Matrixforschung bestätigt. Allerdings wurde auch hier oftmals versäumt, den wichtigen energetischen Aspekt mit letzter Konsequenz einzubeziehen. Dabei hat E. Schliephake schon in den dreißiger Jahren wertvolle Grundlagenforschung betrieben. Was bis heute fehlt, ist eine Symbiose aller wichtigen Erkenntnisse, beleuchtet unter verschiedenen Aspekten. Das soll nun hier versucht werden.

4.3.2 Grundlagen

Das Grundsystem, das weiche Bindegewebe aus dem wir zu etwa 80% bestehen, hat eine Nähr-, Schutz- und Kontrollfunktion für alle Organzellen und wird deshalb im modernen Sprachgebrauch als Matrix bezeichnet.

« **Die Matrix ist die Amme der Organzellen.** »

Das kann von der Evolution abgeleitet werden. Eine hochspezialisierte Zelle konnte nur entstehen (und bestehen) im Urmeer, von dem sie ernährt und geschützt wurde. Daran hat sich bis heute nichts geändert, nur daß wir dieses Urmeer in eingestülpter Form als Grundsystem in uns wiederfinden. Die Zusammensetzung dieses Urmeers muß genauso wie damals konstant gehalten werden, was heute allerdings viel schwerer fällt. Dafür hat der Organismus viele Regelmechanismen schaffen müssen, und es bedeutet für ihn eine Hauptaufgabe, trotz offenen Systems eine gleichbleibende Situation aufrechtzuerhalten. Jede Schwankung in der Beschaffenheit der Grundsubstanz wird sich deshalb sofort den zugehörigen Organzellen mitteilen und hier zu Veränderungen führen. Wir sprechen deshalb grundsätzlich immer vom Zelle-Milieu-System. Das heißt, der Zustand jeder Organzelle kann nur im Zusammenhang mit dem Zustand ihres zuständigen Grundsystems richtig beurteilt werden. Das bedeutet für die Praxis: Grundsystem und Organzelle gehören zusammen wie ein Paar Schuhe.

Alle diagnostischen Schritte sollten deshalb darauf ausgerichtet sein, nicht nur den Zerstörungsgrad von Organzellen zu beurteilen, sondern vor allem auch die Funktion der Matrix zu untersuchen, denn ohne funktionsfähige Matrix ist die Organzelle hilflos, und dann nützt auch ein intaktes Parenchym nichts. Gerade dieser Punkt macht aber heute sämtliche in vitro-Versuche der Lehrmedizin zweifelhaft.

Diese Eigenschaft wird vor allem dadurch bedingt, daß keine Kapillare eine Organzelle direkt mit Substrat versorgt, sondern die Nährstoffe frei in das weiche Bindegewebe ausgeschüttet werden. Von dort (Krogh-Zylinder) müssen sie eine gewisse Wegstrecke diffundieren (Transitstrecke), um die Organzelle zu erreichen. Aber auch die Nervenendigungen schütten ihre Transmittersubstanzen frei in diesen Raum aus. Dies hat eine besondere Bedeutung für die Regelkreise, denn erst durch die Funktion des Grundsystems werden die afferenten und efferenten Nerven zu Regelkreisen geschlossen. Dadurch ist eine kreisförmige Informationsverarbeitung möglich. Durch die Verbreitung im gesamten Organismus schafft das Grundsystem die Vereinigung (die Ganzheit) aller Körperzellen.

Man wird seiner Funktion eigentlich erst dann gerecht, wenn wir unseren Organismus in erster Linie identisch mit dem Grundsystem sehen würden und nicht primär mit den Organen. Es ist zuständig für alle Stoffwechselgrundfunktionen wie Wasser- und Säure-Basen-Haushalt (pH), Sauerstoff- und Elektrolytstoffwechsel. Das Bindegewebe ist gleichzeitig Reservoir für die Abwehrzellen und Entstehungs- und Austragungsort für alle Krankheitsprozesse. Es stellt das entwicklungsgeschichtlich älteste, aber unspezifischere Abwehrsystem dar. Das zelluläre Abwehrsystem (B- und T-Lymphozyten) ist jünger, aber differenzierter.

Die Grundsubstanz wird im wesentlichen aus Zuckerbiopolymeren – Proteoglykane (PG) und Glykosaminoglykane (GAGs) – aufgebaut, in die Struktur (Kollagen, Elastin) und Vernetzungsglykoproteine (Fibronectin, Laminin) eingelagert sind. Im Netzwerk der PG/GAGs finden sich neben Wasser, anorganischen und organischen Ionen, Metaboliten und Kataboliten auch alle Bestandteile des Blutplasmas. Dieses stellt eine besonders bewegliche Grundsubstanz dar, der lediglich Kollagen, Elastin und vegetative Nervenfasern fehlen (H. Heine).

Jede Zelle verfügt über einen negativ geladenen Oberflächenfilm, der organ- und zelltypisch ist. Hyaluronsäure ist stark elektronegativ und immer an Wasser gebunden. Die Synthese wird durch Insulinmangel und Cortisol gehemmt. Die Glykokalyx bildet alle zellständigen Antigene und Rezeptoren. Fibronektin spielt eine große Rolle als Informationsvermittler.

Die Seitenketten der ca. 300 nm langen Proteoglykane sind ca. 60 - 100 nm lang und in 15 - 30 nm Abstand voneinander befestigt. Sie bilden damit die Struktur kleiner Bäumchen, bzw. Blätter. Alle Zellen sind zu deren Synthese fähig.

Zwischen den Oligosaccharidseitenketten der PGs ist Wasser in flüssig kristalliner Form gebunden. Hier kann es durch Clusterbildung Information speichern. Auffallend hierbei ist nun die Tatsache, daß diese besondere Form aufgrund ihrer Größe genau im Resonanzbereich des sichtbaren Lichtes liegt! Das heißt, daß alle 12 Farben und deren Mischformen die PGs gezielt anregen und damit die Informationsübertragung beeinflussen können. Genau in diese Richtung zielt auch die Tatsache, daß das flüssigkristalline Wasser der Grundsubstanz ständig parallele und zweidimensionale Molekülschwärme bildet, die sehr instabil sind. Auch ihre Größe liegt im Lichtwellenbereich. Es genügen bereits schwache äußere Kräfte, um einen höheren Ordnungsgrad zu erreichen.

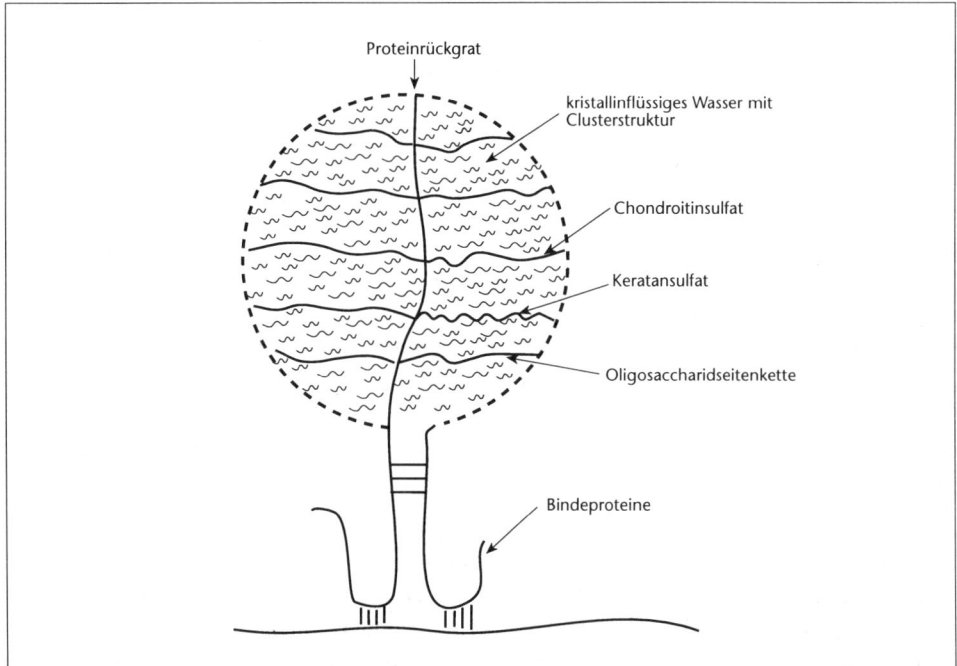

Abb.22: Feinstruktur der PG/GAGs

Die Natur erlaubt sich keine Zufälle. Wir sehen hier ganz deutlich, in welcher Weise sich der Einfluß des Sonnenlichts oder von Farben auf das Grundsystem und damit den Gesamtorganismus auswirkt. Damit wird vieles verständlich - warum z. B. die Sonne kurzzeitig angewandt sehr heilsam, bei längerer Einwirkung jedoch abwehrschwächend wirkt, daß der sonneninduzierte Hautkrebs möglicherweise über die Störung der Informationsspeicherung (und -freisetzung) in den PGs abläuft u.a.m.

Kollagenmoleküle stellen piezoelektrische Dipole dar, die infolge ihrer helikalen Struktur schwingungsfähig sind (Athenstaedt 1964). Diese Fähigkeit wird durch die PG/GAGs und gebundenes Wasser moduliert.

Die immunmodulatorische Wirkung der Grundsubstanz beruht primär auf der Potenz der PG/GAGs, die Bewegung, die Gestalt, Substrathaftung, Zellteilungsfähigkeit und funktionelle Aktivität aller Zellen beeinflussen. Hyaluronsäure wirkt dabei als Regler. Ist die Konzentration größer als 0,1 mg/ml hemmt sie Beweglichkeit und Phagozytosefähigkeit bzw. Zytotoxizität der Makrophagen, Granulozyten und Lymphozyten. Sie kontrolliert damit Entzündungen.

Dies ist therapeutisch interessant, und es könnte damit von außen auf chronische Krankheiten Einfluß genommen werden. Hyaluronsäure könnte somit eingesetzt werden, um überschießende Entzündungen zu hemmen. Der Gegenspieler, die Hyaluronidase könnte bei Tumoren günstig wirken.

Wenn Zellen sich mit Hyaluronsäure umgeben, bleiben sie von der Abwehr verschont. Zuviel läßt sich bei Asthma und Rheuma nachweisen (Allergie vom verzögerten Typ). Wundheilung heißt Freisetzung von sehr viel Hyaluronsäure, die später entzündungshemmend wirkt.

Pro Sekunde lösen sich 1,2 Mio Leukozyten auf. Die Anregung dieser Leukozytolyse ist das sichtbare Ziel aller Naturheilverfahren. Es bedeutet Freisetzung von Immunmodulatoren (Lymphokine, Zytokine, Leukotriene, Prostaglandine, Hormone, Neuropeptide, Plasminogen usw.). Bei Regulationsstarre läßt sich die Leukozytolyse nicht anregen. Krebspatienten können eigene Zellen nicht mehr auflösen.

Die Astrozyten setzen über ihre Dentriten GAGs und hochaktive kleine Moleküle (Wachstumsfaktoren, Nucleotide) frei, über die sie in informativen Kontakt zur Umgebung treten. Durch diese „Dentritensekretion" wird über ein bestimmtes Ionenmilieu ein elektrostatischer Grundtonus in der Umgebung der Nervenzellen geschaffen, wodurch diese überhaupt erst ihre Funktionsfähigkeit erhalten.

Für die Funktion des Grundsystems ist die Wirkung von Heparin besonders hervorzuheben. Es
− regt Fibrozyten zur Gewebsregeneration an (lokal aufgetragen)
− fördert deren Kontraktilität und räumliche Ausrichtung
− steigert die Abwehrleistung der Matrix
− steigert Zahl und Beweglichkeit der B-Lymphozyten

- hemmt jedoch die Aktivität von B- und T-Lymphozyten, sowie der Osteoblasten
- bindet Kollagen und Fibronektin
- wirkt gerinnungshemmend
- moduliert zirkulierende Wachstumsfaktoren
- steigert die Freisetzung von Thyroxin
- aktiviert Parathormon
- bremst Synthese von STH, Aldosteron, ACTH und Angiotensin
- aktiviert den Klärfaktor des Fettgewebes (Lipoproteinsynthese), der Leber und der Darmwand
- reguliert das Entzündungsgeschehen
- senkt den Blutzucker und Blutdruck.

Elastin bekommt bei 20 °C eine glasartige Konsistenz und bricht. Durch die Einlagerung von Schlacken und Toxinen kann der „Glaspunkt" bis auf 37 °C angehoben werden. Zwischen Enthalpie (Summe der unterschiedlichen Energieformen im Gewebe) und Entropie (Verlust von Ordnung) besteht ein labiles Gleichgewicht.

In der DNS ist die Struktur der Zuckerpolymeren nur grob verschlüsselt. Die endgültige Form wird durch Enzyme in der Grundsubstanz „zurechtgebastelt". Dadurch gibt es viele Variablen. Somit gibt es eine sehr starke Redundanz (Anpassungsfähigkeit) an das jeweilige Stoffwechselgeschehen.

Bei saurem pH und Regulationsstörungen werden von den Fibrozyten proteolytische und hydrolytische Enzyme freigesetzt, die Proteoglykane spalten.

„Jeder ist so alt wie sein Grundsystem". Diese Aussage gilt uneingeschränkt und unterstreicht die Bedeutung der Matrix. Bezogen auf das Mesenchym können wir sagen, Altersprozesse
- gehen mit einer Verminderung der Hyaluronsäure, des Chondroitin-Sulfatproteins, von Östrogenen, Androgenen und STH einher
- führen zum Aufstieg bestimmter PG/GAGs (Dermatan-, Keratan-, Haparansulfat-Protein)
- führen zur Abnahme der Molekülgröße der PG/GAGs durch den Anstieg von proteolytischen und hydrolytischen Enzymen
- beschleunigen die Alterung der PG/GAGs
- bewirken eine allgemeine Zunahme des Kollagens bei gleichzeitiger Abnahme im Knochen
- gehen einher mit der Zunahme chronischer Entzündungen
- lassen eine verminderte Aktivität der Schiene Hypophyse-NNR-Gonaden erkennen.

Die Moleküle in den Aminosäuren sind linksdrehend, die Zucker in den PG/GAGs rechtsdrehend. Um überschüssige Energie abzubauen und die Gefahr eines energetischen Chaos zu vermeiden, können Zellen in Teilung gehen und damit ihre Energie abstrahlen. Bei einem Ruhepotential von mehr als -70 mV verlieren sie ihre Teilungspotenz.

Zellen im Teilungsprozeß bilden stehende Wellen aus, die Hohlraumresonatorwellen entsprechen. Durch Zunahme der hochnegativen Hyaluronsäure im Tumorgewebe und die Überschußladung des Tumors kommt es zu ständigem Energieabfluß in dem Tumor selbst, wie bei einer kurzgeschlossenen und sich deshalb entladenden Batterie. Neuromidase neutralisiert die negative Überschußladung.

Die Mitoserhythmik wird vom Hypothalamus gesteuert.

Strukturmäßig ist das Bindegewebe also nicht nur eine Aneinanderreihung von Fibrozyten, sondern wird netzförmig stabilisiert. Es besteht zu einem hohen Prozentsatz aus Wasser (Extrazellulärraum), welches durch die unterschiedliche Negativladung der Proteoglykane gebunden wird. Zu beachten ist, daß *die Matrix den Gegenpol zur Organzelle darstellt.* Dies ist von fundamentaler Bedeutung, da somit bei organischen Erkrankungen immer die Frage nach dem Zustand des polaren Extrems (der Matrix) gestellt werden muß! Wir können es auch so formulieren:

> « **Eine Erkrankung konnte nur deshalb auftreten, weil die Matrix versagt hat.**
> **Das Ziel jeder Therapie muß die Regeneration des Grundsystems sein.** »

Dazu gehört natürlich die Reinigung von Toxinen und Wiederherstellung ihrer normalen Zusammensetzung (der materielle Aspekt). Ohne jedoch gleichfalls die energetische Situation zu normalisieren, kann nicht von Heilung gesprochen werden.

4.3.3 Reaktionsverhalten des Grundsystems

Die besondere Bauweise verleiht der Matrix eine eigene Reaktionsfähigkeit. Es besteht ein hochnegativ geladenes Kolloidsystem, dessen Zustand von seiner Ladungsverteilung bestimmt wird. Der Kolloidzustand pendelt zwischen Sol- und Gel-Zuständen hin und her, die wiederum über die Diffusionsgeschwindigkeit von Nährstoffen entscheiden und als Molekularsieb wirken (aktive Transitstrecke). Hier spielen pH-Änderungen eine große Rolle, die von der Ladungsverteilung der Fibrozyten abhängen.

Die Umschaltung im System, oder besser gesagt des Systems kann schlagartig erfolgen (z.B. „Sekundenphänomen" nach Huneke oder Auftreten des DE CHI bei der Akupunktur), wozu auch die sofortige Informationsausbreitung über den gesamten Organismus beiträgt. Die Umschaltung des Grundsystems wird von außen getriggert. Es sind nur zwei polare Schaltmöglichkeiten vorhanden: trophotrop und ergotrop. Auch die Nahrung wirkt als Auslöser, was in der Makrobiotik berücksichtigt wird. Der oft zitierte Einwand, daß dies wegen der großen Pufferkapazität gar nicht möglich sei, kann nur gelten, wenn der energetische Aspekt unberücksichtigt bleibt. Jedes Nahrungsmittel stellt gleichzeitig auch einen energetischen Reiz dar und kann deshalb sympathiko- oder parasympathikoton wirken. Die physiologische Umschaltung erfolgt rhythmisch, z.B. beim Tag-Nacht-Rhythmus von Sympathikus und Parasympathikus. Das rhythmische Umschalten, sowie die jeweilige Umschaltung nach Reizen als Möglichkeit der Anpassung, ist bei chronischen

Krankheiten weitgehend verlorengegangen. Bei akuten Allergien sehen wir beispielsweise einen verstärkten Sympathikotonus.

Im frühen Embryonalstadium besteht die Grundsubstanz überwiegend aus der Hyaluronsäure, die ein hochnegatives saures Glukosaminoglykan ist. Sie wirkt mitogen und differenzierungshemmend.

Die Matrix ist als weitgehend autonomes System aufzufassen, was immer im mehr oder weniger großem Zellverbund einheitlich reagiert. Diese besondere Verhaltensweise hat Selye sehr gründlich erforscht und als Alarmreaktion – bestehend aus Schockphase (sympathisch), Gegenschockphase (parasympathisch) und Rekonvaleszenzphase (parasympathisch) bezeichnet.

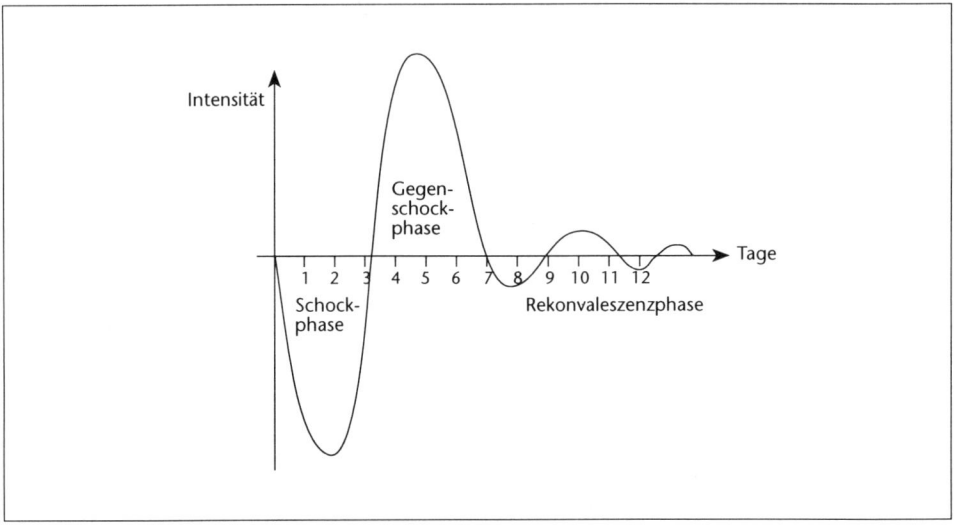

Abb. 23a: Reaktionsphasen des Grundsystems nach Selye

Es treten dabei humorale und zelluläre Reaktionen auf. Es kommt zunächst zu einer Schockphase, die etwa drei Tage dauert. In dieser Zeit sind Elektrolytverschiebungen nachweisbar und zelluläre Reaktionen (Abb. 23b).

Es wird in diesem Verlauf der Faktor M (Pischinger-Faktor, Antischockstoff, als „Elpimed", eiweiß- und neutralfettfreier Blutextrakt, im Handel) freigesetzt, der die **Gegenschockphase** einleitet. Die dabei ablaufenden zellulären und humoralen Veränderungen lassen sich auf Abb. 23b erkennen. Diese Phase dauert bis zum 7. Tag. Dann folgt die **Rekonvaleszenzphase**, die Erholungs- und Regenerationszeit, die drei Wochen dauern kann. Die Zeiten spielen insofern eine große Rolle, da akute Krankheiten (z.B. Rhinitis) bekanntermaßen in sieben Tagen abgeschlossen sind, was einem normalen Verlauf entspricht. Chronische Krankheiten heißen deshalb so, weil sie diese Zeit meist weit überschreiten oder gar nicht mehr zur Abheilung kommen.

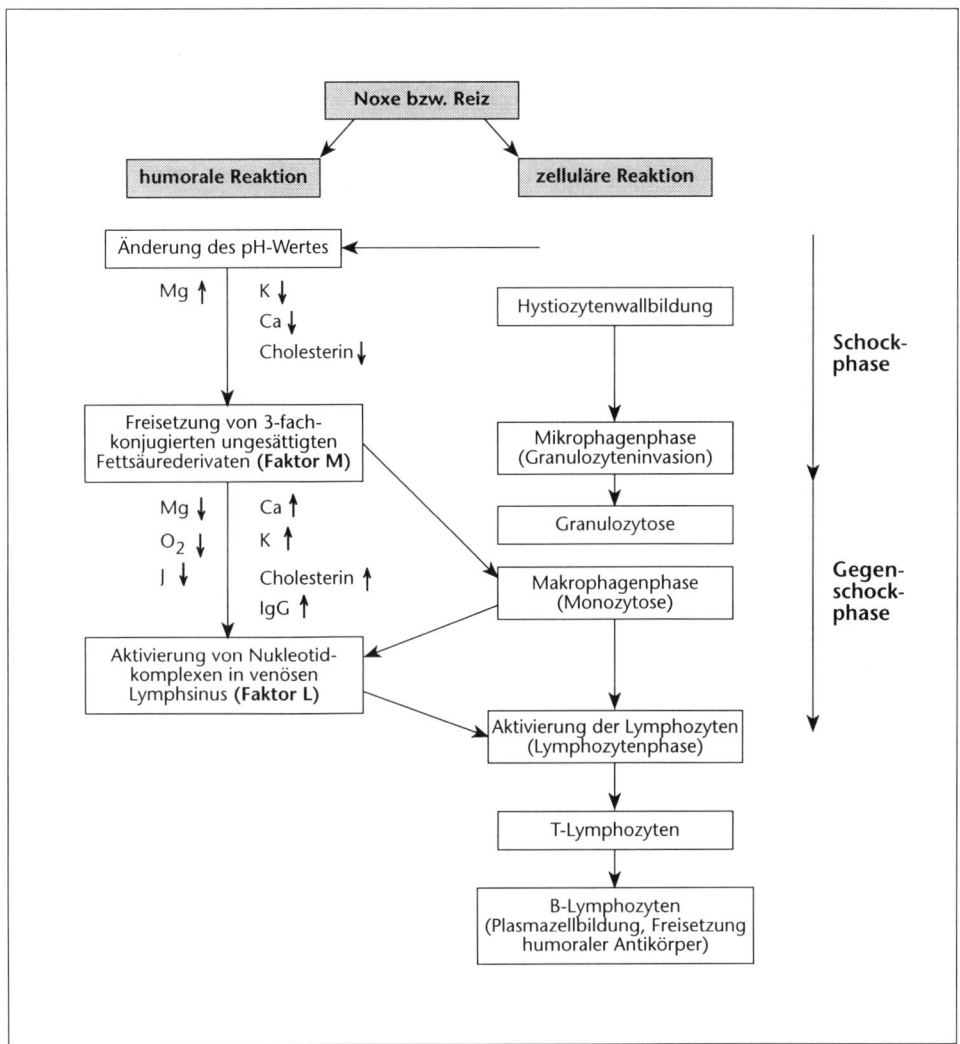

Abb. 23b: Reaktionen des Grundsystems humoral und zellulär

▲ Was ist passiert?

Die Schockphase kann über Wochen und Monate (!) verlängert sein nach unterdrücken-den Maßnahmen. Eine lege artis durchgeführte antibiotische Behandlung blockiert das Immunsystem und damit das Grundsystem für 5-6 Monate! (O. Bergsmann). Aber auch alle Toxine, Schwermetalle (und psychische Blockaden!) haben diesen Effekt.

Die Gegenschockphase kann aber auch verlängert sein, und zwar bei den Allergien sehen wir das regelmäßig und bei chronischen Entzündungen.

Wird nun aber ein neuer, adäquater Reiz gesetzt (z.B. durch eine gezielte Therapie, oder aber auch eine akute Erkrankung), dann kann durch die neue Alarmreaktion die Regulationsstarre des Grundsystems aufgehoben werden und die chronische Krankheit ausheilen.

Die Alarmreaktionen verlaufen am Anfang biphasisch (Abb. 24). Die akute Phase dauert eine Woche, darüberhinaus sprechen wir von der chronischen Phase. Sie unterscheiden sich durch die Hormonausschüttungen, welche anfangs sehr rasch zu einer Abwehr- und Resistenzsteigerung führen, bei zu langer Dauer kann es aber zu einer endokrinen Erschöpfung kommen. Dies betrifft sowohl die Schilddrüse wie Nebennieren und (später) auch die Hypophyse.

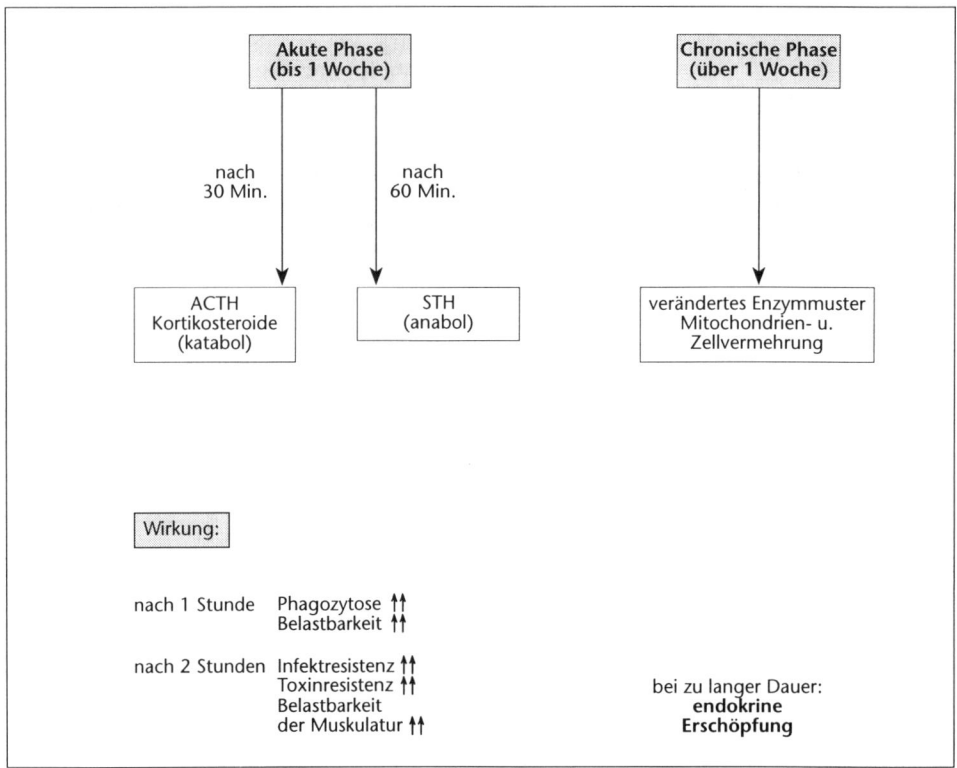

Abb. 24: Alarmreaktion nach Selye – biphasisch

In Abb. 23a sehen wir den Prototyp der Ausregulation von Reizen. (Genauere Betrachtungen zu diesem Thema folgen später.) Komplizierte biologische Systeme sind auf einen intensiven Informationsaustausch und komplexe Regelmechanismen angewiesen. Die Funktionsfähigkeit kann nur über Subsysteme aufrechterhalten werden, die in eine feste Hierarchie eingebunden sind (vertikale Vernetzung = holographisches Prinzip). Wenn man dieses System ganzheitlich betrachtet, ist es mehr als die Summe seiner Teile.

Dies ist bedingt durch die funktionell-regulatorische Vernetzung der Subsysteme in Verbindung mit ihrer Fähigkeit zur Oszillation und Autoregulation. Die vertikale Vernetzung bringt es mit sich, daß der Ausgang der übergeordneten Subsysteme für die untergeordneten als Führungsgröße und umgekehrt der Ausgang der untergeordneten für die übergeordneten als Störgröße funktioniert.

Der Funktionszustand der Matrix folgt auch der Tagesrhythmik (H. Heine, O. Bergsmann). Die Matrix schließt nicht nur die Schenkel neuraler Reflexbögen zu Regelkreisen. Sie komplettiert auch die humorale Regelungen zu Kreisen und besorgt vor allem die neurohumorale Koppelung zu gemischten Systemen. E. Schliephake konnte bereits 1929 experimentell zeigen, daß die Sensibilität der vegetativen Nerven vom Endokrinium abhängt. Nach Strumektomie nahm die Erregung des Sympathikus ab, die des Parasympathikus zu. Umgekehrt verhält es sich bei Zufuhr von Schilddrüsengewebe. Diese veränderte Ansprechbarkeit ist jedoch entscheidend abhängig vom Ionenmilieu. Dabei spielen insbesondere Ca^{2+}, Na^+, K^+ und Mg^{2+} eine Rolle. Ein gleicher Nervenreiz kann deshalb je nach Ladungszustand des Grundsystems entgegengesetzte Effekte hervorrufen.

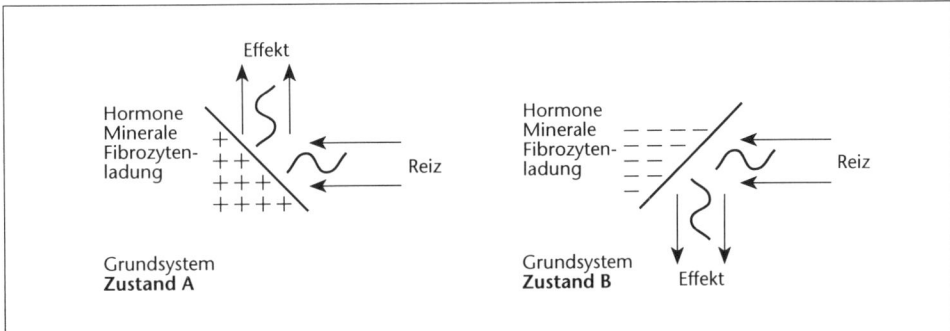

Abb. 25: Polares Reaktionsverhalten des Grundsystems

Die Art des Umschaltens des Grundsystems ist auch abhängig vom Vorhandensein bestimmter Hormone und Minerale. Das heißt, daß ein gestörter Hormonhaushalt primär für Fehlregulationen der Matrix verantwortlich sein kann, ebenso wie ein gestörter Mineralhaushalt (Ionenmilieu) und eine Ladungsverschiebung mit pH-Änderung. Kolloidzustand (Gel oder Sol) und Regelfunktion der Matrix haben die gleiche Voraussetzung, die *Ladungsverteilung*, und müssen daher systemisch vernetzt betrachtet werden. Die neurohumorale Koppelung erfolgt somit in der Grundsubstanz wie auch im Hypothalamus. Dadurch stellt die Matrix auf der Steuerungsebene die Polarität zum ZNS dar.

4.3.4 Das Zusammenwirken von Nerven und Hormonen

Die Proliferation von Geweben wird durch den Sympathikotonus verstärkt. Das Wachstum von Zellen wird ergotrop (Tagphase) gefördert und trophotrop (Nachtphase) gehemmt.

Zu den **ergotropen** Hormondrüsen gehören:
- die eosinophilen Zellen der Hypophyse
- die Thyroidea
- das adrenerge System der Nebennieren.

Trophotrop wirken:
- der Thymus
- die basophilen Zellen des HVL (Hypophysenvorderlappen)
- die Inselzellen des Pankreas
- die Hormone der Gonaden.

Thymus (trophotrop) und Thyroidea (ergotrop) arbeiten antagonistisch. Unter **Thymuseinfluß** (bis jetzt wurden 12 Hormone isoliert):
- atrophiert die Nebennierenrinde
- hypertrophiert die Zona fasciculata
- werden über die Freisetzung von Faktor CSF (koloniestimulierender Faktor) die Bildung von B- und T-Lymphozyten stimuliert
- wird das Wachstum von Tumorzellen gehemmt
- kann die Immunreaktion der Lymphozyten unterdrückt werden (kybernetischer Regelkreis: Stimulation von Hypophyse/Hypothalamus, über ACTH-Freisetzung erfolgt Kortisol-Ausschüttung).

Ebenso wirken Thyroidea (ergotrop) und Milz (trophotrop) antagonistisch (polar).
- Schilddrüsenhormon fördert die Ansprechbarkeit des Organismus auf Adrenalin und schwächt sie auf Azetylcholin
- Die Zufuhr von Milzextrakt verstärkt den Parasympathikotonus und senkt den Sympathikotonus. Der Blutdruck wird gesenkt
- Das Blutzuckertagesprofil verhält sich beim Kranken umgekehrt proportional gegenüber dem Gesunden
- Die Milzaktivität senkt den Blutzucker beim Gesunden, beim Kranken steigt er an
- Die Milz wirkt regulierend auf die Säureproduktion. Sie schwächt die Kortisonwirkung ab, wirkt aber antiallergisch und antiphlogistisch
- Die Phagozytose nimmt zu; Cholesterin kann ansteigen
- Der Kreislauf wird stimuliert und die Sauerstoffutilisation verbessert.

Es besteht ein Regelsystem Hypophyse – Nebenniere – Milz – Knochenmark. Thrombozyten bilden einen wachstumssteuernden Faktor für Knochen und Gewebe (z.B. posttraumatisch). Der Thymus stimuliert aber auch die Bildung eines Krebsenzyms, das ein Onkogen fördert (E. Schliephake).

4.3.5 Reizbeantwortung der Matrix

Man muß sich von vornherein darüber im klaren sein, daß ein Reiz immer eine Gegenreaktion des Organismus bewirken muß, damit dessen Stabilität erhalten bleibt. Dieses Verhalten wird Regulation genannt, wobei der Grad der Anpassungsfähigkeit an die unterschiedlichsten Reizqualitäten gleichzeitig ein Maß für die Gesundheit ist. Bei Karzinompatienten ist die Regulationsfähigkeit fast völlig aufgehoben. Es muß auch unterschieden werden, ob es sich bei der Betrachtung um irgendwelche von außen eintreffenden Reize handelt, die abgewehrt werden müssen, oder ob es um therapeutische Reize geht, die vom Organismus akzeptiert werden sollen (dazu später). Es gibt verschiedene Möglichkeiten der Reizbeantwortung im Grundsystem je nach pathologischem Zustand (O. Bergsmann).

Gedämpfte Reizbeantwortung: Die Auslenkung eines Parameters führt in kürzester Zeit und mit geringstem Energieverlust zu seiner Rückführung (Prinzip der Ökonomie).

Labile Reizbeantwortung (periodische Entartung): Durch Reiz wird der beobachtete Parameter stärker ausgelenkt und seine Rückführung erfolgt mit überschießenden Nachschwankungen.

Aufklingreaktion (extreme Labilität): Starke Auslenkung des Parameters. Bei der Rückführung entstehen Überschwingungen, die aufgeschaukelt werden und zu Kippreaktionen mit Zusammenbruch des Systems führen können.

Träge Reizbeantwortung (aperiodische Entartung): Die Auslenkung des Parameters ist vermindert, und die Rückführung erfolgt langsam. Der Ausgangswert wird verspätet oder nicht mehr erreicht.

Vor einigen Jahren entdeckte R.O. Becker, daß unser ZNS neben der bekannten neurohumoralen Informationsübertragung auch noch erhaltene archaische Strukturen aufweist, nämlich ein Gleichstromsystem. Er fand heraus, daß sich entlang der Myelinscheiden elektrische Potentiale aufbauen, die das Reaktionsmuster des Organismus wesentlich beeinflussen. In Abhängigkeit von der Spannung und von der Polung kommt es zu normalen Reizantworten, zu keiner Antwort, oder zu paradoxen Reaktionen.

Es konnte weiterhin festgestellt werden, daß die Polung dieses Systems einen wesentlichen Einfluß auf Regeneration und Degeneration hat. Im Krankheitsfalle liegt auf dieser Ebene immer eine Falschpolung vor. Dieses archaische System arbeitet – modern ausgedrückt – analog, während unser Nervensystem Informationen digital verarbeitet. Beide Systeme sind über eine „Schnittstelle" verbunden.

▲ Was bedeuten diese Erkenntnisse nun konkret?

Ausgehend vom Kopf, der vorn minus und hinten plus gepolt sein sollte, wird durch das ZNS die Peripherie gesteuert und richtig gepolt. An allen Extremitäten sollte eine Minuspolarität vorliegen. Wenn das Gleichstromsystem nicht in der Lage ist, seine

Spannung voll aufzubauen, oder wenn z.B. pathogene Faktoren die Polung verändert haben, kommt es zu Fehlbeantwortung der Informationsreize.

Wie oft erleben wir, daß unsere Patienten einmal sehr gut auf die Therapie ansprechen, das andere Mal überhaupt nicht, oder sogar mit Verschlechterung reagieren. Der Grund dürfte in einer Störung des Gleichstromfeldes liegen, da dieses sehr eng mit der Fibrozytenladung verknüpft ist. Die Matrix wird vom ZNS „vorgespannt" und die zu erfolgende Reizantwort damit programmiert.

Die Überlagerung eines Gleichspannungsfeldes mit einem modulierten Feld wird als **Zyklotronenresonanz** bezeichnet. Das eine Feld schafft dabei die Voraussetzung für die optimale Wirkung des anderen und steigert damit das Ansprechverhalten des Organismus.

Wird ein Regelkreis über längere Zeit durch Reizgrößen verschiedener Provinienz belegt, werden zum Transport der Informationen primär elektrische Ladungen der Matrix verbraucht, und es ist eine Frage der Regenerationsmöglichkeiten, in welcher Art und wieweit dadurch der Kolloidalzustand verändert wird und die Regelgüte entartet. Dabei ist die elektrophysiologische und klinische Beobachtung interessant, daß eine Entartung aller Regelvorgänge dem von Selye als *allgemeines Adaptationssyndrom* (aAS) für das Hypophysen-Nebennierenrinden-System angegebenen Schema folgt:
- Alarmreaktion (AR)
- Stadium der Resistenz (SR)
- Stadium der Erschöpfung (SE).

In regulationsmedizinischer Sicht bestimmt das aktuelle Stadium des Adaptationssyndroms die Art der Informationsverarbeitung (Reizbeantwortung).

Die Reizverarbeitung des Organismus

Die Alarmreaktion des Organismus kann aber unterlaufen werden. Sie ist nämlich dosisabhängig. Je stärker der Reiz, umso intensiver ist die Gegenreaktion. Dies gilt auch für therapeutische Reize, vor allem für die Allophathie. Hier gilt:

« **Je mehr Wirkung ich verlange, umso höher muß ich auch dosieren.** »

In bestimmten Fällen kann das durchaus gewollt und sinnvoll sein. Das hat jedoch nichts mit den Giftwirkungen bestimmter chemischer Allopathika zu tun, die unterdrückend wirken. Wenn vom Organismus aber in erster Linie eine Reaktion, aber keine Gegenreaktion erwartet wird, so muß anders vorgegangen werden. Der therapeutische Reiz muß dann unterhalb der Alarmschwelle liegen. Der Körper ist in der Lage, seine Empfindlichkeit gegenüber äußeren Reizen in einem großen Umfang zu verändern. Deshalb gilt:

« **Sehr schwache Reize fordern die Aufmerksamkeit des Organismus heraus**
und steigern damit die Wahrnehmungsfähigkeit. »

Je schwächer die Intensität (Amplitude), umso besser ist die Akzeptanz des Organismus für Informationen, da diese leichter Eingang finden. Diese Gesetzmässigkeit stellt die Basis der Homöopathie, aber auch der modernen bioenergetischen Verfahren wie die Bioresonanz-Therapie dar. Da es sich hier nicht um unspezifische Reize, sondern um die Einschleusung von Informationen handelt, genügen die geringsten, vom Organismus gerade noch verarbeitbaren Signalstärken. Der Informationsaustausch im Körper erfolgt über bestimmte Frequenzen, nie Einzelfrequenzen, sondern immer Frequenzgemische. Es ist deshalb möglich, von außen Einfluß auf diese Steuerimpulse zu nehmen, wenn man sich der Sprache des Organismus (dem Code) bedient. Dazu genügt es, mit den gleichen Frequenzen und der gleichen (schwachen) Intensität zu arbeiten.

Diese Informationen werden vom Organismus sofort voll akzeptiert und führen dann zu den gewünschten therapeutischen Effekten. Als Vergleich kann man sich den ständigen Informationsfluß als einen fahrenden Zug vorstellen, an den ein Wagen angekoppelt wird. Dazu müssen Spurweite (Amplitude) und Geschwindigkeit (Frequenz) gleich sein. Auf den Körper bezogen heißt das, unser Therapiesignal muß einen Resonanzeffekt auslösen.

Wer sich bisher wenig mit energetischen Phänomenen beschäftigt hat, wird leicht über diese Aussagen hinweglesen (weil es bei ihm zu keiner Resonanz kommt). In diesen wenigen lapidaren Sätzen über Reize, Reizbeantwortung und Resonanz liegt jedoch das Grundgesetz des Universums verborgen! Wer sich ernsthaft in diesen Stoff einarbeiten will, kommt deshalb nicht umhin, diesen Teil in Ruhe auf sich wirken zu lassen und sollte versuchen, diesen Bereich mehr gefühlsmäßig zu erfassen, als ihn gleich verstehen zu wollen.

Die verschiedenen Reizqualitäten aus der Umwelt erreichen den Organismus über unterschiedliche Zugangswege. Das können die Sinnesorgane oder die inneren, bzw. äußeren Kontaktflächen sein (Haut und Schleimhäute). Sinnesreize werden über das ZNS weitergeleitet. Sie können bewußt werden, oder auch unbewußt bleiben, was eine Reizantwort nicht ausschließt. Aber auch alle anderen Reize, die das Grundsystem erreichen, werden über Nervenbahnen zentripetal geleitet und führen zur Freisetzung von Releasing-Faktoren mit nachfolgender Hormonausschüttung. Gleichsam sind alle psychischen Spannungen als Reize aufzufassen. Die enge Verknüpfung der verschiedenen Systeme mit der Immunabwehr ließ ein bedeutendes Spezialgebiet in der Wissenschaft entstehen – die Psycho-Neuro-Endokrino-Immunologie.

« **Die Qualität der Reizantworten hängt von der Konstitution ab.** »

Betrachten wir einmal als Beispiel einen Wärmereiz. Wärme ist eine langwellige unsichtbare Strahlung. Die Frequenz liegt im Infrarotbereich, also bei etwa 10^{13} Hz. Sie breitet sich aus, ihre Strahlung ist also gerichtet, weshalb wir sie mit einem Vektor (oder mehreren) beschreiben können. Dieser gerichtete Reiz mit einer bestimmten Frequenz trifft nun auf die Haut auf und wird ab einer bestimmten Stärke (über 37 °C – entspricht der Länge des Vektors) vom Organismus beantwortet. Dem Nervensystem wird gleichzeitig mitgeteilt, daß wir einer Wärmequelle ausgesetzt sind, was sofort zur

Freisetzung entsprechender Hormone führt. Ab einer bestimmten Reizstärke wird uns der Reiz auch bewußt gemacht, was wiederum zu Fluchtreaktionen führen kann. Die im Gewebe erfolgende Reizantwort ist stellvertretend für alle anderen Reizantworten, die ähnlich verlaufen, da der Organismus auf alle Reize mit dem gleichen Schema reagiert (H. Selye).

Die Reizantwort erfolgt einheitlich. Sie erfolgt in bestimmten Stufen:
- *Phase 1:* Der eintreffende Reiz wird kopiert, d.h. er wird gleichsinnig beantwortet. (Das Gewebe erwärmt sich durch verstärkte Kapillardurchblutung).
- *Phase 2:* Der Reiz wird abgebremst, d.h. die Intensität bzw. die Amplitude nimmt ab, wodurch Energie frei wird.
- *Phase 3:* Der Reiz wird invertiert, d.h. in sein Gegenteil verwandelt, um damit die Polarität wieder herzustellen (z.B. Abkühlung durch Verdunsten).

4.3.6 Projektion von Symptomen

Wir kommen nun zu einem ganz wichtigen Phänomen, welches für die spätere Therapie von ausschlaggebender Bedeutung ist – der Projektion von Symptomen.

Die lokale Erkrankung eines Gewebes bleibt zunächst auf diesen Bereich beschränkt. Mit Fortdauer der Krankheit werden aber die segmentalen Grenzen überschritten, und es werden Symptome in entferntere Areale projiziert. Die Projektion erfolgt in die Zonen nach Head und Mackenzie, wo typische Erscheinungen auftreten. Erhöhung von:
- Sensitivität
- Turgor der Haut
- Tonus der Muskulatur.

Das Abrollen der Kibler'schen Hautfalte am Rücken ist über solchen Projektionszonen sehr schmerzhaft. Außerdem besteht dort eine stärkere Anhaftung, so daß sich die Haut erschwert verschieben oder anheben läßt (Tasttechnik nach C. Heidemann). Es läßt sich also auf einfache Weise eine Funktionsstörung der Matrix mit Hilfe dieser Technik erkennen und auch die Lokalisation feststellen. Dabei ist bemerkenswert, daß diese Fortleitung von pathologischen Informationen strengen Gesetzen unterworfen ist.

Der Mechanismus verstärkt bei höherer Belastung nicht den Gegendruck, reagiert bei einem Störfeld also nicht mit einer verstärkten Entzündung, sondern verlängert den Hebelarm, indem in die Peripherie ausgewichen wird.

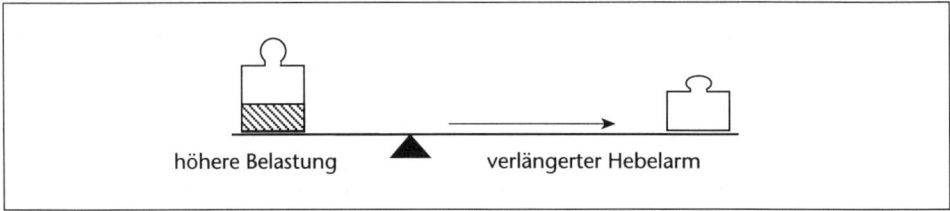

höhere Belastung   verlängerter Hebelarm

Je weiter das projizierte Symptom vom Störfeld entfernt ist, umso größer ist die Intensität des verursachenden Störfeldes.

Regeln der Projektion (nach O. Bergsmann)

- **Lateralitätsregel:** Jeder pathologische Prozeß und jede stärkere Funktionsstörung projiziert in die Seite, in der er liegt.
- **Segmentregel:** Jedes Organ projiziert primär in die Dermatome und Myotome, mit welchen es über den segmental-regulatorischen Komplex in Verbindung steht.
- **Sekundärzonen:** Jedes Organ projiziert auch in Cervicalsegmente und in den Trigeminusbereich. Darüber hinaus sind zahlreiche Somatotopien in verschiedenen Organen und Körperregionen bekannt.
- **Segmentüberschreitung:** Bei erhöhter Aktivität des Prozesses oder erhöhter Sensibilität des Patienten sowie bei Zusatzbelastungen breiten sich die Symptome segmentüberschreitend homolateral aus und können eine ganze Körperhälfte erfassen.
- **Seitenkreuzung der Symptome** ist immer ein Zeichen der sekundären Funktionsstörung des Achsenorgans.
- **Muskuläre Symptome** folgen in ihrer Ausbreitung sowohl der metameren Organisation wie auch dem Verlauf der kinetischen Ketten.

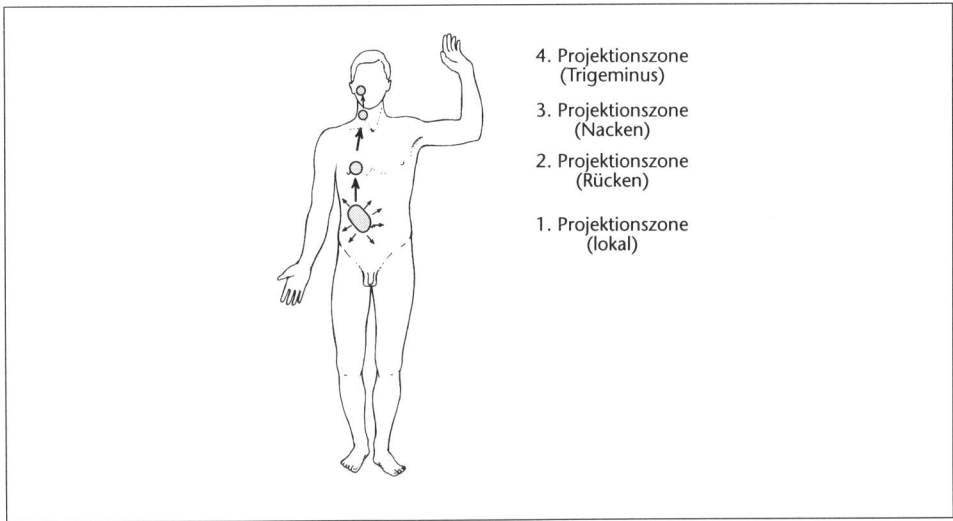

4. Projektionszone
(Trigeminus)

3. Projektionszone
(Nacken)

2. Projektionszone
(Rücken)

1. Projektionszone
(lokal)

Abb. 26: Stadien der Projektion von Symptomen

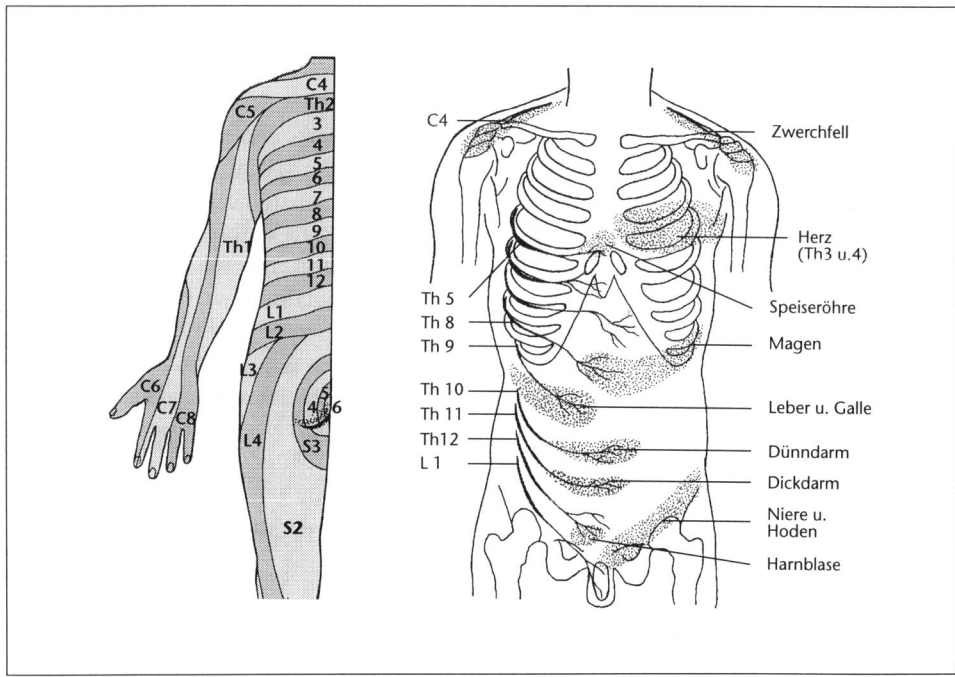

Abb.26a: Dermatome und Head'sche Zonen

4.3.7 Gate-Control-System

Festzuhalten ist, daß das Nervengeflecht zusammen mit dem humoralen System den Funktionszustand der Matrix stark beeinflußt. Die Reizanflutung des Hypothalamus kann über das Gate- Control-System des Rückenmarks gesteuert werden. Die pathologischen Informationen der erkrankten Matrix werden über die dünnen C-Fasern zum Rückenmark geleitet, wo sie den Eingang öffnen, so daß andere Informationen ungefiltert passieren können. Durch diese Reizüberflutung kommt es zu Hypersensibilität. Aber auch das Reaktionsverhalten (Alarmreaktion) der Grundsubstanz selbst ist verstärkt und führt zu überschießenden, inadäquaten Reizantworten. Weiterhin treten Aufklingreaktionen durch Rückkopplung über das Hinterhorn auf, da die Dämpfung fehlt.

4.3.8 Fortschreitende Degeneration

Im Stadium der Resistenz können keine Aufklingreaktionen mehr auftreten, da es durch Übersäuerung und Radikalbildung zu einer Ladungsverarmung und vermehrtem Kolloidumbau gekommen ist. Bei der energetischen Diagnostik ist deshalb zu beachten, daß durch beginnende Degeneration der Matrix wieder (pseudo-)normale Werte gefunden werden können, und zwar im Durchgangsstadium von entzündlich zu degenerativ.

Das ist außerdem auch der Moment, wo für die erkrankte Zelle die größte Gefahr der malignen Entartung besteht. Im Stadium der Erschöpfung werden die Meßwerte immer niedriger, bis ein Zustand der Starre eintritt. In der Matrix herrscht völlige Ladungsverarmung, die Zelle ist von ihrem normalen Ladungspotential (-70 bis -90 mV) weit entfernt. Es herrscht ein Gel-Zustand vor. Nach Bergsmann ist dann auch freies Wasser im Gewebe, das nicht mehr systemisch mit dem Kolloid vernetzt ist. Jetzt finden sich klinisch alle Zeichen der Degeneration.

Die Kompensationsmechanismen des Organismus sollen hier nicht unerwähnt bleiben. Der Alterungsprozeß der Zelle selbst führt zu einer Fehlproduktion an Glykoproteinen des Stützgewebes, anstatt des weichen Bindegewebes. Das Immunsystem versucht kranke Zellen zu phagozytieren, dem eine Sensibilisierung vorausgegangen sein muß. Hier besteht die Gefahr, daß die Abwehrzellen zwischen krank und gesund nicht mehr unterscheiden können und dadurch Autoimmunprozesse eingeleitet werden (sehr häufig bei chronischen Entzündungen).

Relativ frühzeitig wird auch der fundamentale Minutengrundrhythmus, die rhythmische ATP-Freisetzung als Folge der Glykolyse, gestört, wodurch es zu einer Energie- und Substratverarmung kommt (R.O. Becker, L. Priebe). Die Regeneration wird dadurch erschwert. Durch diesen Umstand, der mit Öffnung der Anastomosen einhergeht, herrschen in den Projektionsgebieten andere Verhältnisse als in der indifferenten Umgebung. Dies kann diagnostisch verwertet werden.

4.3.9 Der Informationsfluß des Akupunktursystems

Die Bedeutung der Akupunkturmeridiane für die Matrix ist noch nicht vollständig geklärt. Wir wissen jedoch, daß jeder einzelne Meridian mit den kinetischen Ketten der Muskulatur in enger Verbindung steht. Der veränderte Informationsfluß (pathologisch oder auch therapeutisch) führt zu Resonanzphänomenen in der Muskulatur und läßt sich in Form von Oberflächenmyogrammen nachweisen (O. Bergsmann).

Die Meridiane selbst weisen kein morphologisches Substrat auf, sondern sind als aktive Leistung des Gewebes zu verstehen. Das heißt, daß über die Ausrichtung von Seitenketten eine hohe Resonatorgüte erreicht wird, die zu einer wiederstandslosen Leitfähigkeit, ähnlich der Supraleitung führen. Diese tunnelförmigen Leitbahnen müssen immer wieder neu ausgerichtet werden und brechen oft genug zusammen. Blockaden des Energieflusses der Meridiane sind deshalb häufig an Stellen der erkrankten Matrix anzutreffen.

Meridiane stellen nach alter chinesischer Auffassung Verbindungsstraßen dar, auf denen ständig CHI im Körper umherfließt. Dieses CHI wird von uns Europäern meist als Energie bezeichnet, was aber irreführend ist. Es wäre treffender, hier den Begriff Quantenpulsation (nichtkontinuierliche Informationsübertragung in Form von Photonen) einzuführen. Denn dieses CHI oszilliert, ist also Schwingung und trägt damit Information.

Die Fließrichtung ist empirisch festgelegt.

Diese Quantenströme in den Meridianen bilden ein geschlossenes System. Tritt im Verlaufe eines solchen Meridians eine Blockade auf, z.B. hervorgerufen durch eine Entzündung oder eine Narbe, dann können die Quanten nicht weiterfließen – im Gegenteil – die Fließrichtung kehrt sich um! (S.a. 5-Elementen-Lehre.) Dies stellt eine falsche Polung dar.

Die Akupunkturpunkte selbst weisen nach den neuesten Forschungen von H. Heine eine interessante Struktur auf, die auch ihre Funktion besser verständlich macht. Die Oberflächenfaszie wird von einem Gefäß-Nervenbündel durchbrochen, wobei ein Zylinder, der aus Proteoglykanen der Matrix besteht, gebildet wird. Dieser wird von einer dichteren Proteoglykanschicht abgeschlossen. An der Oberfläche ist er zwar begrenzt, es tritt dort aber eine Nervenendigung aus. Es handelt sich dabei um ein multifunktionelles Organ (O. Bergsmann).

Funktionsmöglichkeiten des Punktes:
- Mechanisch betrachtet handelt es sich um ein viskoelastisches stoß- und druckverzehrendes System (H. Heine)
- Das Proteoglykannetzwerk des dicht an der Oberfläche liegenden Organes ist prinzipiell schwingungsfähig und daher befähigt, auf elektrische, elektromagnetische und magnetische Reizqualitäten zu reagieren
- Ein Netzwerk aus elektrolabilen Molekularfilamenten stellt biophysikalisch ein Speichersystem für Ladungen, also einen Akkumulator dar. Die umgebende dichtere Schicht läßt aber infolge ihrer Isolationsfähigkeit auch an einen Kondensator denken
- Infolge ihrer Elektrolabilität reagieren die Proteoglykane auf jede Reizqualität mit Depolarisation und können diese als Kettenreaktion im Grundsystem über weite Strecken weitergeben. Es ist somit die Kontinuität der primären Informationsvermittlung vom Punkt zu entfernteren Körperregionen gewährleistet
- Aus dem Durchtritt des Grundsystems und des Gefäß-Nervenbündels durch die Faszienlücke unter dem Punkt muß auf die Möglichkeit der Einflußnahme der Muskelspannung auf den Funktionszustand des Punktes geschlossen werden, da jede Spannungsänderung die Strömungsdynamik und die Reagibilität der Endstrombahn im Bereich dieses Punktes verändert.

> **« So wie die Sinnesorgane das Fenster zu den Funktionskreisen der 5-Elementen-Lehre darstellen, sind die Akupunkturpunkte die Fenster zum Grundsystem. »**

Regulatorische Qualitäten des Punktes (O. Bergsmann):
- Höhere Sensibilität für alle Informationsqualitäten
- Besondere Sensibilität für elektromagnetische und magnetische Informationen
- Schnelle und intensive Funktionsänderung durch interne physiologische und pathologische Informationen
- Direkter Anschluß und verzögerungsfreie Weitergabe aller Informationen an interne Leit- und Schaltsysteme
- Variation körpereigener Feldstärken.

4.4 Biorhythmen

R. Steiner war es, der in den zwanziger Jahren schon die Bedeutung von Rhythmen im
menschlichen Körper herausstellte. Er ging gleich einen Schritt weiter und erkannte die
Möglichkeit ihrer therapeutischen Beeinflussung, u.a. in der Heil-Eurythmie. Es hat sehr
lange gedauert, bis auch die wissenschaftliche Forschung dieses Thema aufgegriffen hat.
Die Erkenntnisse daraus setzen sich aber nur sehr zögernd durch. Dabei haben wir es
gerade hier mit fundamentalen Gesetzmäßigkeiten lebender Systeme zu tun, die bei allen
therapeutischen Ansätzen beachtet werden müssen. Zunächst muß die Frage gestellt
werden, was der eigentliche Motor der Körperrhythmen ist.

4.4.1 Minutengrundrhythmus

L. Priebe konnte zeigen, daß der Taktgeber *in der Zelle*, und zwar in den Mitochondrien
zu suchen ist (endogener Oszillator). Unter aeroben Bedingungen läuft hier die
ATP-Synthese ab, die interessanterweise *rhythmisch im 1,5 Minuten-Takt* erfolgt und somit
für den sogenannten Minutengrundrhythmus verantwortlich ist.

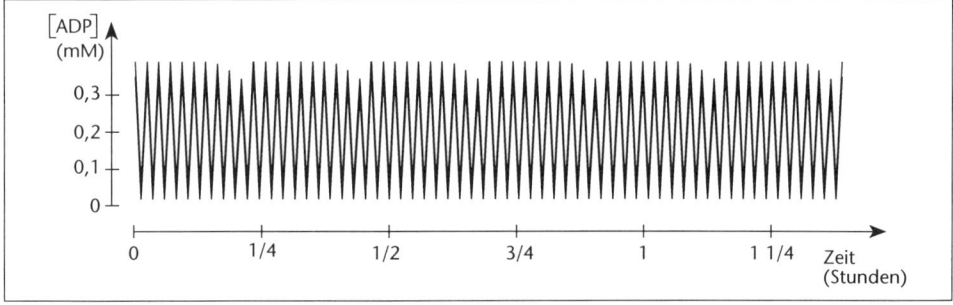

Abb. 27: Selbsterzeugte Modulation der glykolytischen Uhr mit einer längeren Stunden- und einer
kürzeren Minuten-Periodik (Nach Hess und Markus).

Aber auch die Gärung führt zur ATP-Bildung, allerdings in wesentlich geringerem Maße.
Da wir Gärung bei chronischen Prozessen gehäuft vorfinden, ist hier mit ein Grund für
die ATP-Verarmung zu sehen. Die ATP-Synthese im Minuten-Grundrhythmus ist somit
Energielieferant (ATP ist das Kleingeld der Zelle) und gleichzeitig Taktgeber.

Der Krogh-Zylinder ist eine dynamische Größe. Von einer zentralen Kapillare aus werden
ca. 500-1000 Zellen über die Transitstrecke mit Nährstoffen versorgt, und zwar pulsierend.
Als Folge davon werden durch die metabolische Oszillation auch die Metabolite der
Zellen rhythmisch freigesetzt.

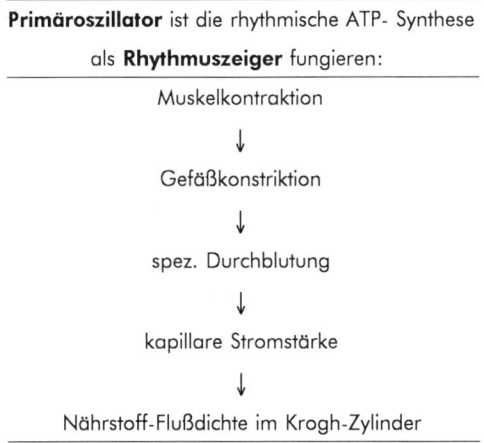

Zufuhrrate	Glykolytische Schwingungen		
Konstant	Konstant	Periodisch	
Sinusförmig	Periodisch	Quasiperiodisch	Chaotisch
FM: oder AM:	Periodisch	Quasiperiodisch	Hoch Chaotisch

Abb. 28: Verschiedene Typen glykolytischer Schwingungsmethoden in Abhängigkeit von der Zufuhr der Hexose (Nach Hess und Markus)

Wie die ATP-Bildung laufen auch die NADH-Freisetzung, und die K^+-, bzw. H^+-Aufnahme im Minuten-Rhythmus ab. Selbst das Zellvolumen pulsiert in diesem Takt. Als Folge des Grundrhythmus kommt es zu einem myogenen Wechseltonus der glatten Muskulatur der Gefäße. Dies erfolgt verzögerungsfrei in Abhängigkeit von der ATP-Konzentration. Hier wird deutlich, daß ein Absinken des Zellpotentials unter -70 bis -90 mV nicht nur eine ATP-Verarmung zur Folge hat, sondern auch eine Störung des Minutenrhythmus und damit auch anderer Biorhythmen. Die Abhängigkeiten der Gewebestrukturen vom Minutenrhythmus wird am folgenden Schema deutlich:

Primäroszillator ist die rhythmische ATP- Synthese

als **Rhythmuszeiger** fungieren:

Muskelkontraktion

↓

Gefäßkonstriktion

↓

spez. Durchblutung

↓

kapillare Stromstärke

↓

Nährstoff-Flußdichte im Krogh-Zylinder

Eine Besonderheit ist, daß das autonome Nervensystem in der Lage ist, den Grundrhythmus zu synchronisieren, andernfalls auch zu chaotisieren, woraus die dynamischen Krankheiten resultieren. Jéde Form von Streß kann sich deshalb als krankheitsfördernd auswirken.

« **Das Vegetativum ist der Hüter der Rhythmen.** »

Man unterscheidet drei Schwingungsebenen, die mit der Umwelt in Wechselwirkung stehen. Diese Wechselwirkung ist jedoch eine Funktion der Wechselwirkungen der metabolischen Ebene mit dem Kreislauf (s. Abb. 30).

Die Synchronisation des myogenen Wechseltonus der glatten Gefäßmuskelzellen erfolgt über die „Mitnahme" (Entrainment) durch den neurogenen Wechseltonus. Es handelt sich hier um eine frequenzmodulierte Aktionspotentialfolge (Longitudinalwelle) des Vegetativums. Das Vegetativum gibt somit den Takt an, dem der myogene Wechseltonus (und die ATP-Freisetzung) folgt.

Der neurogene Taktgeber wird exogen beeinflußt. Der myogene Rhythmus ist endogen. Beide Rhythmen treffen zusammen, wobei der neurogene als Schrittmacher fungiert. Die Synchronisation ist normalerweise 1:1. *Werden nun vom Vegetativum andere Parameter vorgegeben als es dem Grundrhythmus entspricht (Frequenz, Amplitude), entsteht Chaos.*

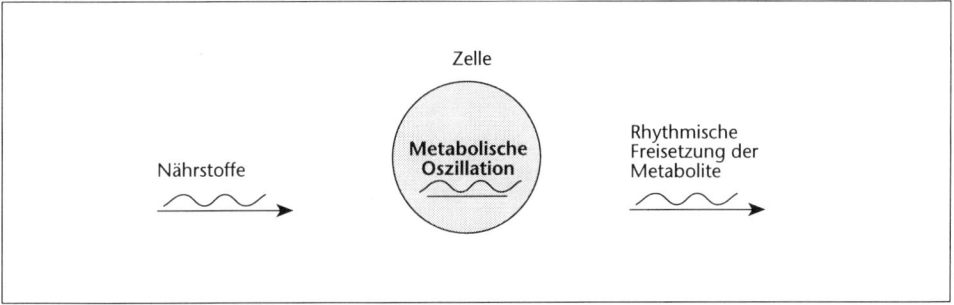

Abb. 29: Metabolische Oszillation

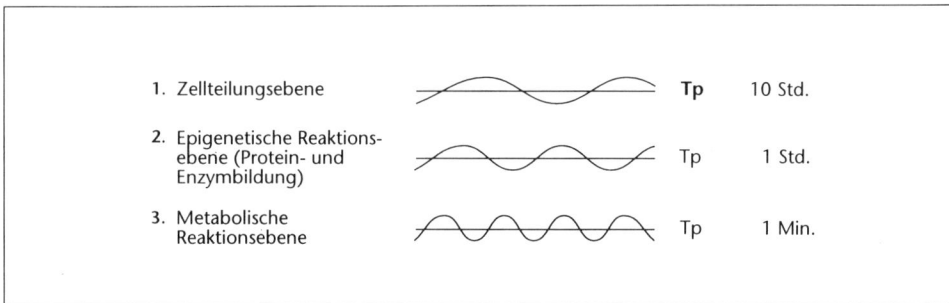

Abb. 30: Verschiedene Reaktionsebenen

Die Chaotisierung (Entropie) des myogenen Wechseltonus schlägt sich auf alle anderen Biorhythmen und auf die verschiedenen Ebenen durch (s. Abb. 30). Man kann auch sagen, daß bei allen Krankheiten (die selbst Chaos darstellen) der fundamentale Minutengrundrhythmus gestört sein muß.

Wenig Aufmerksamkeit wurde allerdings bisher dem Rhythmusträger (Oszillophor) geschenkt. Nach Priebe wird hierfür die Phosphofruktokinase verantwortlich gemacht. Diskutiert wird noch eine Mitbeteiligung der Pyruvatkinase. Es erhebt sich allerdings die Frage, was bringt diese Enzyme dazu, rhythmisch und nicht kontinuierlich zu arbeiten? Eine Theorie ist die „Selbstbegrenzung" durch Mengenrückkopplung. Für ein nichtintelligentes Enzym ein Bravourstück! Quantenmechanisch ließe sich schon eher eine Erklärung finden, da eine Mengenanhäufung gleichzeitig eine Amplitudenzunahme des betreffenden Schwingungsmusters bedeutet. Durch die damit verbundene Kohärenzzunahme, könnte ein Steuersignal entstehen, was einen bestimmten Schwellenwert überschreitet und damit Triggerfunktion besitzt.

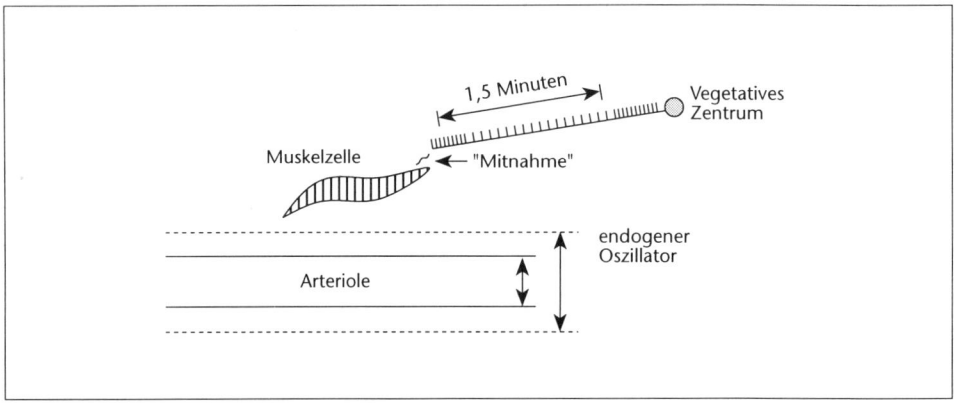

Abb. 31: Synchronisation des myogenen Wechseltonus durch den neurogenen Wechseltonus des Vegetativums.

Es muß aber in Resonanz treten um eine Wirkung zu erzielen und dazu gehört eine ähnliche Frequenz. Um diese schwierige Frage zu beantworten, kommen wir ohne die Forschungsergebnisse von F.A. Popp nicht aus. Er konnte schon vor Jahren zeigen, daß Stoffwechselvorgänge in der DNS codiert sind und von dort über kohärente Photonenimpulse gesteuert werden. Von hier aus erfolgt letztlich auch die rhythmische Steuerung, da die Doppelhelix als Empfänger und Sender für kohärente Schwingungen fungiert. Die DNS befindet sich selbst in einer stabilen Grundschwingung (DNS-Resonanz bei 702 nm Wellenlänge = Rot = Ton G), die durch externe Resonanzfrequenzen (Erdrotation) immer wieder angeregt wird. (Vgl. Kapitel 4.7.) An diesem Beispiel wird deutlich, daß die alleinige Betrachtung stofflicher Vorgänge, ohne die sie steuernden Wechselwirkungskräfte Irrtümer hervorrufen wird. Bemerkenswert sind noch einige Besonderheiten:

Zwischen der Haut- und der Muskeldurchblutung besteht eine Phasenverschiebung um 180° (Hautphase – Muskelphase). Bei der Organdurchblutung besteht eine Dualität, d.h. einige Organe werden maximal durchblutet, während andere eine Minimalversorgung aufweisen.

Eine Wiederherstellung normaler Organfunktionen ist nur mit einer Normalisierung des Minutenrhythmus denkbar. Die Effizienz therapeutischer Maßnahmen muß sich auch daran messen lassen, ob sie in der Lage sind, den myogenen Wechseltonus im Minutenrhythmus wieder herzustellen. Dies kann direkt geschehen mit der vegetativen Rhythmustherapie als gezielte Behandlungsform, oder indirekt mit anderen Naturheilverfahren wie der Bioresonanz-Therapie.

Auf dem Grundrhythmus bauen noch einige andere wichtige Rhythmen auf. Das Grundsystem gehorcht eigenen Gesetzmäßigkeiten und weist eine Schwingung im 7-Tage-Rhythmus auf. Untersuchen wir weitere Körperfunktionen, z.B. Blutdruck, Atmung, Herzschlag, Blutverteilung, Schlafen – Wachen usw., so wird sehr schnell klar, daß alle Funktionen ihren eigenen Rhythmus haben, der interessanterweise logarithmisch abläuft. Hildebrandt hatte sich einmal die Mühe gemacht, die bekanntesten Rhythmen logarithmisch aufzutragen (Abb. 32). Dabei zeigt sich eine Ähnlichkeit mit der DNS-Doppelhelix.

Die Biorhythmen des Körpers gehorchen kleinen, ganzzahligen Verhältnissen und sind wie ein Uhrwerk alle miteinander verknüpft. Dadurch können gesunde Rhythmen gestörte wieder zu normaler Funktion anregen. Geht die Störung aber zu tief, werden auch andere, gesunde Rhythmen in Mitleidenschaft gezogen. Die alten Ärzte wußten das schon vom fundamentalen Atem-Puls-Rhythmus, dessen Verhältnis 1:4 betragen sollte. Hieran kann man auf einfache Weise Aufschluß über den Schweregrad einer Krankheit und deren Verlauf bekommen (Verknüpfung der Rhythmen mit kosmischen Gesetzen).

Ein Punkt sei hier noch angesprochen, der oft Verwirrung stiftet. Wie bereits ausgeführt, können Einzelfrequenzen nur unspezifische Körperreaktionen auslösen, nur komplexe Frequenzmuster („Kompositionen") führen zu gezielten Antworten (F.A. Popp). Manchmal läßt sich das aber doch mit Einzelfrequenzen erreichen. Ein Widerspruch? Durchaus nicht, wenn man bedenkt, daß jede Frequenz gerade synchron mit einem der unzähligen Biorhythmen schwingen, diesen dadurch anregen und auf diese Weise gezielte Reaktionen hervorrufen kann. Außerdem gibt es Triggerfrequenzen, die lawinenartig vom Körper vorgegebene Programme ablaufen lassen.

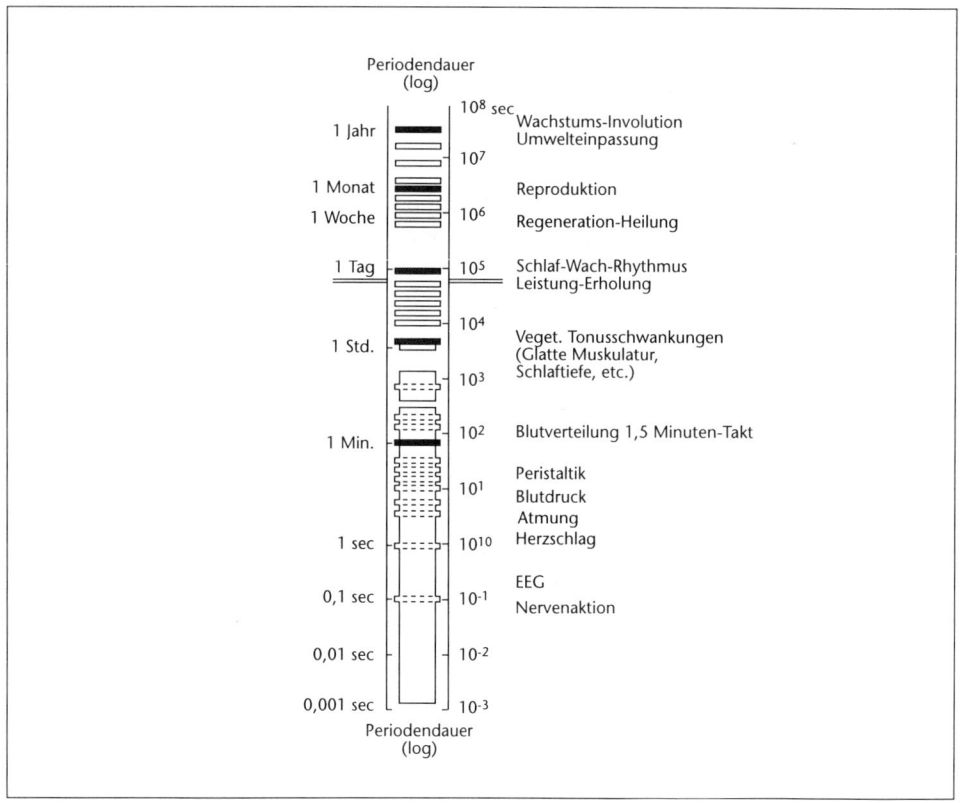

Abb. 32: Spektrum der Periodendauern rhythmischer Funktionen beim Menschen. Logarithmische Skalenteilung (nach G. Hildebrandt)

4.4.2 Organuhr

Schon die alten Chinesen kannten die Organuhr. Sie wußten, daß jedes Organsystem Zeiten starker Aktivität und Zeiten der Passivität hat. Sie nannten es Yin und Yang. Die Yang-Phase beträgt nur zwei Stunden und stellt die Zeit der Reinigung von Stoffwechselgiften und Schlacken dar (Abb. 33).

Um der Aufgabe der Entgiftung voll nachzukommen, benötigt jede Zelle ihre volle Energie, d.h. das Zellpotential muß -70 bis -90 mV betragen. Bei chronischen Krankheiten sind diese Werte meßbar erniedrigt. In Extremfällen, z.B. bei fortgeschrittenem Krebs, sind kaum noch -10 mV vorhanden. Je weiter die Spannung absinkt, umso langsamer laufen die Stoffwechselvorgänge und umso länger dauert die Entgiftung. Toxine bleiben in der Zelle zurück, führen dann zu einer Aufquellung derselben (Vakuolenbildung mit Verfettung), zur Lähmung der Funktion und, bevor sie sterben, zu einer Lähmung des Systems (Blockade).

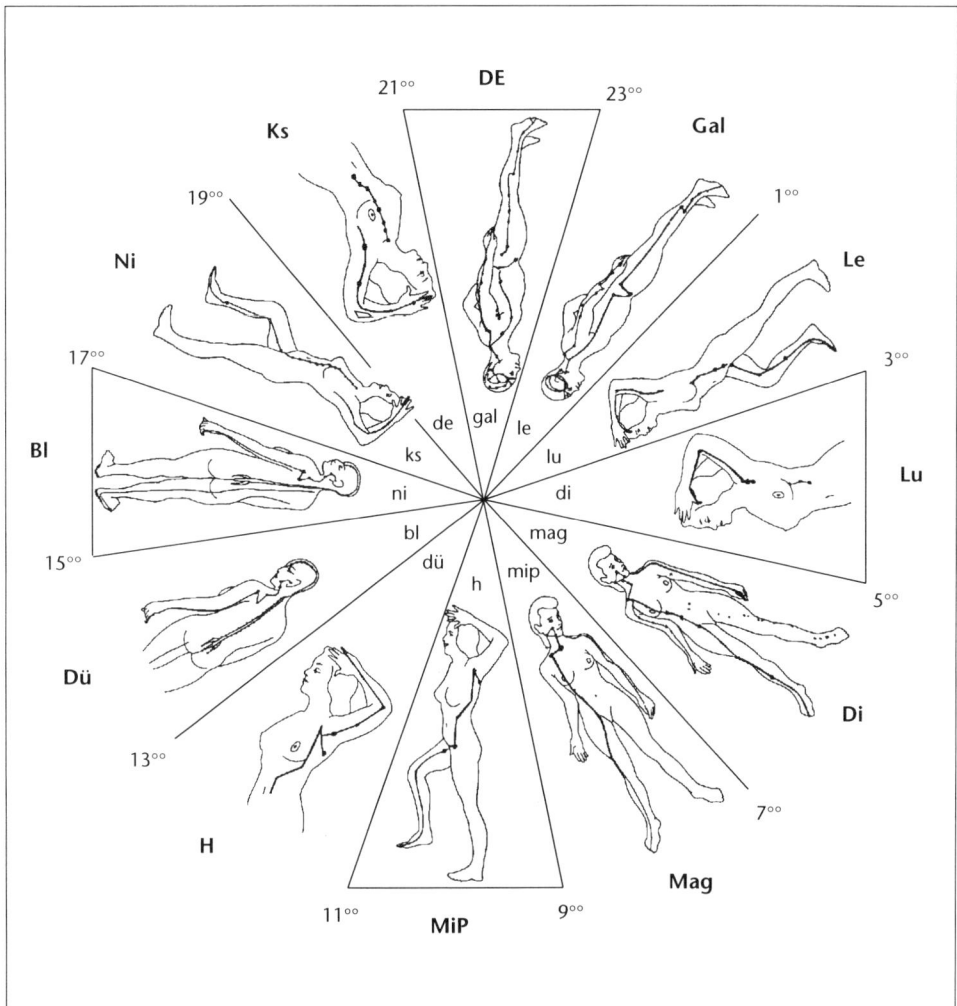

Abb. 33: Akupunktur- und Massage-Uhr, aus: W. Langreder, Mikroelektronische Medizin

4.5 Regulative Steuerung

Der lebende Organismus ist ein offenes System und befindet sich im Fließgleichgewicht. Er ist nur scheinbar stabil. In Wirklichkeit befindet er sich im labilen Gleichgewicht, was durch sehr viele Regulationsmechanismen aufrechterhalten wird. Schole (Universität Hannover) hat eine sogenannte „3-Komponenten-Theorie" aufgestellt und diese Mechanismen darin aufgezeigt.

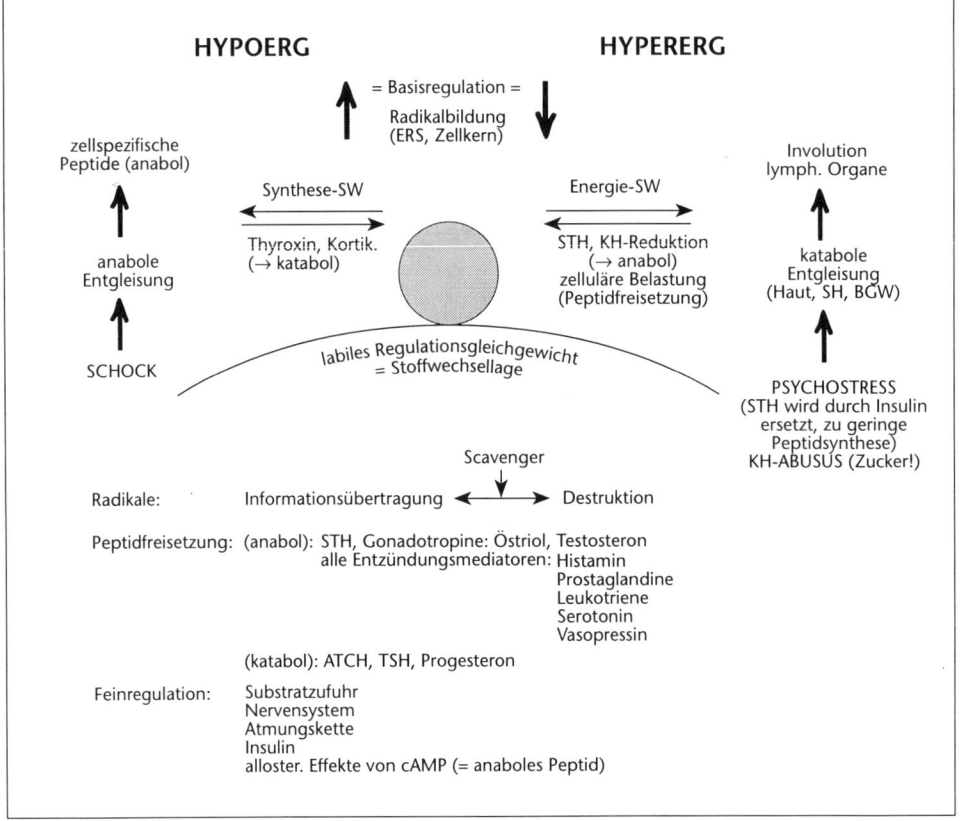

Abb. 34: Regulative Steuerung der Stoffwechselreaktionen

Diese ist aber gleichzeitig die Erklärung, warum auch gezielte Therapien mit ultrafeinen Signalen wie unsere Bioresonanz-Therapie, oder eine homöopathische Hochpotenz überhaupt wirken *können*.

Radikale dienen u.a. der Informationsübertragung und sind dafür lebensnotwendig. In zu großer Anzahl führen sie aber zu Destruktion (z.B. rheumatische Arthritis).

Man unterscheidet Radikale 1. Ordnung (z.B. Singulett-Sauerstoff) und Radikale 2. Ordnung (z.B. Ozon). Interessant ist, daß Radikale 1. Ordnung diejenigen 2. Ordnung abfangen (scavengern) können.

Die unterschiedlichen Regulationssysteme sind auch auf ihre Reaktionsgeschwindigkeit hin zu beurteilen. Es gibt im Körper schnelle Systeme, die dafür aber auch nur grob einregulieren und langsame, die dafür sehr fein regulieren können.

4.5.1 Theoretische Grundlagen der Dreikomponenten-Theorie

Diese Theorie wurde von Schole vor über 15 Jahren entwickelt. Sie geht von einem geordneten Zusammenspiel generalisiert wirkender **kataboler** und **anaboler** Hormone, den **Regulatoren**, mit **zellspezifischen Peptiden** aus. Diese „grobe" Zusammenarbeit wird als **Basisregulation** bezeichnet und ist durch ein Gleichgewicht zwischen freien Radikalen und gesättigten gekennzeichnet. Durch eine **Feinregulation** erfolgt eine weitere differenzierte Abgleichung jeder Zelle an den jeweiligen Bedarf. Im Krisenfalle erfolgt eine oftmals stürmisch verlaufende Anpassung des Stoffwechsels an die neuen Gegebenheiten. Diese Leistung muß der gesunde Organismus unzählige Male vollbringen. Krankheit bedeutet immer, daß es diesmal nicht geklappt hat. Wir können auch sagen, daß eine chronische Krankheit, bei der also die Heilreaktion festgefahren ist, mit einer normalen Stoffwechselregulation unvereinbar ist. Somit ist die Betrachtung von gestörten Stoffwechselprozessen immer eine Untersuchung chronischer Krankheiten auf einer anderen Ebene. Stoffwechselentgleisungen sind deshalb die Causa auf humoraler Ebene für den Übergang einer *akuten* Heilreaktion in die chronische Krankheit und gleichzeitig der Grund für das Weiterbestehen der Erkrankung.

Uns interessiert deshalb insbesondere nach welcher Seite sich der Stoffwechsel orientiert hat, wo er „steckengeblieben" ist und wie stark die Abweichung von der Norm ist. Diese Ausgangslage stellt die Basis für weitere therapeutische Überlegungen dar.

Ausgehend von der physiologischen Situation können wir die Regulationsvorgänge an der Abb. 34 studieren. Die Stoffwechsellage, die hier als Kugel auf einer gekrümmten Ebene dargestellt wurde, befindet sich in einem labilen Gleichgewicht. Die Haltekräfte sind in der Mittelstellung gleich Null. Um die Kugel anzustoßen bedarf es jedoch ebenfalls nur eines geringen Kraftaufwandes. Die weitere Entwicklung verläuft lawinenartig ab. Die Kräfte, die hier wirksam sind, verhalten sich polar. Es sind in erster Linie die Regulatoren für den Energie- oder Synthesestoffwechsel. An diesem Schema wird auch ganz deutlich, daß Veränderung eines Parameters immer polare Reaktionen der Gegenseite nach sich ziehen muß, daß also das ganze System reagieren wird. Schole und Lutz konnten deshalb mit der Dreikomponenten-Theorie wiederum zeigen, daß im Organismus keine lineare Kausalität besteht, sondern vernetzte Strukturen.

Kleinere Belastungen des Organismus werden sehr schnell (innerhalb Minuten) über die Basisregulation der Radikalbildung verarbeitet und damit die physiologische Ausgangslage wieder hergestellt. Dabei erfolgt ein Austausch von Elektronen, um diese zu aktivieren (bedeutet Katabolismus) oder zu inaktivieren (Orientierung zur anabolen Seite). Dafür werden in erster Linie die membranständigen Flavinradikale benutzt.

Der Zellkern verhält sich polar zum Cytosol. Beide haben eigenständige Radikalketten. Im Kern sind zusätzlich die SH-Gruppen der sauren Nichthistonproteine (NHP) einbezogen. Sind diese reduziert, wird die Transkription eingeleitet. Dies ist in der Disulfidform nicht möglich. Das entspricht einem anabolen Stoffwechsel.

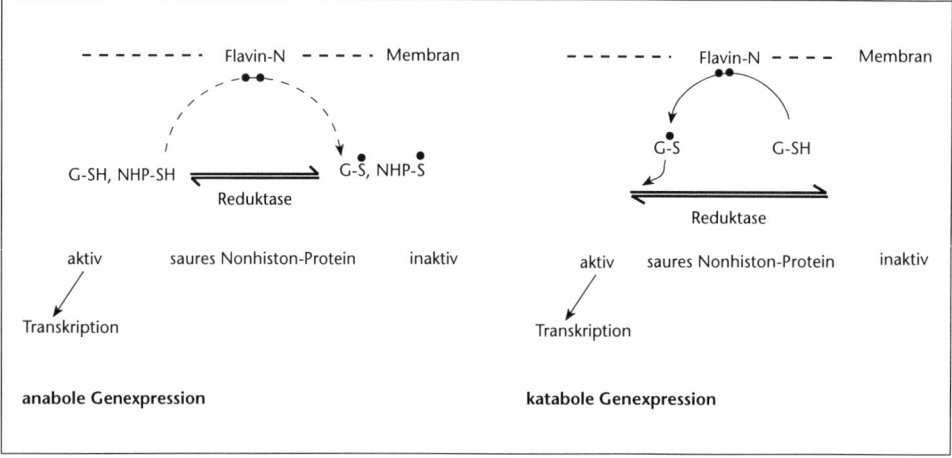

Abb. 35: Anabole und katabole Genexpression

Radikale
– sind schnell wirkende Informationsträger
– bestimmen die Stoffwechsellage
– legen das Verhältnis der Konzentration von aktiven und inaktiven Glykolyse- und Synthese-Enzymen fest
– labilisieren Membranen.

> **« Elektronendonator-Akzeptor-Reaktionen sind der zentrale Bestandteil und die Drehscheibe für alle Stoffwechselreaktionen. »**

Die Membranen
– bewirken Trennung des Energie- vom Synthesestoffwechsel
– sind Leitschienen für ständigen Elektronenfluß
– sind die Lokalisation der Flavin-Radikale
– die Permeabilität wird durch Corticosteroide vermindert, durch anabole Peptide und trope Hormone sofort erhöht, ebenso bei Wachstum
– die Permeabilität ist abhängig von allosterischen Veränderungen der Membranproteine und vom Rezeptorstatus.

Davon abgeleitete Reaktionen sind stoffwechsellageabhängig. Auch der Rezeptorstatus beeinflußt die Membrandurchlässigkeit.

Die Stimulation des Abwehrsystems erfolgt über eine anabole Stoffwechselsituation.

$$\textbf{zelluläre Stoffwechsellage} = \frac{\textbf{Aktivität des Energiestoffwechsels}}{\textbf{Aktivität des Synthesestoffwechsels}}$$

Das Verständnis der Stoffwechselprozesse geht mit dem Begriff der Rezeptorfunktion parallel. Über die Zwischenschaltung dieser Bausteine wird der Ansturm der Regulatoren (Hormone) kontrolliert. Damit erfolgt die Aktivitätsüberwachung des Stoffwechsels auf zellulärer Ebene. Sie dürfen jedoch nicht rein materiell verstanden werden, da sie wie die übrige Materie auch den energetischen Aspekt beinhalten.

Rezeptoren
– werden aktiv auf- oder abgebaut
– sind an Zellmembran und Kern nachweisbar
– ermöglichen spezifische Zellsteuerung
– können zusammen mit Antikörpern internalisiert und dann zu anabolen Peptiden gespalten werden
– wirken als Antennen für elektromagnetische Signale

In Abb. 36 zeigt sich das physiologische Zusammenspiel von Regulatoren, Rezeptoren und Zellorganellen in Kern und Zytoplasma.

Die „ausführenden Organe" des Stoffwechsels sind die Enzyme. Diese werden in großen Mengen bereitgestellt, jedoch spezifisch mit anaboler oder kataboler Aktivität.

Die Enzyminduktion
– erfolgt nur bei Vorliegen aller drei Komponenten: Corticosteroide, T3/T4, anabole Peptide
– ist abhängig von der Höhe der Regulatorspiegel und von der Substratmenge
– erfolgt gezielt in Abhängigkeit von der Stoffwechsellage.

Voraussetzung für das normale Funktionieren des Elektronenaustausches und damit des Stoffwechsels ist das vollständige Vorhandensein aller Enzyme in der richtigen Relation zueinander.

Blockaden des Stoffwechsels entstehen durch
– Ungleichgewicht der Enzymsysteme
– Substratmangel
– Fehlfunktion der Membrandurchlässigkeit
– allosterische Effekte der Metabolite oder Cofaktor-Konzentrationen
– psychische Blockade des STH-Releasing-Faktors im Hypothalamus
– toxische Belastungen.

Allosterischer Effekt bedeutet Anhäufung bestimmter Stoffe in der Zelle, wodurch gezielt Stoffwechselreaktionen beschleunigt oder gehemmt werden. Energetisch bedeutet dies Zunahme der Kohärenz einer bestimmten Schwingung, bzw. Abnahme.

Das Zusammenspiel und die unterschiedliche Wirkung von Sympathikus und Parasympathikus kann nur in ihrem Gesamtvorgang verstanden werden.

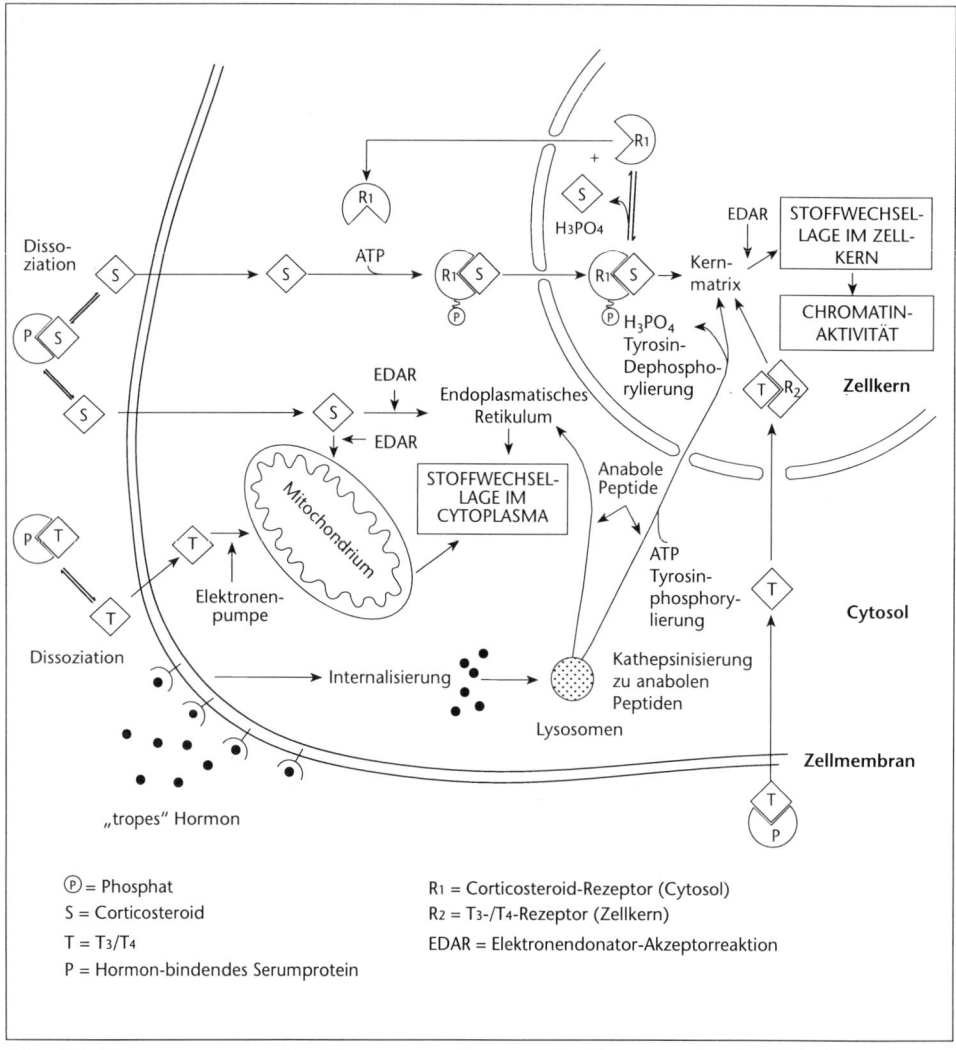

Abb. 36: Rezeptorgesteuerte Einschleusung von Hormonen in die entsprechenden Zielzellen und deren Kompartimente (aus „Regulationskrankheiten", Schole/Lutz, Enke-Verlag)

Aufgabe des Vegetativums

– Bindung der Wirkstoffe an die Rezeptoren
– deren Einschleusung in die Zelle
– Elektonendonator-Akzeptorreaktion (Acetylcholin: Einleitung der anabolen Kaskade; Noradrenalin: T3/T4-ähnliche, sehr schnelle, aber kurzfristige Steigerung des Elektronentransports zwischen Cytochrom C und Sauerstoff, damit Intensivierung der oxidativen Phosphorylierung).

Die Gesamtfunktion des Vegetativums baut jedoch immer auf der Basisregulation auf und ist von der jeweils vorliegenden Stoffwechsellage abhängig.

Die Anpassung (= Gegenregulation) des Organismus an einen Reiz erfolgt durch die sogenannte „positive Belastungsadaptation". Diese stellt eine in ihren Einzelschritten genau aufeinander abgestimmte Kettenreaktion dar.

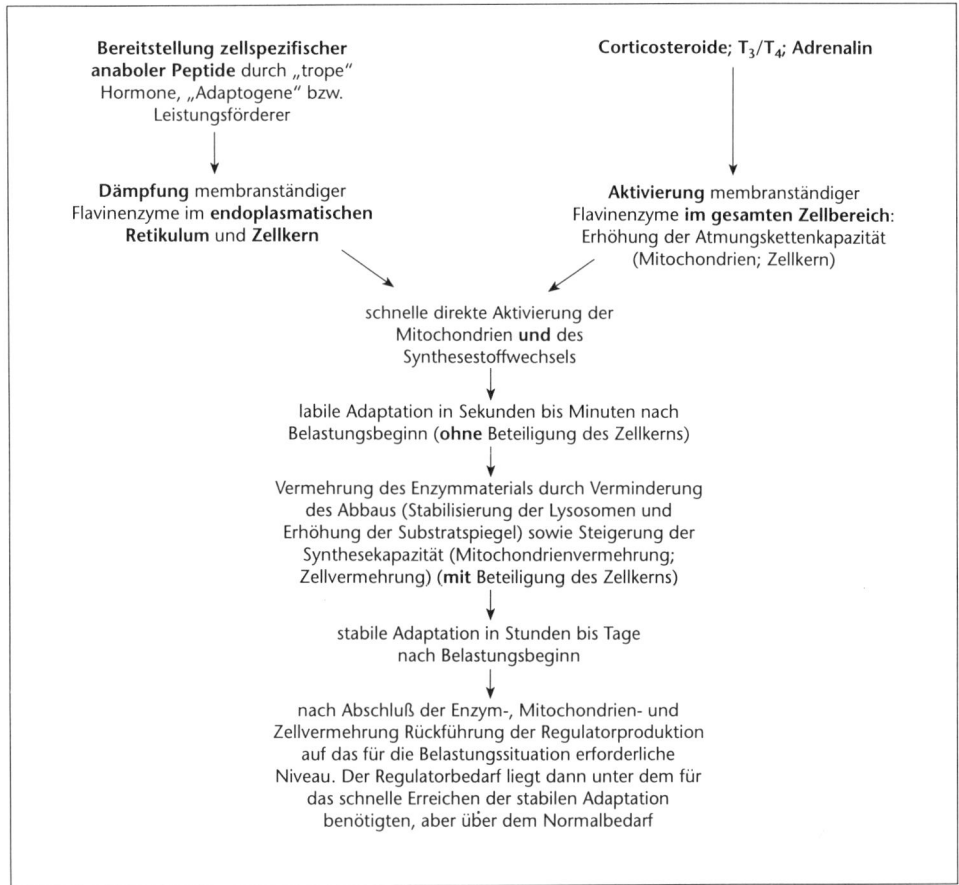

Abb. 37: Positive Belastungsadaptation

Diese Anpassung kann sehr schnell (akute Phase, wenige Minuten) oder einige Tage (chronische Phase) erfolgen. Für die Stoffwechsellage bedeutet das ein Einschwenken auf die anabole bzw. katabole Seite, dann ein Rückschwingen auf die andere Seite. Dann schließt ein gedämpftes Ausschwingen um die Mittellage an, das als "Readaptation" bezeichnet wird.

Readaptation bedeutet
- rascher Abfall der Corticoide bis knapp unter die Norm
- Abbau der Corticoid-Rezeptoren
- Repression der Peptidsynthese
- Durchlauf einer kurzen anabolen Phase – Rückfallgefahr!

Die Reizantwort des Organismus läuft immer nach dem gleichen System ab:

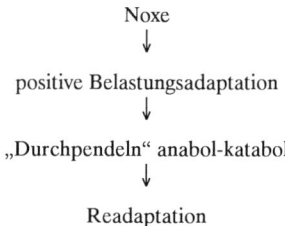

Noxe
↓
positive Belastungsadaptation
↓
„Durchpendeln" anabol-katabol
↓
Readaptation

Die chronische Phase entspricht der **Alarmreaktion nach Selye**, die unter dem Gesichtspunkt der Dreikomponenten-Theorie folgendermaßen abläuft:

Schockphase
Anabole Reaktion, die vom Erreger oder Toxin ausgeht und von den Zellmediatoren eingeleitet wird. Zusätzlich werden Regulatoren aus dem Blut zugeführt. Es kommt zur Peptidinduktion und -produktion, wodurch die anabole Phase manifest wird:
- Gesteigerte Permeabilität mit Ödem, dadurch
- Auftreten der klassischen Entzündungszeichen
- Erhöhte Glykolyse
- Leukozytenmigration
- Gesteigerter Corticoideinstrom durch aktivierte Rezeptoren. Damit beginnt die

Gegenschockphase
Katabole Reaktion durch volle Wirksamkeit der Glucocorticoide. Die volle zelluläre Leistungsfähigkeit zur Elimination der Toxine und Zelltrümmer wird erst erreicht durch
- Erhöhung der Atmung und Phosphorylierung
- Erreichen der optimalen Belastungsadaptation
- Fibroblastenaktivierung für Wundverschluß
- Verschwinden der klassischen Entzündungszeichen.

Rekonvaleszenzphase
Diese zeichnet sich aus durch die Rücknahme aller eingeleiteten Reaktionen und Rückstellen der Stellglieder auf den normalen Ausgangswert. Dies wird erreicht durch:
- Repression der Synthese des „fibroblast growth factors" und der Corticosteroidrezeptoren.

Dies läuft alles lokal im Gewebe ab.

Je nach Stärke des Reizes und der Ausgangslage des Organismus kann in Form einer Akutphase oder der chronischen Phase reagiert werden.

Das Ziel ist immer die optimale Anpassung des Organismus an die Summe der auftreffenden Reize und damit die Erhaltung des offenen Fließgleichgewichts. Dies ist primär von einer normalen Regulatorfunktion (STH, Corticoide, T_3/T_4) abhängig.

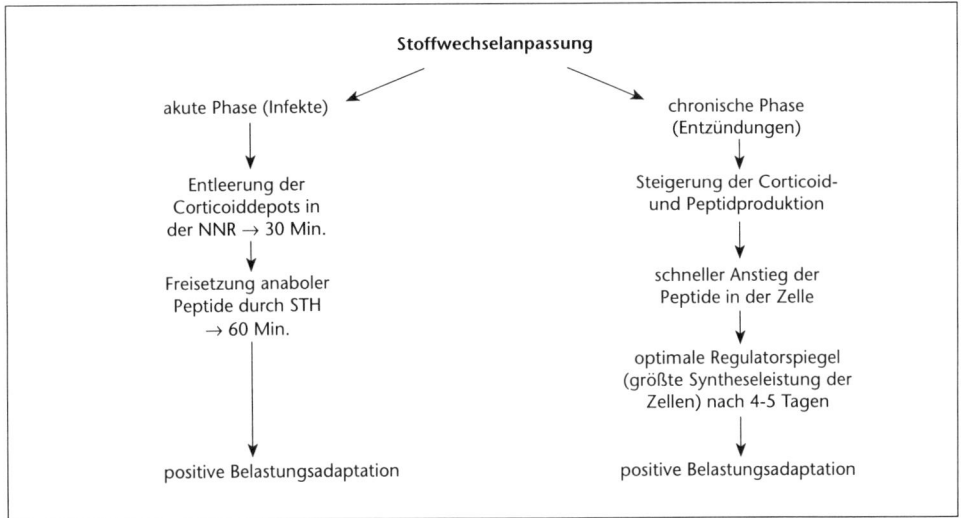

Da die NNR in der chronischen Phase wesentlich länger braucht, dominieren deshalb zunächst die Peptide. Das Stadium „Entzündung" wird erreicht, wenn die Corticoide den Entzündungsstoffwechsel gerade zu aktivieren beginnen. Diese werden vom Sympathicotonus unterstützt.

Diese Ganzkörperentzündung entspricht dem Fieber. Dabei ist die Aktivität des Abwehrsystems am höchsten, die Leukozytenzahl ebenfalls. Auf dem Gipfel der Corticosteroidbereitstellung, der katabolen Phase, erreichen die Zellen ihre höchste Syntheseleistung. Da ist der Organismus bereits wieder fieberfrei.

Bei der Readaptation erreichen die Corticoide zuerst wieder die Norm, die Peptide brauchen länger. Damit wird nochmals eine kurze anabole Phase mit erhöhter Entzündungsbereitschaft durchlaufen.

Anabole Entgleisungen geschehen in der Regel nicht durch Cortisonmangel, sondern durch eine gestörte Readaptation nach positiver Belastungsadaptation, meist über die mangelnde Repression der Peptidsynthese.

Dies geschieht durch die zu rasche Abnahme der Corticosteroide, was dann zur chronischen Krankheit führt, kann aber auch durch Versagen der NNR eintreten.

Die Entstehung chronischer Krankheiten basiert auf einer Besonderheit des Systems. Die Rezeptoren für die Regulatorsubstanzen werden von der Zelle selbst je nach Bedarf auf- und wieder abgebaut. Hormone können ohne die entsprechenden Rezeptoren weder in die Zelle, noch in den Zellkern eindringen.

Bei der Readaptation nach vorausgegangener positiver Adaptation an einen Reiz werden sehr schnell die Corticoidrezeptoren am Zellkern abgebaut, weshalb keine Corticoide mehr einströmen können. Die anabolen Peptide sind deshalb deutlich im Überschuß vorhanden, wodurch (physiologischerweise) eine anabole Stoffwechsellage eintritt.

Wird deren Synthese nun aber nicht rasch genug zurückgefahren, wenn die Genexpression also noch anhält, besteht die Gefahr einer anabolen Entgleisung mit stark verminderter Infektresistenz. Dies könnte durch Corticosteroide verhindert werden, aber nur, wenn diese in den Kern gelangen. Da die Rezeptoren aber bereits abgebaut sind, ist dies jedoch nicht mehr möglich.

Weitere Varianten der gestörten Stoffwechselfunktion sind die anabolen bzw. katabolen Entgleisungen durch externe Faktoren, die in ihrer Vielzahl die Kompensationsfähigkeit des Organismus überschreiten, z. B. Infektionen, Intoxikationen, Überbeanspruchung, Konflikte usw. Plötzliche Ereignisse wie Schock führen direkt zu einer anabolen Entgleisung.

Schock bedeutet
- starke Anflutung der im Übermaß produzierten Peptide an die innere Mitochondrienmembran
- Blockierung der ATP-Synthese u. a. durch Hemmung der NADH-Ubichinonreduktase (anabole Entgleisung)
- sekundär massive Histaminfreisetzung
- entspricht relativem extremen Corticoidmangel.

Gefährdet sind dabei insbesondere sich schnell reproduzierende Gewebe wie Epi- und Endothelien. Die Schockfolgen hängen von der Regenerationsfähigkeit dieser Gewebe ab.

Möglichkeiten sind Schocklunge oder Glomerulonephritis mit anaboler Entgleisung. Therapie der Wahl: sofortige hohe Cortisondosen.

Eine andere Ursache für Stoffwechselentgleisungen nach der katabolen Seite sind Dauerbelastungen wie z. B. der Psycho-Dauerstreß.

Psycho-Dauerstreß bedeutet
- einseitige Vermehrung der Corticosteroide und Katecholamine
- Zusammenbruch des Synthesestoffwechsels durch übermäßige Radikalbildung (katabole Entgleisung).
- gestörte Hypothalamus-Hypophysen-Nebennierenschiene
- durch Psyche blockierter STH-Releasing-Faktor.

Gegensteuerung wäre sonst über STH möglich.

Die Folgen von Schock und Psycho-Dauerstreß werden als „negative Belastungsadaptation" bezeichnet und führen zur „positiven", bzw. „negativen" Anergie. Die Ursachen sind in der Schiene Hypothalamus-Hypophyse-Nebennierenrinde zu suchen.

Bei Beurteilung der Auswirkungen psychischer Belastungen auf den Organismus müssen plötzliche, kurzdauernde Einwirkungen (Schock) von langdauernden Belastungen (Psycho-Streß) unterschieden werden.

Bezogen auf den Stoffwechsel können wir deshalb zusammenfassend sagen:

Anabole Entgleisung heißt
- Synthesen laufen langsamer ab (Energiemangel)
- später einsetzender Zellteilungsmechanismus (dadurch werden Zellen immer größer)
- Oxidations- und Hydrolysekapazität sinken (dadurch werden z. B. das Epi- bzw. Endothel und die Basalmembranen immer dicker)
- ganz am Ende steigt die Hydrolyseaktivität mit völliger Funktionsuntüchtigkeit der Zellen

Katabole Entgleisung heißt
- Oxidation und damit Radikalbildung nimmt zu
- Zellen kommen immer kleiner, immer weniger ausgereift zur Teilung. Epi- und Endothel werden immer dünner, immer labiler bis zur Funktionsuntüchtigkeit
- am Schluß ist die Oxidations- *und* Hydrolyseleistung gesteigert

Die Betrachtung der auslösenden Ursachen ist jedoch nur die halbe Wahrheit. Die andere Hälfte wird durch die Strukturierung des Organismus selbst und damit die Konstitution vorgegeben.

Die **Konstitution** prägt entscheidend die Stoffwechsellage.

Der **Astheniker** reagiert katabol mit hoher NNR- und Thyroidea-Aktivität und geringer STH-Wirkung. Wegen gleichzeitigem Sympathikotonus resultieren Nervosität und Empfindlichkeit, dadurch auch Neigung zu Gastritis und Ulcera, sowie ulceröser Lungen-Tb.

Der **Pykniker** wartet primär mit einer anabolen Reaktionslage auf. Die NNR zeigt niedrige Aktivität. Das Insulin dominiert gegenüber dem STH, so daß außerhalb von Leber und Fettgewebe liegende Gewebe durch STH-Mangel katabol einreguliert werden. Hier dominiert Hochdruck, hohe Serum-Lipidspiegel und KHK.

Der **Athletiker** zeigt **ausgewogene Relation** zwischen Corticosteroiden und anabolen Faktoren, neigt daher weniger zu Entgleisungen.

Im Überblick bedeutet dies:
- Der Astheniker reagiert **insgesamt** katabol
- Der Pykniker reagiert in Leber und Fettgewebe anabol, sonst ebenfalls katabol.
- Der Athletiker ist ausgeglichen.

Die Funktion des Abwehrsystems ist polar. Die Phagozytose benötigt einen hohen Energiestoffwechsel (katabol), die Antikörperbildung einen hohen Synthesestoffwechsel (anabol).

Allergien treten bevorzugt bei anabolen Stoffwechsellagen auf. Bestehende Infektanfälligkeit spricht für katabole Stoffwechsellage. Liegt beides vor, müssen Prioritäten gesetzt werden! Die Entgleisung kann durch eine Infektion eingeleitet werden.

Die STH-Freisetzung erfolgt oscillierend und steigert physiologischerweise die Infektresistenz. STH ist als polarer Gegenspieler des Insulins anzusehen. Durch einen BZ-Anstieg im Serum wird neben Insulin gleichzeitig Somatostatin freigesetzt, das die STH-Ausschüttung hemmt. Dies führt zu Katabolismus mit daraus resultierender erhöhter Infektanfälligkeit.

Kartoffeln und Karotten führen zu einem wesentlich höheren Insulinausstoß als Rohrzucker. Gleichauf liegen Mehlprodukte, etwas geringer ist er bei Reis.

Durch Einschränkung der KH-Zufuhr sinkt der Insulin- und damit der Somatostatin-Spiegel, und STH kann wieder steigen. Psychische Dauer-Belastung führen über das Versagen der STH-Produktion zur katabolen Entgleisung. Übermäßiger KH-Verzehr führt (über den energiekonservierenden Anabolismus in Leber und Fettgewebe) zu Katabolismus in allen anderen Körperbereichen. Statt Somatostatin wird Insulin in die Endo- und Epithelien und das Mesenchym eingeschleust, was zu katabolen Entgleisungen führt.

Der hohe Cholesterinspiegel ist selbst nicht als Risikofaktor anzusehen, sondern unter Zivilisationsbedingungen nur als Indikator für die risikoreiche Stoffwechsellage des „energiekonservierenden Anabolismus" bei zu hoher Kohlehydratzufuhr (!).

Indikationen für Kohlehydratrestriktion
- Arthrose
- Herzinsuffizienz
- Lebererkrankungen
- Katabole Ulcera des Magen-Darm-Traktes
- Pyelonephritis
- Colitis ulcerosa (cave: Autoaggression!)
- Morbus Crohn
- Erhöhter oder erniedrigter Eisenspiegel
- Polyglobulie
- Hypertonie
- Spondylosis
- Infektneigung

- Tumoren
- Karies
- Juvenile Adipositas
- Sonstige Zivilisationskrankheiten.

Kontraindikationen
- Sarkoidose
- Lebercirrhose
- Rheumatischer Formenkreis
- Anaboles Ulcus ventriculi.

Sexualhormone wirken zusammem mit Insulin anabol und führen zu Fetteinlagerungen.

T_3/T_4 wirkt katabol und führt in der Pubertät leicht zu Hyperthyreosen. Durch gleichzeitiges Ansteigen der Corticoide kann ein Pubertätscushing mit Striae auftreten.

Erhöhter Insulinspiegel führt zu Hypertonie, was auch die Arteriosklerose begünstigt. Bei Hypertonie liegt eine katabole Stoffwechsellage vor, was zu erhöhter Kontraktilität führt.

Arteriosklerose ist durch eine katabole Stoffwechsellage im Gefäßendothel charakterisiert, die aus der Somatostatin-bedingten Drosselung der STH-Sekretion resultiert. Als Indikatoren weist sie Hypertonie und Hypercholesterinämie bei kohlehydratreicher Kost auf. Gleichzeitig liegt ein energiekonsumierender Anabolismus in Leber und Fettgewebe vor. Die STH-Insulin-Relation ist zugunsten des Insulins verschoben, was damit gleichzeitig zu erhöhtem Somatostatin führt, was auch durch psychische Belastung eintritt. Nikotin wirkt als Verstärker des Katabolismus.

Lebenserwartung
Optimale Gesundheit und Erreichen eines hohen Alters bedingen die Vermeidung einer Regulatorverschwendung und eine gut funktionierende Belastungsadaptation wie auch -readaptation.

Zu den Regulatoren gehören insbesondere Glucocorticoide und T_3/T_4. Dies wird erreicht durch eine gleichbleibende tägliche Optimalbelastung und Vermeidung zu langer Ruhephasen wie auch Excesse. Dies bezieht sich auch auf die Ernährung. Mit zunehmendem Alter steigt die Gefahr einer gestörten Readaptation.

Beim älteren Patienten kommt oft die STH-Produktion nicht mehr ausreichend in Gang, weshalb STH und anabole Peptide exogen zugeführt werden müßten. Damit könnten auch Nebenwirkungen einer evtl. notwendigen Corticoidtherapie abgefangen werden.

Thyroxin wird als Geriatricum schlechthin bezeichnet. Ebenfalls sehr wirksam sind Orotsäure, Procain, Ginseng, etc. Wichtig ist allerdings, daß **alle drei** Faktoren gleichzeitig, im richtigen Mengenverhältnis zueinander, ohne die Eigenproduktion zu unterdrücken, substituiert werden.

Die Umsetzung der Theorie in die Praxis

Nach den vorangegangenen grundlegenden theoretischen Ausführungen, die sich auf eine Unzahl experimenteller Arbeiten weltweit und somit auf ein breites gesichertes Wissen stützen, das von Lutz und Schole in einer Fleißarbeit und unter Hinzufügung sehr vieler eigener Forschungsergebnisse zusammengetragen wurde, wenden wir uns nun den praktischen Gesichtspunkten zu, die sich daraus ergeben.

> **« Krankheitsbilder, ob anabol oder katabol sind ähnlich, erfordern aber konträre Behandlung. »**

Wenn ein neuer Patient mit einer chronischen Krankheit vor uns steht, so wird uns in Zukunft nicht nur die Diagnose, sondern vor allen Dingen die zugrundeliegende Stoffwechsellage, d.h. die Reaktionslage, in der er sich befindet, interessieren.

Die Kontrolle der Stoffwechsellage ist sehr schwierig. Der Nachweis von Cortisol und T_3/T_4 im Serum ist noch gut zu bewerkstelligen. STH schwankt jedoch zu stark, weshalb die Bestimmung sinnlos ist. Es bliebe noch der Insulinspiegel und mit ihm der „firoblast growth factor".

Die Gesamtzahl der anabolen Peptide ist noch gar nicht vollständig erforscht, und eine Bestimmung fällt deshalb aus. Somit bleibt die Beurteilung der anabolen Seite im Dunkeln. Aber auch die katabole Seite kann nur in Relation zur anabolen Situation richtig beurteilt werden. Erschwerend kommt hinzu, daß einige Organe katabol, andere dafür gleichzeitig anabol arbeiten, was z. B. für den Pykniker und auch sonst für einen erhöhten Insulinspiegel gilt.

An bioenergetischen Untersuchungen sind VEGA-DFM, SEG, Thermogramm oder Decoder geeignet, um zumindest einige Reaktionslagen herauszufischen, z.B. die Hyperergie oder die Hypoergie. Die Einteilung ist jedoch sehr grob. Was uns also bisher fehlte, war eine zuverlässige Testmethode für die Stoffwechselsituation. Dies ist nun mit dem neuen Stoffwechseltester VEGA-STT möglich. Die praktische Anwendung wird im speziellen Teil des Buches beschrieben.

4.5.2   Stoffwechselleistungen und energetische Verhältnisse

Um die enormen Leistungen, zu denen unser Organismus unter normalen Bedingungen (d.h. einem Zellpotential von -70 bis -90 mV) fähig ist, zu verdeutlichen, folgende Beispiele:
- Eine Zelle verfügt über ca. 3000 Enzymsysteme
- Stoffwechselvorgänge, d.h. Enzymaktivitäten werden mit einer Frequenz von 6.25 x 10^{12} Hz gesteuert. Diese enorm hohe Geschwindigkeit ermöglicht zwischen 30 000 und 100 000 chemische Reaktionen *pro Sekunde* (!) für jede Zelle
- Biomoleküle reagieren im fs-Bereich (Femtosekunde = 10^{-15} sec.) und wechseln zwischen cis- und trans-Zuständen hin und her

- Die Art der Steuerung kann deshalb nur energetischer Natur sein; chemische Steuermoleküle (z.B. Chalone) sind viel zu träge. Außerdem muß der Steuerimpuls exakt und unverwechselbar, also *hochkohärent* und *codiert* sein. Diese Anforderungen erfüllen die von Popp gefundenen laserartigen Photonenimpulse aus der DNS, die Solitonencharakter aufweisen (s.a. Forschungen von W.R. Adey)
- Pro Sekunde sterben 10^7 Zellen ab und werden neu gebildet. Das sind in 12 Stunden 500 Milliarden
- Das gesamte Dünndarmendothel wird jede Woche komplett erneuert
- Pro Stunde werden 200 Millionen Erythrozyten neu gebildet
- In 90 Sekunden werden in den Plasmazellen (enthalten 10^6-10^7 Ribosomen) viele Millionen Antikörper gebildet. Jeder Antikörper besteht aus ca. 1200 Aminosäuren
- Pro Tag werden ca. 70 kg ATP auf- und abgebaut.

> **« Alle dynamischen Prozesse spielen sich an Oberflächen und Grenzflächen ab, nicht im Innern! »**

Eine Grundvoraussetzung für die hohe Umsatzgeschwindigkeit und den geordneten Ablauf chemischer Reaktionen stellt die Umgebung dar, in der sie ablaufen. Die Verhältnisse im Reagenzglas sind grundsätzlich anders und deshalb nicht vergleichbar. Hier laufen die Reaktionen bis zum thermischen Gleichgewicht ab und kommen dann zum Stillstand. Im Organismus existieren jedoch *dissipative Strukturen* fernab vom thermischen Gleichgewicht. Die Membranspannung lebender Zellen beträgt 10^7 V/m. Durch diese enorm hohe Spannung werden alle Makromoleküle (Proteine) in der Membran entlang der Feldlinien ausgerichtet. Dies verstärkt gleichzeitig den Dipol-Charakter der Moleküle (und damit ihre Eigenschaft als Minisender) und führt auf Grund der hohen *Resonatorgüte der Zellen* zu einer extrem hohen Ansprechbarkeit gegenüber steuernden EM-Feldern. Die niedrigste, vom Körper registrierte und eine Reaktion auslösende Spannung ist 8 Volt (bei Allergikern); das entspricht weniger als 1 Picowatt/m^2! Der Membranleitwert (Dielektrizität) ist aber nicht konstant 10^7 V/m, sondern verhält sich nichtlinear.

Regenerationsvorgänge brauchen ein elektrisches Hochspannungsfeld. Dies ermöglicht als äußere Bedingung z.B. das Nachwachsen des Eidechsenschwanzes oder Teilen des Regenwurmes. Beim Menschen wäre die Regeneration von Gliedmaßen prinzipiell möglich, da das formgebende Transfeld, bzw. L-Field (nach H. Burr) immer vorhanden ist. Der menschliche Organismus kann aber wegen der Größe bzw. Länge der Glieder dieses Hochspannungsfeld nicht aufbauen. Folgt man diesen Gedanken, so könnte mit einfachen Mitteln bei Frischamputierten oder Unfallverletzten über Monate hinweg mit Hilfe einer hohlen, elektrisch leitenden Prothese, an die eine Gleichspannung angelegt wird, die Regeneration bis zur völligen Wiederherstellung gefördert werden. Die Polung ist dabei jedoch sehr entscheidend. Der Minuspol muß innen, der Pluspol außen liegen, sonst erfolgt genau das Gegenteil, nämlich Degeneration! (Vgl. Zyklotronenresonanz in Kapitel 4.3.5.)

4.5.3   Auswirkungen von Dauerstreß

Der Funktionszustand des Gewebes hängt von drei Kriterien ab, die genau aufeinander abgestimmt sind:
- der Zelle mit ihrem Potential von -70 bis -90 mV
- den steuernden kybernetischen Regelkreisen
- der rhythmischen ATP-Synthese im 1,5-Minuten-Takt.

Der Aufbau des Zellpotentials wird aktiv durch die ATP-abhängige Kalium-Natrium-Pumpe bewirkt. ATP wird nichtkontinuierlich im Minutengrundrhythmus freigesetzt (vgl. Kap. 4.4.1). Kommt es zu einer Chaotisierung desselben, kann sich auch die Zelle nicht vollständig repolarisieren.

Im chronisch kranken Gewebe finden wir ein z.T. stark erniedrigtes Potential, wodurch die Zellen nicht mehr zu ihrer normalen Stoffwechselleistung fähig sind. Es kommt dabei nicht nur zu einer Entgiftung mit Vakuolenbildung und Toxineinlagerung in die Zelle. Schlacken und Gifte werden auch außerhalb der Zelle in das Mesenchym abgelagert, was zu einer verlängerten Transitstrecke mit Substratverarmung, aber auch zu einer Störung der Informationsübertragung führt.

Die kybernetischen Regelkreise können bei so einem geschädigten Gewebe dann nicht mehr steuernd eingreifen, oder es kommt zu Fehlsteuerungen. Obendrein sind sie selbst energieabhängig, was bei ATP-Verarmung zu Problemen führt.

Der pathologische Zustand, in dem sich das Gewebe befindet, wird als Terrainschädigung oder Störung des Zellmilieus bezeichnet. Dieser „Zustand" ist es, der den Organismus entfernt von seiner stabilen Mitte schwingen läßt. Er ist die eigentliche Ursache dafür, daß Allergien auftreten. Die Toleranzschwelle ist abgesunken. Bei schweren Schädigungen des Terrains reagiert der Körper auf alles, auf jeden Input allergisch, weil er Reize nicht mehr normal verarbeiten kann und deshalb auf generelle Abwehr geschaltet hat. Die Allergie ist deshalb nur als äußeres sichtbares Symptom für die Störung des Zellmilieus anzusehen.

Weitere Anzeichen für den gleichen Zustand sind auf stofflicher Ebene die Mykosen, bzw. die Dysbiose des Darmes. Deshalb sind Mykosen nur über eine Terrainsanierung auszuheilen, niemals aber direkt über eine antimykotische Therapie. Damit kann man den Pilz allenfalls kurzzeitig zurückdrängen. Nach Absetzen der Behandlung ist er dann schlimmer als vorher wieder da.

Die zugrundeliegende Ursache für die Terrainschädigung ist multifaktoriell und wird als **Dauerstreß** bezeichnet. Darunter werden viele Einzelbelastungen einschließlich des psychischen Stresses, der hier übergeordnet ist und nachgewiesenermaßen zu einer Immunsuppression führt, subsummiert (vgl. Abb. 38). Hieran wird deutlich, daß es bei der Krankheitsentstehung keine lineare Kausalität gibt.

Im Reizzustand werden von den Fibroblasten laufend Proteoglykane und Strukturglyko-
proteine synthetisiert. Deshalb führt Dauerstreß auch zu einer unphysiologischen
Umstrukturierung der Grundsubstanz als Zeichen des Voralterns, da die Hyaluronidase
durch das Streßhormon Adrenalin und die Matrixsynthese der Fibroblasten durch Kortisol
gehemmt wird. Die Empfindlichkeit der Grundsubstanz gegenüber unphysiologischen
Reizen, vor allem wenn sie ständig auch nur mit geringer Intensität einwirken, ist sehr
hoch und ausgesprochen destruktiv. Streß kann sogar direkt neuronal über Sympathikus
– Parasympathikus auf die Mastzellen wirken und damit die Freisetzung von Mediatoren
beeinflussen, was für die Entstehung von Allergien von Bedeutung ist.

Angelpunkt für die Wiederherstellung normaler Zellfunktionen ist somit die Entgiftungs-
funktion der Zelle, die durch die Wiederherstellung eines normalen Zellpotentials
normalisiert wird. Die Entgiftungsleistung einer gesunden Zelle ist enorm und würde
auch mit noch stärkeren Schadstoff-Belastungen fertig werden, als wir sie heute haben.
Leider sind aber die depolarisierenden Einflüsse (Dauerstreß und Mikrowellensmog)
ebenfalls in steigendem Maße vorhanden, was zu einer Potenzierung führt. Der
Therapieansatz – um es vorwegzunehmen – liegt auf der Hand. Die Schadstoffe werden
wir so schnell nicht abschaffen können, aber die normale Zellfunktion kann wieder
hergestellt werden über eine Normalisierung des Zellpotentials. Dies erfolgt über die in
Abb. 38 dargestellten Entlastungsmaßnahmen. Das Absinken der Zellspannung als
energetischer Vorgang ist an das Redoxpotential des Zytochroms a, das Warburg-Ferment
gebunden. Der Zusammenbruch der Spannung dieses Fermentes und der Katalase, die
bei beiden + 250 mV beträgt, ist der Beginn eines jeden pathologischen Geschehens. Der
Stoffwechsel wird dadurch von aerob auf anaerob umgeschaltet, was Gärung bedeutet.
Das tritt nicht nur bei Krebs, sondern in unterschiedlichem Ausmaß bereits bei anderen
chronischen Krankheiten auf. Der Organismus versucht auf der hormonellen Ebene durch
Kortisolausschüttung (wirkt katabol) gegenzusteuern, weshalb ein Merkmal chronischer
Krankheiten der permanent erhöhte Kortisolspiegel ist, bis es zur Nebenniereninsuffizienz
kommt.

Auswirkungen von Dauerstress
- Dauerdepolarisation der Zellen
- Dauerazidose des Gewebes
- Gärung durch Hemmung des Warburg-Fermentes a/3 und der Katalase
- Daueröffnung der Anastomosen mit Mikrozirkulationsstörungen
- dauernd erhöhter Kortisolspiegel (Katabolismus) als Gegensteuerung mit nachfolgen-
  der endokriner Insuffizienz (Anabolismus).

Die „moderne" Betrachtung von Krankheiten geht davon aus, daß der Organismus nur
ernsthaft krank werden kann, wenn er durch Dauerstreß ständig aus seinem Gleichgewicht
gebracht wird. Das erhöht seine Anfälligkeit für andere Reize (z.B. Krankheitskeime,
Unterkühlung, Ärger), wodurch Symptome auftreten, die den „Ausbruch" der Krankheit
anzeigen (Abb. 39).

Wie aus dieser Abbildung ersichtlich ist, reagiert der Organismus (der keine Regulationsblockade aufweist), wenn er „in seiner Mitte" ist, auf einen Störreiz nur mit einer minimalen Reizantwort. Das heißt, ein gesunder Mensch wird beim Kontakt mit einem Grippevirus dreimal Niesen. Damit ist die Angelegenheit für ihn erledigt. Derjenige, dessen Organismus sich aber durch Dauerstreß außerhalb seines Gleichgewichts befindet, reagiert viel massiver *auf den gleichen Reiz* und wird krank werden. Hieran sollte deutlich werden, daß für den Ausbruch *chronischer* Krankheiten immer drei Mechanismen erforderlich sind:

– mehrere Dauerstreßfaktoren
– ein auslösender Reiz
– der konstitutionelle Schwachpunkt.

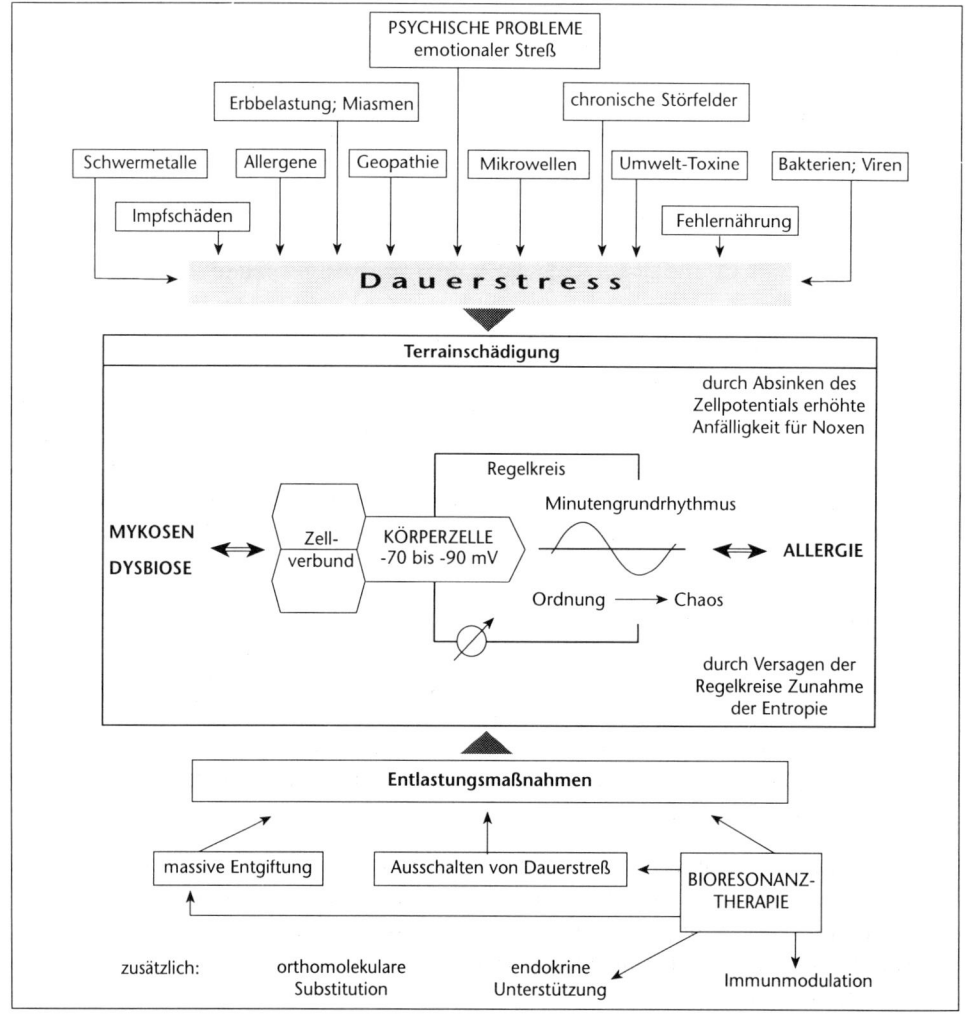

Abb. 38: Terrainschädigung durch Dauerstreß

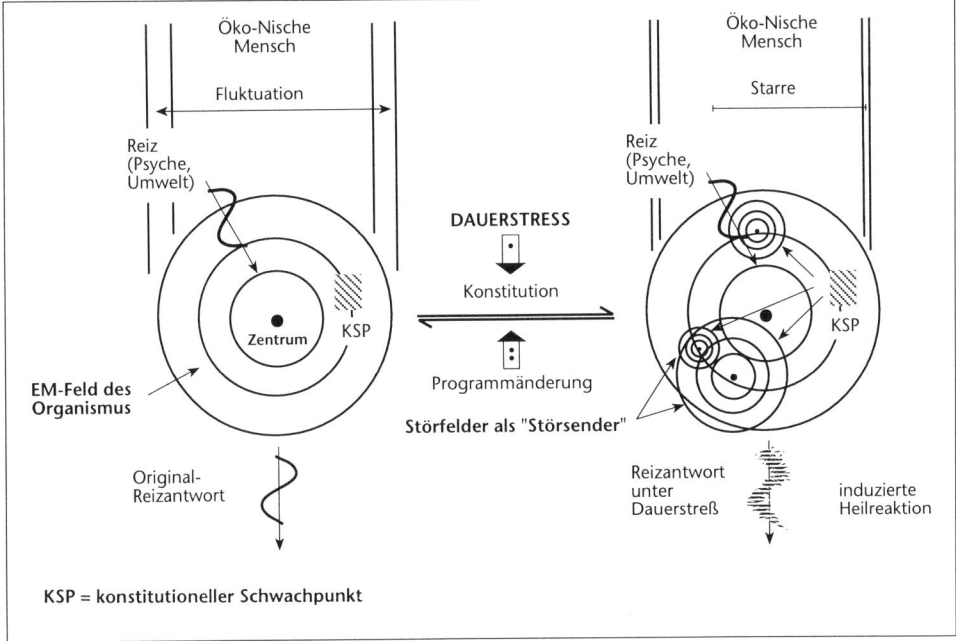

Abb. 38a: Veränderungen der Reizantwort unter Dauerstreß

Therapeutisch können wir hier eingreifen, indem wir das falsche konstitutionsbedingte Abwehrprogramm durch das richtige ersetzen (vgl. Kap. „Kombinierte Konstitutions-Therapie (KKT)" im spez. Teil).

Durch die veränderte energetische Situation kann der Organismus dann seinen Dauerstreß wie einen Fremdkörper abstoßen. Unter bestimmten Voraussetzungen wird der Auslöser dem Organismus erneut unter den stabilisierten energetischen Verhältnissen (dem korrigierten Programm) präsentiert.

Damit können echte Heilreaktionen eingeleitet werden, die in einer durchgreifenden Veränderung des Energiefeldes bestehen, unter Berücksichtigung der Einheit von Körper, Geist und Seele. Die hochkohärente pathologische Schwingung kann aufgelöst und wieder in eine physiologische fluktuierende Oscillation übergehen.

Tumoren erscheinen unter diesem Blickwinkel in einem völlig neuen Licht. Sie sind zunächst einmal das sichtbare Bild einer versuchten Heilreaktion des Organismus. Ihr chronischer Verlauf spricht aber für ein eklatantes Fehlprogramm. In Erkennung und Dechiffrierung ist also einiges schiefgelaufen.

Folgende Schritte sind nötig:
– Fehlprogramm durch neues ersetzen
– Dauerstreß darunter auflösen
– Auslöser unter stabilen Verhältnissen neu präsentieren (Abb. 38b).

Der Auslöser liegt sehr oft auf psychischer Ebene und kann beim Tumorpatienten beispielsweise ein Psychoschock sein.

Der Ort des Krankheitsgeschehens ist individuell verschieden, ebenso die Symptome und wird vom konstitutionellen Schwachpunkt jedes Einzelnen bestimmt und festgelegt. Somit wird bereits mit der Geburt eine Dispositon, eine Anfälligkeit für bestimmte Krankheiten vorgegeben (genetisch determiniert).

Diese müssen jedoch nicht zum Ausbruch kommen. Es fehlt noch der Auslöser, der aber als Schlußstein einer ganzen Kaskade zu sehen ist. Dies braucht dann nur noch eine Minimalbelastung zu sein, ein letzter Tropfen, der das Faß zum Überlaufen bringt.

Die Kaskade baut sich auf duch ein multifaktorielles Geschehen, d.h. einem Zusammenspiel von exogenen Einflüssen (Umwelt), endogenen Faktoren (Innenwelt), der Stoffwechsellage, der psychischen Situation und dem Maß der Kompensationsfähigkeit.

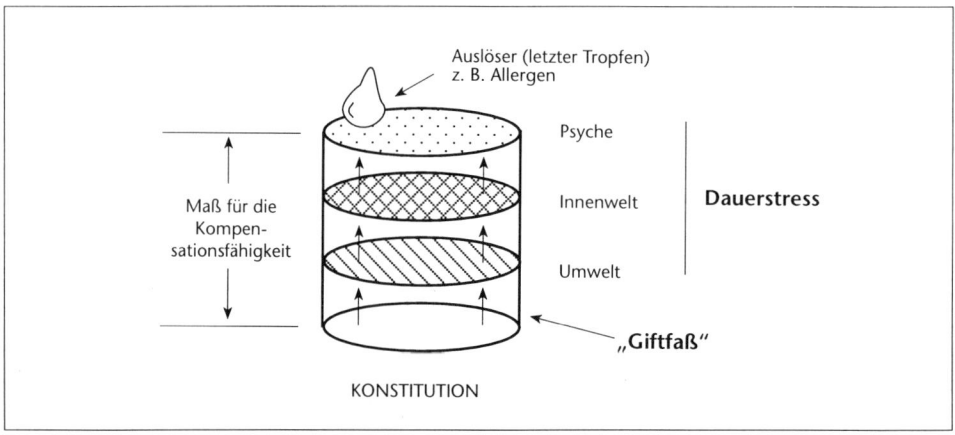

Abb. 38b: Konstitutionsabhängige Speicherkapazität des Organismus

Krankheit tritt aber nur dann ein, wenn einerseits die Kompensationsmöglichkeiten des Organismus erschöpft sind (ebenfalls eine Frage der Konstitution) und damit keine Möglichkeit der Ausregulation der Belastung mehr besteht. Eine eingeschränkte Regulation in den bioenergetischen Testverfahren kündigt deshalb immer das bevorstehende Ende der Kompensation an. Andererseits ist die psychische Situation verantwortlich für die Labilisierung des Organismus, denn sie hat wesentlichen Einfluß auf die Kompensationsmöglichkeiten.

Solange der Mensch in seiner stabilen Mitte ruht, kommt die Krankheit nicht zum Ausbruch. Die geistig-seelische Situation ist der körperlichen Ebene übergeordnet.

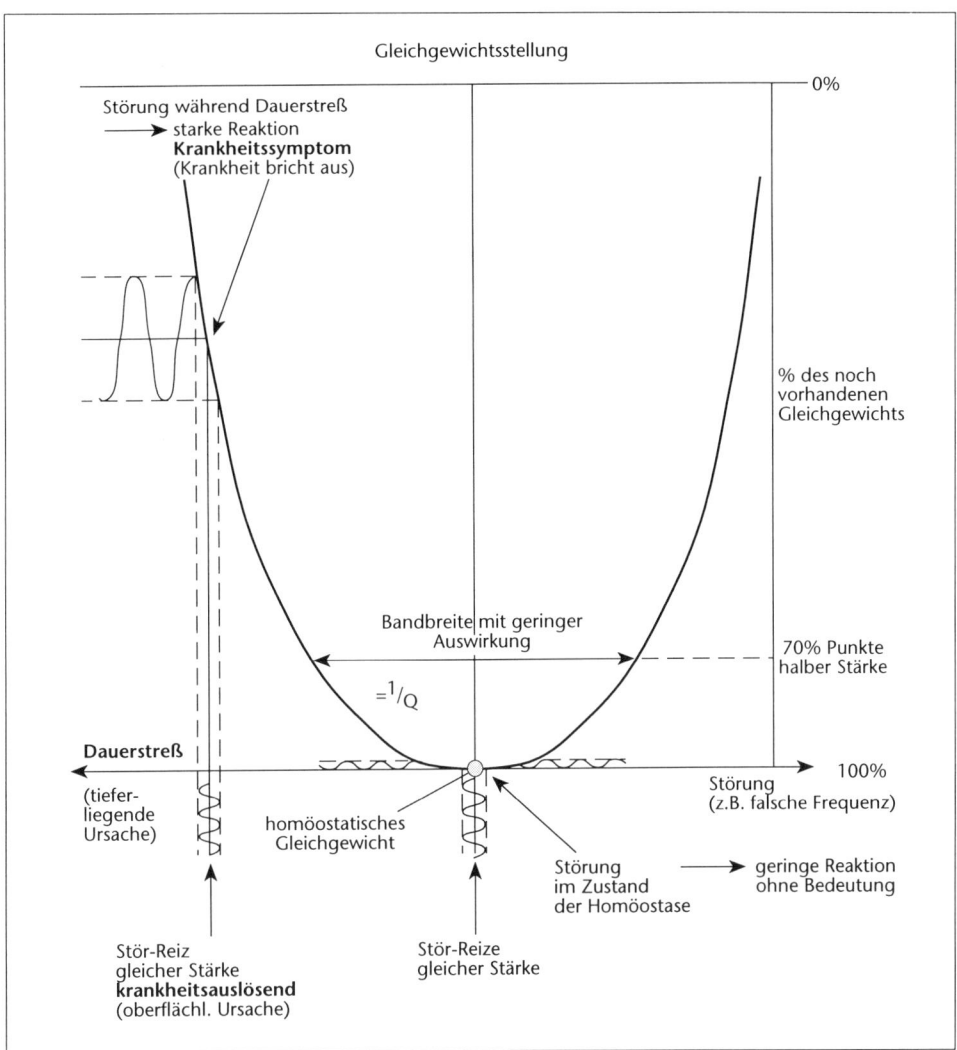

Abb. 38c: Resonanz in einem stabilen regulatorischen System und im Zustand des gestörten Gleichgewichts (aus „Electromagnetic Man", C.W. Smith, modifiziert nach Köhler)

Wenn wir unter diesem Aspekt eine chronische Krankheit betrachten, dürfen wir nicht am sichtbaren Symptom (z.B. bei der Neurodermitis die Haut) stehen bleiben, denn das ist nur der Schwachpunkt des Organismus, der Ort des „Ausbruchs". Sondern wir müssen nach dem tieferliegenden Grund (Dauerstreß) fahnden, der den Organismus aus seiner stabilen Mitte herausgedrängt hat. Im gleichen Sinne sind die Auswirkungen von kanzerogenen Stoffen zu sehen. Sie können nur dann tatsächlich eine maligne Transformation hervorrufen, wenn der Organismus bereits anderweitig dauernd belastet ist. Eine besonders empfindliche Region für die Folgen der chronisch entzündeten Matrix ist der

Hypothalamus. Durch den ständigen pathologischen Informationsfluß über das Rückenmark werden Hypothalamuskerne ständig aktiviert und erschöpfen sich dadurch.

Dies hat wieder eine entscheidende Bedeutung für die Hypophysen-Nebennieren-Achse. Die zu beobachtende vermehrte Entzündungsbereitschaft im Alter ist durch die dann summarisch eingetretene Belastung des Grundsystems mit allen möglichen Umweltgiften und Stoffwechselschlacken erklärbar.

Therapeutisch bedeutet das, sich um das Symptom „kranke Haut" des Neurodermitikers *nicht direkt* zu bemühen, sondern an die z.B. für den Dauerstreß verantwortliche Nahrungsmittelallergie herangehen. Der Organismus wird davon entlastet. Nach Rückkehr in seine Mitte können wir den Heilungsprozeß seiner (wieder normalen) Regulationsfähigkeit überlassen.

Werden die Organe mit ihren Toxinen nicht fertig, bedienen sie sich sogenannter „Hilfssysteme", die als Zwischenlager oder Ventil verstanden werden müssen. Pickel auf der Haut sind deshalb ein Zeichen mangelhafter Entgiftungsleistung des Dickdarms, Arthrose ein Zeichen unzureichender Gallenfunktion usw.

Hilfssysteme

Leber	→	Fett
Lunge	→	Bindegewebe
Herz	→	Kreislauf
Dünndarm	→	3- E
Blase	→	Allergie (Thymus oder Genitale)
Galle	→	Gelenke
Magen	→	Nerven (autonom, Motorik, Schmerz, ZNS)
Milz / Pankreas	→	Nerven (Psyche)
Dickdarm	→	Haut

4.5.4 Störfeldeinflüsse

▲ Was verstehen wir unter Störfeldern?

Zunächst muß unterschieden werden zwischen Störfeld und einem Herd. Dieser stellt ein klar definiertes materielles Substrat dar. Nach *Pischinger* ist ein Herd *der Rest einer Entzündung mit nicht mehr resorbierbarem Material.*

Jeder Herd hat ein pathologisches Schwingungsmuster, das in seine Umgebung abstrahlt. Dieser energetische Aspekt macht das Störfeld aus. Störfelder können nur dann auftreten, wenn zwischen den Bindungskräften der Molekülbrücken und den Polarisationskräften eine für den Organismus wichtigen Information, keine (fast) Gleichheit besteht. Es handelt sich dabei um Symmetriebrechungen (Del Giudice). Diese können lokal wirksam sein oder auch Fernwirkungen entfalten (vgl. Kap. 4.3.6.) und sich in entferntere Körperareale projizieren. An den Projektionsstellen können sich dann bei langdauernder Einwirkung ebenfalls pathologische Substrate, Myogelosen oder Verkalkungen bilden, die dann natürlich sekundär sind.

Aus energetischer Sicht sind Störfelder Bereiche mit
- einem hochkohärenten Schwingungsmuster
- einem stark verminderten Zellpotential
- einem gestörten Informationsfluß
- einer vorliegenden Ladungsumpolung.

Wenn bei der Störfeldsanierung nur chirurgisch vorgegangen wird, kann nur Punkt 1 erfaßt werden. Die übrigen Kriterien bleiben bestehen, weshalb Folgeschäden eintreten können, z.B. die gefürchtete Kieferostitis nach Zahnextraktion oder Wurzelspitzenresektion. Erst die energetische Behandlung mit der Bioresonanz-Therapie schafft klare Verhältnisse. Wenn schon der chirurgische Eingriff nicht zu vermeiden ist, sollte unbedingt eine Nachbehandlung erfolgen.

Störfelder sind immer dann anzutreffen, wenn Erkrankungen nicht biologisch behandelt oder unterdrückt wurden und dadurch nicht auf natürliche Weise ausheilen konnten. Ausheilen heißt, daß die Folgen von Entzündungen (= Abwehrvorgängen) durch ausreichend viele Makrophagen beseitigt werden, und daß es keine Defektheilung mit Narbenbildung gegeben hat, da Narben auch Störfelder darstellen.

Wie unnatürlich eine antibiotische Behandlung (lat.: anti bios – gegen das Leben) ist, sei kurz verdeutlicht. Nachdem ein ausreichend hoher Blutspiegel erzielt ist, werden die Antibiotika in die Bakterien eingebaut. Da dies nur in einer bestimmten Wachstumsphase geschehen kann, erfolgt dieser Vorgang relativ gleichmäßig. Während der Mitose kommt es innerhalb weniger Minuten zum Platzen und Absterben von Millionen von Keimen. Die giftigen Substanzen versickern anschließend im Gewebe, weil gar nicht so viele Makrophagen da sein können, um diese „Grundwasserverseuchung" (Pischinger'sches Grundsystem) abzufangen. So haben wir unser Störfeld für das ganze Leben mit zusätzlicher Blockade des Immunsystems für 4-5 Monate (s.o.). An diesem Beispiel sollte deutlich geworden sein, daß zur antibiotischen Behandlung nur im Notfall gegriffen werden darf, um Leben zu retten, aber niemals routinemäßig, so wie es heute leider oft geschieht.

Eine gründliche Anamnese gibt uns Aufschluß über relevante Störfelder, wobei dies noch zusätzlich mit Kinesiologie oder Nosodentestungen abgesichert werden kann. Allerdings taucht nicht alles in der Anamnese auf, da nicht jede frühere Infektion auf Grund eines gesunden Terrains zum Ausbruch kam z.B. Toxoplasmose, Coxsackie, Tuberkulose.

▲ Welchen Einfluß haben Störfelder auf den Körper?

Narben (auch disseminierte Narben in Geweben) wirken sich dann besonders störend aus, wenn sie den Verlauf eines Akupunktur-Meridians kreuzen. Hier blockieren sie den Informationsfluß, was üble Langzeit-Folgen haben kann.

Die Ablagerungen im Grundsystem verhindern meist die normale Repolarisation der Zellen, wodurch die Funktion geschwächt wird. Der Körper muß bei Störfeldern kompensatorische Maßnahmen ergreifen, die ihn Energie kosten. Es gibt auch psychische Störfelder (Blockaden), die zu Muskelverspannungen im Segment (s.a. Kapitel 4.6) führen. Hier kann sehr viel Energie gebunden werden die dem Körper verlorengeht und zu einer Schwäche des Segments führt. Lokale Behandlungen, z.B. Massagen, haben deshalb durchaus ihren Sinn und können sogar doppelt wirksam sein (Schmerzbefreiung und Energiefreisetzung).

Was bis jetzt noch nicht angesprochen wurde, sind die Viruserkrankungen und latente (schwelende) Entzündungen. Beiden gemeinsam ist, daß hier nur eine Pattsituation eingetreten ist. Bei einer Abwehrschwäche könnte die Entzündung sofort wieder Oberhand gewinnen, d.h. die Störfelder können dekompensieren. Meist liegen im Körper beide Varianten vor – alte Störfelder, die die Funktion beeinträchtigen, aber nicht selbst krankmachen und chronische, infektionsbedingte Entzündungen, die jederzeit dekompensieren können. Alles muß vom Organismus „unter Kontrolle" gehalten werden, was viel Kraft kostet. Deshalb genügt manchmal ein kleiner Anstoß, um dann „aus heiterem Himmel" schwer krank zu werden (vgl. Abb. 38b).

Störfelder aus energetischer Sicht

Wenn wir uns vom substantiellen Denken lösen und diese Vorgänge aus energetischer Sicht betrachten wollen, so nehmen wir uns einmal folgendes Beispiel vor (s. Abb. 39). Die folgenden Ausführungen bilden die Grundlage für *jede* naturheilkundliche Betrachtung von Krankheiten. Wer dieses Prinzip verstanden hat, wird sich auch in anderen Therapiemethoden leichter zurechtfinden.

Ein Patient hat eine chronische Cholezystitis, verspürt aber keine Beschwerden. Diese Entzündung ist voll kompensiert. Lokal hat sich ein Histiozytenwall gebildet, die Gallenblasenwand ist verdickt, aber Rötung, Überwärmung oder Schmerz als klassische Entzündungszeichen sind nicht nachweisbar.

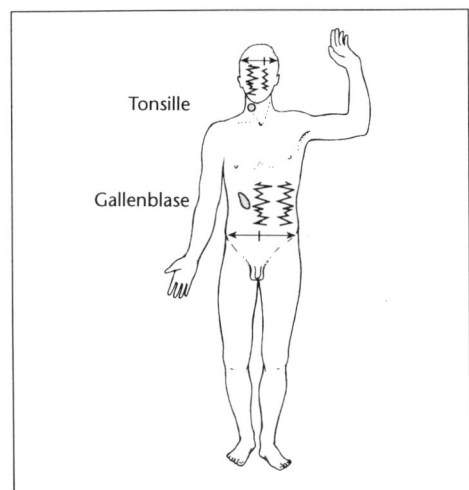

Abb. 39: Dekompensierter Kopfherd, kompensierter Bauchherd

Wie in Kapitel 3 ausgeführt, hat jedes Gewebe ein eigenes spezifisches EM-Frequenz-muster. Natürlich haben wir das auch in diesem Falle vorliegen. Der Entzündungsherd als solcher weist ein spezifisches, pathologisches Schwingungsspektrum (mit fehlender Fluktuation) auf, was auf der rechten Körperseite schematisch als Kurve dargestellt ist. Da diese Schwingung die physiologischen Körperschwingungen erheblich stört (Interferenz) versucht das Abwehrsystem des Organismus durch eine exakt phasengleiche, aber spiegelbildliche Schwingung diesen Entzündungsherd zu kompensieren (neutralisieren), was ihm hier voll gelungen ist. Das ist der energetische Aspekt der Abwehrleistung. Der darunter dargestellte Vektor nach rechts wird durch einen gleichgroßen Vektor aufgehoben, d.h. die Abweichung von der gesunden Mitte korrigiert. Die Übersetzung des lateinischen Wortes Remedium (= Heilmittel) lautet wörtlich: zurück zur Mitte.

Nun haben wir in diesem Beispiel aber noch einen Herd, diesmal im Bereich der rechten Tonsille als akute Angina tonsillaris. Warum akut? An der Stärke der pathologischen Schwingung und der nur schwachen kompensatorischen Gegenschwingung sehen wir, daß der Summenvektor nach rechts weist und dadurch die Entzündung ausgebrochen ist. Zu diesen „statischen" Darstellungen sind aber noch einige Erklärungen notwendig. Eine kompensatorische Gegenschwingung zu erzeugen und aufrechtzuerhalten (d.h. wieder aufkommende Störfeldschwingungen durch Gegenimpulse ständig unter Kontrolle zu halten), erfordert laufend einen Energie-Aufwand, wir nennen es „Haltearbeit". Sie wird vom Resonatorsystem DNS der Abwehrzellen geleistet. Dies als Denkmodell.

In diesem Beispiel wurden nur zwei Störfelder dargestellt. In Wirklichkeit müssen wir mit zunehmendem Alter von vielleicht 10, 20 oder 30 Störfeldern ausgehen. Für jedes muß der Organismus Haltearbeit aufwenden, bis an die Grenze seiner Leistungsfähigkeit. Bei der Angina tonsillaris war er nicht mehr in der Lage gegenzusteuern, was zum Ausbruch der akuten Krankheit führte. (Das Faß läuft über, vgl. Abb. 38b.)

Hier wird deutlich, daß nicht die Infektion über den Ausbruch einer Krankheit entscheidet, sondern das Terrain, in unserer Sprache – die Kompensationsfähigkeit. Die Möglichkeit des Organismus also, die Eigenschwingungen der Bakterien oder Viren durch gezielte Gegenimpulse zu neutralisieren. Damit wird diesen Krankheitskeimen die Lebensgrundlage entzogen. Die Virulenz eines Keimes wird durch die Kohärenz seiner Eigenschwingung bestimmt. Therapeutisch würden wir also kein Antibiotikum geben, sondern versuchen, das was der Körper selbst nicht mehr tun konnte, zu übernehmen. Mit Hilfe der Bioresonanz-Therapie können wir die pathologische Schwingung löschen, indem wir ganz gezielt an der rechten Tonsille die Herdinformation abnehmen (auch als Eiterabstrich) und direkt an dieser Stelle (rechter Hals-Kieferwinkel) als invertierte Schwingung wieder zuführen. Damit wird durch diese Therapie genau jener Vorgang nachvollzogen, zu dem der geschwächte Organismus allein nicht mehr in der Lage ist:

Aufbau einer ausreichend starken Lösch-Schwingung, wodurch die Krankheitskeime geschwächt und dadurch vom Abwehrsystem leicht zu zerstören sind und von den Makrophagen abgeräumt werden können.

Bei chronisch rezidivierenden Verläufen müßte im Intervall eine Störfeldsanierung erfolgen und zwar in diesem Falle des *Gallestörfeldes* (!). Damit bekommt der Körper Energie frei, mit der er das Tonsillen-Störfeld ausheilen kann. Zu beachten ist (bei chronischen Verläufen), daß eine Störfeld-Sanierung durch chirurgische Maßnahmen nur erfolgen darf unter Beachtung der allgemeinen Regulationsfähigkeit. Dies schreibt die „Internationale Gesellschaft für Herd- und Regulationsforschung" zwingend vor. Andernfalls können schwere, kaum zu beherrschende Schübe der Grundkrankheit auftreten (z.B. Rheuma, Multiple Sklerose). Es ist ein wesentlicher Unterschied, ob ein Reiz (oder ein chirurgischer Eingriff) im stabilen Zustand (Mitte) oder im bereits überreizten, labilen Zustand den Organismus trifft. Die Reizantwort (Respons) fällt dann wesentlich stärker aus (vgl. Abb. 38c).

Eines muß hier noch angefügt werden: Wenn wir von Entzündungen im Körper sprechen, z.B. einer Zystitis, dann beschränken wir uns durch die Namensgebung auch gedanklich auf ein Organ, hier die Blase. Und das ist falsch. Unser Körper ist segmentartig aufgebaut, wozu immer ein Wirbelkörper mit der jeweiligen nervalen- und Gefäßversorgung, die entsprechende Muskulatur, Hautzone (Head) und die inneren Organe gehören. Jede Erkrankung in einem Segment stört das gesamte Areal, wobei Organgrenzen keinerlei Hindernis darstellen. Im obigen Beispiel liegt die Blase dem Uterus, den Ovarien und dem Darm auf, wodurch die Entzündung auf die genannten Organe meist auch übergreift, oder von dort ausgeht. Die Ursache einer chronischen Zystitis oder Prostatitis ist sehr häufig eine Dysbiose des Dickdarms, die aber keinerlei Beschwerden macht und daher unerkannt bleibt (s.a. 5-Elemente-Lehre). Weiterhin muß beachtet werden, daß Zahnherde eher selten lokal entstehen, sondern sehr oft Fernwirkungen der zugehörigen Organe sind. Eine Herdsanierung durch Zahnextraktion ohne Behandlung der eigentlichen, peripher liegenden Ursache kann deshalb ein Kunstfehler sein.

Merkmale von Entzündungen

Aus energetischer Sicht sind die Merkmale einer akuten Entzündung
– noch ausreichend hohes Zellpotential
– stark verminderter Ordnungsgrad (Chaos)
– geringe Kohärenz.

Merkmale der chronischen Entzündung (entspricht dem Störfeld) sind
– stark vermindertes Zellpotential
– besserer Ordnungsgrad
– deutliche Zunahme der Kohärenz.

Da jeder Abwehrvorgang mit einer akuten Entzündung beginnt, wird hier die Weiche gestellt für den Krankheitsverlauf. In Abhängigkeit von Konstitution und Disposition sind mehrere Wege möglich, die unten dargestellt sind.

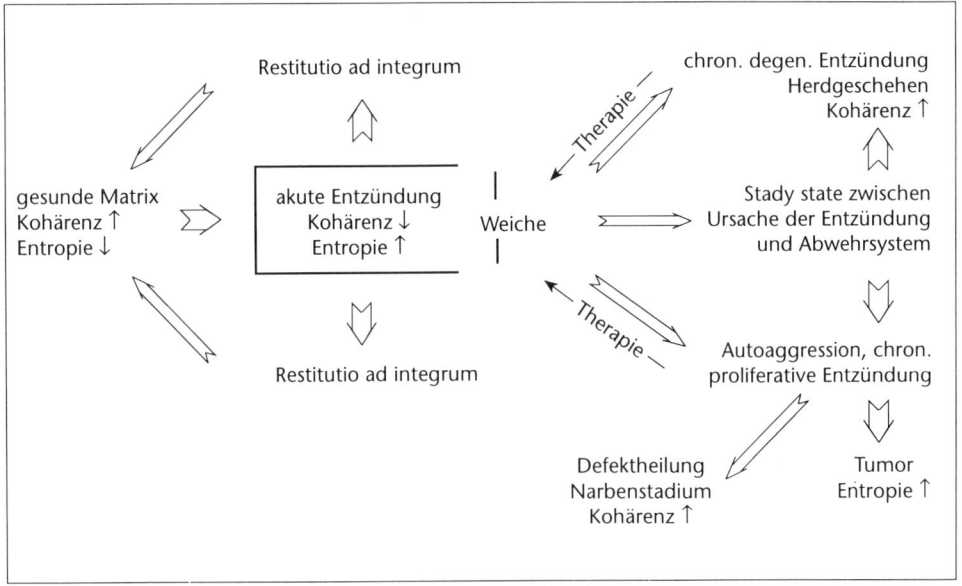

Entzündungsstadien

Jede Entzündung an Wechselgeweben wirkt sich (nach Büchner und Lehmann) gleichzeitig mitogen und differenzierungshemmend aus, was die Grundlage für die Karzinomentstehung bildet. Nach F. Perger und H. Heine gibt es übereinstimmend drei Stadien der Karzinogenese (H. Schlitter):

- **Akute Entzündung** mit typischem Streßsyndrom nach Selye (Schockphase – Gegenschockphase – Rekonvaleszenzphase)
- **Rezidivierende Entzündung** mit Sensibilisierung und verzögertem Reaktionsablauf (Gegenschockphase fehlt, Reizschwelle ist auf ca. 5% herabgesetzt, aber Reaktionszeit stark verlängert)
- **Chronisch progrediente und konsumierende Entzündung** ohne Intervall als unspezifische fakultative Präkanzerose und Voraussetzung der Entwicklung maligner Proliferation (keine Heilungstendenz, schwerste Nebennierenerschöpfung mit Adrenalinmangel und DNS-Verdopplung der Zellen, vermehrtes Auftreten von Hyaluronsäure, Reizschwelle nur noch 1%, völlige Regulationsstarre, anaerobe Glykolyse = Gärung).

Tumoren als Endstadium der Entzündung

Das Tumorgewebe als Endstadium der Entzündung ist charakterisiert durch eine sympathisch-ergotrope Dauerdepolarisation (Erregung) der Matrix, die sich auf die Organzellen überträgt. Hier herrscht eine trophotrope Parasympathikusstarre vor. Diese Polarität zeigt sich auch in der intrazellulären Verschiebung des Kalium (parasympathikomimetisch) – Kalzium (sympathikomimetisch) – Quotienten von 1,4 (normal) bis zu 2,3 in Krebszellen. Kalium überwiegt also bei weitem das Kalzium. Die polare Verschiebung mit nachfolgender Parasympathikusstarre führt zu einer verstärkten Mitoserate. Das Tumorgewebe arbeitet sehr energieaufwendig, was zu einem Verluststoffwechsel führt (Tumoranämie, Kachexie). Weiterhin besteht ein gravierender ATP-Mangel, der zu einer Erschöpfung der $K^+/Na^+/Ca^{2+}$-Ionenpumpe führt.

In verschiedenen Tumorgeweben sind vegetative Nervenfasern nachweisbar. Tumoren wachsen schneller, wenn die sympathischen Nerven in seinem Ausbreitungsgebiet verletzt oder zerstört sind. Das Wachstum gesunder Zellen ist in Krebsnähe eingeschränkt. Die gleichen Wachstumshormone, die im Kindesalter wirksam sind, fördern auch das Krebswachstum. Das Zellwachstum wird zwar hormonell durch STH (somatotropes Hormon) angeregt, es gibt aber einen viel wichtigeren, energetischen Aspekt. Die Wachstumsgeschwindigkeit wird durch Selbstregulation der Zellen beeinflußt. Wenn in einem entzündeten Gewebe große Defekte entstanden sind, wird die Regeneration beschleunigt. Ist der Defekt fast vollständig behoben, wird das Wachstum gebremst. Wenn keine Regeneration mehr erforderlich ist, wird die Mitose gestoppt.

▲ Wie funktioniert so etwas?

Wie bereits früher ausgeführt, handelt es sich nach F.A. Popp bei der DNS um ein Sender-Empfänger-System mit hoher Resonatorgüte. Von dort werden ständig Frequenzen abgestrahlt. Die Schwingungen der einzelnen Zellen treffen dadurch aufeinander, wodurch es zu Interferenzen kommt. Liegen die Zellen weit auseinander (große Defekte oder Degeneration), tritt eine Phasenverschiebung auf. In Abhängigkeit vom Abstand der Zellen kommt es in diesem Fall zu einer *konstruktiven Interferenz*, die die Teilungsrate erhöht. Rücken die Zellen durch ihr vermehrtes Wachstum immer dichter zusammen, wird durch den geänderten Phasenwinkel aus der konstruktiven eine *destruktive Interferenz*. Diese hemmt des Zellwachstum. Dadurch werden bei Regenerationsvorgängen Organgrenzen nicht überschritten. Die Begriffe „konstruktive und destruktive Interferenz" wurden bereits 1955 von Dicke geprägt.

Die Tumorzelle reagiert offensichtlich auf die destruktive Interferenz nicht mehr. Dafür kann es zwei Gründe geben:
- Durch die extreme Reduktion des Zellpotentials (max. -10 mV noch vorhanden), sind die ausgesendeten Frequenzen der DNS zu schwach, um noch Effekte zu erzielen
- Die destruktive Interferenz kann nur eintreten, wenn zwei *gleiche* Frequenzen phasenverschoben aufeinandertreffen. Bei Krebstumoren sehen wir jedoch die unterschiedlichsten Zellformen und auch DNS-Veränderungen, was auch unterschiedliche Frequenzabstrahlungen erwarten läßt.

Trotzdem haben wir mit der destruktiven Interferenz einen Schlüssel zum Krebswachstum in der Hand, der therapeutisch eingesetzt werden kann. Diese Interferenzen können künstlich durch speziell konstruierte Bioresonanz-Geräte hervorgerufen und am Patienten angewendet werden. Über dieses *direkte* Verfahren läuft derzeit ein Forschungsprogramm. Aber auch die Erforschung wirksamer Krebsmedikamente bedient sich der destruktiven Interferenz als Parameter des Wirkungsnachweises (F.A. Popp).

Eine Bedeutung für spätere Therapieansätze hat auch die Tatsache, daß gesunde Matrixzellen Krebszellen wieder zu Organzellen differenzieren lassen. In diesen Matrixzellen
steckt also die Potenz, Tumoren heilen zu lassen! Ein gangbarer Weg für eine erfolgreiche
Krebstherapie wäre somit eine Kombination aus beiden Therapieansätzen.

Wegen ihrer Wichtigkeit werden die bedeutsamsten Forschungsergebnisse hier noch
einmal zusammengefaßt:
- Durch die Clusterstruktur des Wassers können energetische Informationen gespeichert
  und abgerufen werden
- Die Matrix besteht aus einem hochgeladenen Kolloidsystem, dessen Zustand (Sol –
  Gel) durch die Ladungsverteilung bestimmt wird
- Die Ladungsverteilung beeinflußt gleichermaßen Kolloidzustand und Regelkreise,
  weshalb beide systemisch miteinander vernetzt sind
- pH-Änderungen des Gewebes hängen vom Ladungszustand der Fibrozyten ab
- Die Matrix reagiert einheitlich auf Reize (Alarmreaktion nach H. Selye)
- Das Grundsystem besteht aus Subsystemen mit vertikaler Vernetzung (Hierarchie)
- Im Bindegewebe erfolgt die Kopplung zu gemischten neurohumoralen Systemen
- Die Symptomausbreitung erfolgt in drei Stufen streng homolateral (außer bei Störung
  des Achsenorgans). Zusätzliche Projektionsorte sind die Halswirbelsäule, Trigeminus
  und andere Somatotopien
- Durch permanente neurale Störfeldinformationen (Dauerstreß) wird das Gate-Control-System außer Funktion gesetzt, wodurch die Matrix anderer Körperregionen mit
  ungefilterten Informationen überflutet wird. Die Folge ist Hypersensibilität und
  überschießende Reizantwort
- Über die Akupunkturpunkte lassen sich externe Informationen einspeisen, die sich
  blitzartig (fast) widerstandslos im System ausbreiten. Sie reagieren besonders
  empfindlich auf magnetische und elektromagnetische Informationen
- Der Organismus ist nur dann tatsächlich anfällig auf starke Reize und wird krank (z.B.
  Infektion), wenn das Grundsystem durch einen Dauerreiz verändert worden ist und
  dadurch fern ab von seiner stabilen Mitte reagiert
- Jede Art von Streß (psychisch oder Störfeldwirkung) wirkt mitogen und differenzierungshemmend (Adrenalin hemmt die Hyaluronidase). Gleichzeitig wird durch das
  erhöhte Kortisol die Matrixsynthese der Fibroblasten gehemmt
- Der Hypothalamus wird von pathologischen Reizen überflutet, was zu Fehlsteuerungen
  führt
- Das Zellwachstum wird durch konstruktive Interferenz gefördert, durch destruktive
  Interferenz gehemmt

Mit zunehmender Dauer der chronischen Alteration des Grundsystems besteht die Gefahr
der Karzinomentstehung, weshalb jede chronische Erkrankung eine potentielle Präkanze-
rose darstellt. Der Tumor als Endstadium einer chronischen Entzündung weist bestimmte
Merkmale auf, die Ausgangspunkt für die Therapie des erschöpften Grundsystems sind:
- Parasympathikusstarre der Organzellen
- Sympathische Dauererregung (Depolarisation) der Matrix

- Gelzustand
- Adrenalinmangel
- Überschuß an negativen Ladungen
- Saurer pH-Wert
- Vermehrt K^+ in der Zelle, dafür Ca^{2+}-Mangel
- ATP-Mangel, dadurch Erschöpfung der K^+-Na^+-Pumpe
- Verluststoffwechsel
- Vermehrt Hyaluronsäure.

Die universelle Potenz der Fibroblasten muß hier noch einmal erwähnt werden. Sie sind in der Lage, undifferenziertes Tumorgewebe wieder in gesundes Gewebe zu transformieren. Dies ist eine energetische Leistung (Photonenemission) der DNS (F.A. Popp).

4.6 Höhere Ordnung biologischer Systeme

In Kapitel 3 wurde erläutert, daß eine Grundvoraussetzung für organisiertes Leben das ständige Streben nach höherer Ordnung ist. Dies läßt sich sehr gut an Entzündungen studieren, die durch den Abwehrkampf zunächst überwiegend Chaos darstellen, wobei Chaos nötig ist als Anpassungsmechanismus. Im Heilungsvorgang wird der Ordnungsgrad ständig steigen, bis am Schluß wieder eine hohe dynamische Ordnung erreicht ist. Das Ordnungsprinzip zeigt sich auch in hierarchischen Strukturen, die unseren Gesamtorganismus durchziehen. Dabei ist beachtenswert, daß das Kleinere jeweils im Größeren enthalten ist und von diesem gesteuert wird, daß das Kleinere aber nur einen Teil des Größeren darstellt und niemals diesen steuern kann. Alles geht also in der Hierarchie von oben nach unten, wobei durch das Enthaltensein im Ganzen (holistisches Prinzip) das Ganze immer über alle seine Teile informiert ist.

4.6.1 Neue Theorien über die Körperorganisation

Wir haben bisher über unseren Körper gelernt, daß wir eine zentrale Steuerung haben (ZNS), die in ein autonomes und ein unserem Willen unterworfenes Nervensystem unterteilt wird. Das autonome hat zwei Zügel – Sympathikus (Yang) und Parasympathikus (Yin). Zusätzlich gibt es noch das Hormonsystem und das Steuerungssystem über Prostaglandine. Vielleicht wird noch das eine oder andere System erforscht werden, allen gemeinsam ist jedoch die zentrale Steuerung (glaubt man heute).

Betrachten wir einmal den Menschen als Gesamtorganismus, wie er sich im Embryonalstadium entwickelt, fällt auf, daß alle Stadien der Evolution in utero noch einmal durchgemacht werden (einschließlich Amphibienstadium). Das bedeutet, die Evolution ist in den Genen gespeichert! Nichts wird vergessen, ausgelassen oder übersprungen. Wir haben deshalb heute noch voll funktionsfähige archaische Strukturen, die ihren eigenen Gesetzen unterworfen sind und ihr eigenes Schwingungsmuster haben. Dazu gehören z.B.

die Segmente, die im Stadium der Kriechtiere (z.B. Regenwurm) eine völlige Autonomie haben. Dies erklärt, warum sich bestimmte Krankheitsprozesse erst im gesamten Segment ausbreiten, bevor sie Grenzen überschreiten. Das erklärt auch die Reflexzonen (Head'sche Zonen). Dies weist auch darauf hin, daß orthopädische Probleme des Rückens (und nicht nur da!) eigentlich keine sind, sondern Störungen innerer Organe repräsentieren.

Im Organismus herrscht in allen Bereichen ökonomisches Denken und eine strenge Ordnung vor. Die Segmente sind deshalb auch in die Ordnung des Körpers hierarchisch eingebunden. Sie unterwerfen sich den Funktionskreisen der fünf Elemente. Sie stellen einen horizontalen Energieverlauf dar (schleifenförmig wie eine liegende 8), der polar zum senkrechten, ebenfalls schleifenförmigen Energieverlauf der Funktionskreise steht (Lemniskate). Dies hängt wiederum mit den Meridianverläufen zusammen, einem jüngeren Regulationssystem.

Es gibt noch einige weitere Möglichkeiten der Unterteilung in autonome Strukturen. Zum Beispiel gehorchen alle drei Keimblätter eigenen Gesetzen; das Pischinger'sche Grundsystem stellt das „Urmeer" dar usw.

Es geht hier nicht um Vollständigkeit, sondern um das Organisationsprinzip an sich. Zum richtigen Verständnis für physiologische Vorgänge gehört die Vorstellung, daß sich die verschiedenen Systembereiche energetisch durchdringen und damit überlagern und nicht einfach aneinandergrenzen.

> **« Die Organgrenzen stellen nicht die Grenzen eines Systems dar.**
> **„Systeme" sind Arbeitsgemeinschaften auf Zeit. »**

Überlagerungen sind nur möglich, da die Systeme in verschiedenen Frequenzbereichen arbeiten. Auch hier gilt das „Nischengesetz", d.h. nur solche können existieren, für die eine energetische Lücke besteht. Kommt es bei einer Störung zu einem Absinken der Frequenz, dann treten Interferenzen mit dem „darunterliegenden" System auf, was zu Problemen führt.

Alle Körperfunktionen laufen für sich erst einmal autonom, in ihrem eigenen (Unter-) System ab. Fallen irgendwelche Probleme aber aus einem gesteckten Rahmen heraus, greift das in der Hierarchie nächst höher stehende Regulationssystem ein. Wird auch dieses gestört, geht es in der Hierarchie immer weiter nach oben, bis wir ab einer bestimmten Stärke der Störung durch Schmerz, Unwohlsein usw. *direkt* informiert werden. Jetzt verlangt der Organismus Hilfe von außen, die uns dann der Makrokosmos, also die Natur geben kann. Somit wird eine regulative Therapie *immer* das adäquate, bei richtigem Einsatz wirkungsvollste Verfahren sein, mit der geringsten Nebenwirkung. Wenn sich das Behandlungssystem auch noch selbst an die Gegebenheiten anpaßt, so wie es die BRT macht, kann man sich keine bessere Therapieform wünschen.

Doch zurück zur Hierarchie. Betrachten wir die Darstellung (Abb. 40), so fallen zwei Besonderheiten auf: Unterhalb des ersten biologischen Schnittes finden wir die rein substantiellen, unbelebten Ebenen, oberhalb des zweiten biologischen Schnittes die rein geistigen, immateriellen Ebenen. Wenn sich Störungen im Körper manifestieren, dann geht es meist von oben nach unten.

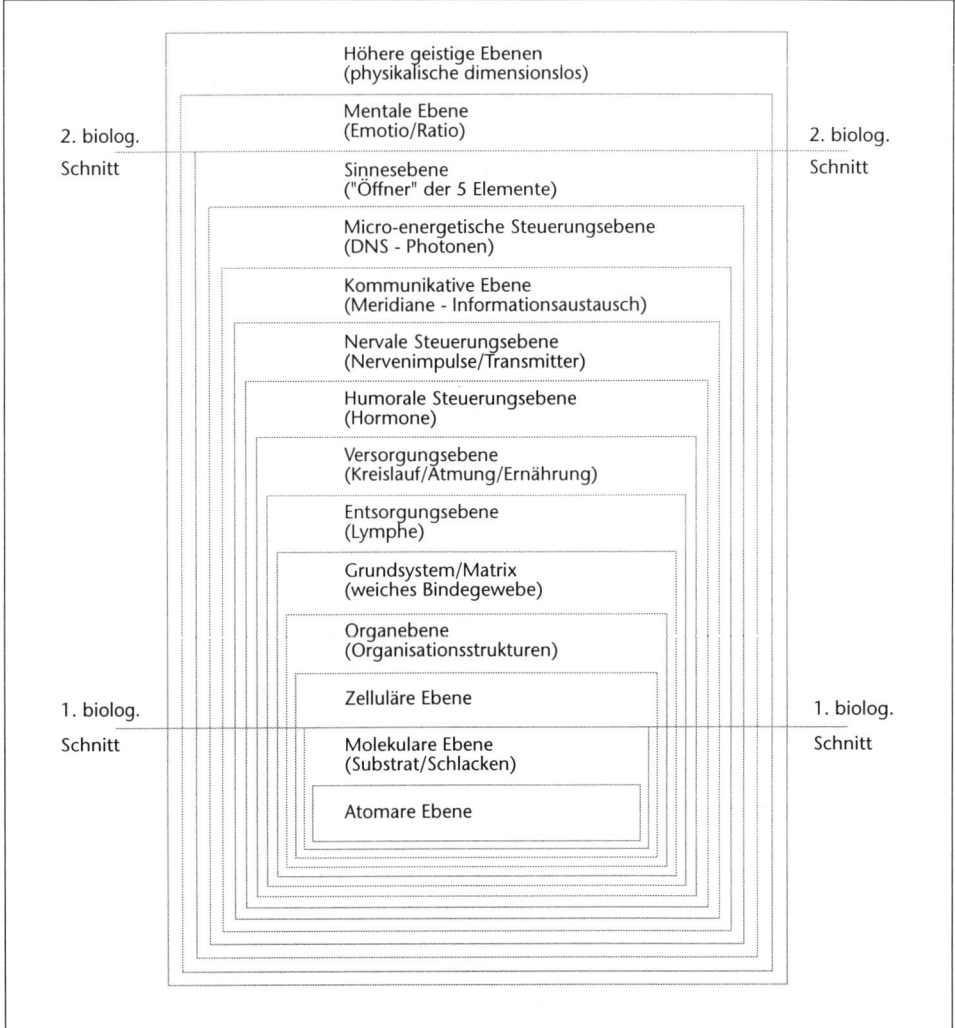

Abb. 40: – Hierarchie – höhere Ordnung biologischer Systeme

Je länger und schwerer ein Verlauf ist, umso tiefer rutscht die Krankheit in niedrigere Schwingungsbereiche hinein bis in die molekulare oder atomare Ebene. Wir können hier von einer hohen Verdichtung „energetischen Mülls" sprechen, mit einem sehr primitiven, aber sehr konstanten Frequenzmuster (hohe Kohärenz). Entsprechend groß werden auch die Anstrengungen für eine Heilung sein. Zwischen erstem und zweitem biologischen Schnitt lassen sich die auftretenden körperlichen Symptome nachweisen. Arbeiten wir mit der BRT, nähern wir uns der somatischen Krankheit auch von oben nach unten. Wir beeinflussen diese energetisch (Kräftigung) und über die Steuerung (Information). Je tiefer aber die Somatisierung erfolgt ist, umso schwieriger wird es, allein mit der BRT zu therapieren. Hier können zusätzliche Maßnahmen eine große Hilfe sein, wobei zwei Stützen sehr sinnvoll sind:

– die (zusätzliche) massive **Giftausleitung,**
– die (vorübergehend notwendige) **Substitution.**

4.7 Farb-Ton-Prinzip des menschlichen Körpers

Wir haben eingangs festgehalten, daß die universellen Überträger biologischer Informationen Solitonen-Schwingungen sind, die aus Schall- und Lichtquanten bestehen. Schon vor vielen Jahren konnte F.A. Popp experimentell nachweisen, daß Zellen über ein Kommunikationssystem verfügen, wobei Biophotonen als kohärente Strahlung von der DNS ausgesendet werden. Mit Hilfe dieser codierten Emission ist die Steuerung der mit sehr hoher Geschwindigkeit ablaufenden Stoffwechselvorgänge gewährleistet. Durch ihre hohe Kohärenz (gleichphasige Schwingung) haben sie eine hohe Durchdringungsfähigkeit und können alle Teile des Körpers erreichen. Es handelt sich hierbei wahrscheinlich um Solitonen-Schwingungen, nur konnte Popp in seinem Versuchsaufbau die darin enthaltenen Schallquanten nicht mit erfassen.

Bei den Photonen-Abstrahlungen treten verschiedene Frequenzen auf (Codierung), was bedeutet, daß es sich dabei um verschiedene Farben handelt. Die Farbschwingungen liegen bei 10^{15} bis 10^{16} Hz. Grundsätzlich sollte festgehalten werden, daß die Qualität jeder Schwingung von der Frequenz abhängt. Das heißt, die Farbschwingungen haben nur deshalb Farbcharakter, weil sie so hochfrequent sind. Oktaviert man diese Schwingungen in tiefere Bereiche herunter (immer wieder durch zwei teilen), dann haben die *gleichen* Schwingungen Toncharakter, Geruchsqualität, Geschmacksqualität und sogar Gestalt! Letztlich weist jede im Kosmos vorkommende Schwingung diese Qualitäten auf. Es ist nur eine Frage der Oktave. Nicht ohne Grund haben wir gerade fünf Sinnesorgane, um die verschiedenen Qualitäten von Schwingungen zu erfassen.

Durch ihren reichen Oberwellengehalt haben manche Grundschwingungen mehrere Qualitäten gleichzeitig (was z.B. im MULTICOM-Gerät therapeutisch genutzt wird). Im physikalischen Teil hatten wir festgestellt, daß alles Sichtbare schwingt, daß es keinen Stillstand gibt und die scheinbare Stabilität unseres Organismus in Wirklichkeit nur ein durch kosmische Wechselwirkungskräfte beeinflußtes und gesteuertes labiles Gleichgewicht ist. Die kosmischen Kraftfelder können offensichtlich über die Stimmungslage in ihrer Wirkung auf den Organismus beeinflußt – gehemmt oder verstärkt – werden. Diese

Kraftfelder können nur wirken, wenn sie auf den entsprechenden **Resonanzboden** treffen (vgl. Kapitel 3.9). Dieser besteht u.a. aus Metallen und Mineralien. Bei einem Mangel ist die stabilisierende und ausgleichende Wirkung der Kraftfelder schwächer. Werden andererseits Kraftfelder über die innere Einstellung gehemmt, ist die Resonanz geringer und die entsprechenden Metalle werden vom Organismus ausgeschieden.

Die Kraftfelder werden aber auch durch Smog (sowohl materiellen wie energetischen) gestört. Andererseits werden Mineralien nur in ausreichender Menge (über den Darm) aufgenommen, wenn eine ausreichend starke Schwingung des entsprechenden Kraftfeldes vorhanden ist. Bei Eisenmangelanämie können wir deshalb eine verminderte Eisen-Schwingung vermuten (Farbe Indigo, Ton D). Da es sich nach Paracelsus um das Marsprinzip handelt, sollte hier nach den Ursachen des verminderten Kraftfeldes geforscht werden (s. Kapitel 10.5). Es sieht so aus, daß unser Körper einem Farb-Ton-Prinzip unterliegt. Jede Schwingung unserer Moleküle hat Farb- und Toncharakter, die Steuerung selbst (Solitonen) ebenfalls und das elektromagnetische Schwingungsfeld, das uns umgibt. Manche Hellsichtige können die Farben des Biofeldes sehen.

Die physikalischen Gesetzmäßigkeiten zeigen uns die Zusammenhänge auf zwischen den Schwingungen des menschlichen Körpers, speziell dem Resonatorsystem DNS und den Farben und Tönen, wenn wir das Oktavgesetz anwenden.

Frequenzäquivalente

Erdentag	24 h	rot	Ton G	DNS-OZ 65 *
tropisches Erdenjahr	365 Tage	türkis	Ton Cis	DNS-OZ 74
platonisches Jahr	25920 Jahre	rotviolett	Ton F	DNS-OZ 89
Sarosperiode	223 syn. Umläufe	gelbgrün	Ton H	DNS-OZ 78
synodischer Monat	29,5 Tage	orangerot	Ton A	DNS-OZ 70
Saturn	30 Jahre	indigo	Ton D	DNS-OZ 79
Sonne		grün	Ton C	

* (DNS-Resonanz bei 351, bzw. 702 Nm Wellenlänge) verschiedene Oktaven von Ton G steigern Lebensdynamik, verstärken Tagesschwingungen, dynamisieren DNS und RNS, fördern Wachstum und steigern Lebensgefühl

Erdenrotation in 4 Min. 1 Grad	= 1 : 4	= Atmung : Puls
Atmung 18 x/Min. = 25920 x/Tag	= platonisches Jahr	(Quersumme 9)
Herzschlag 72 x/Min.	= 103 680 x/Tag	(Quersumme 9)
Mondzahl = 108 x 4 = 432 Hz	= (alter) Kammerton A	(Quersumme 9)

platonisches Jahr	: Sarosperiode	: Jahr	=	Tag	: Minute	: Atemzug
25920	: 18	: 1	=	25920	: 18	: 1

Frequenz-Äquivalente

Hier sind nur einige Beispiele herausgegriffen. Zu beachten ist Ton G, bzw. Rot. Außerdem wird sichtbar, daß auch Biorhythmen kosmischen Gesetzen unterliegen.

Kosmische Einflüsse auf biochemische Reaktionen wurden 1978 durch Playfair und Hill in „The Cycles of Heaven" an Hand von 20 000 Studien beschrieben. Der Russe Chisewski (1897-1964) fand eine direkte Korrelation von historischen Ereignissen und Sonnenaktivitäten, z.B. Revolutionen oder Kriege. Wir gehen noch einen Schritt weiter. Auch die Zuordnung von bestimmten Zuständen im Körper zu Farben und Tönen ist möglich. Der Depressive trägt gedeckte, dunkle Farben und hört lieber moll. Auch Charakter-Eigenschaften lassen sich zu Farben in Beziehung setzen. Diese Zuordnung kannten schon die alten Chinesen. Sie wurden in der Arjuwedischen Heilslehre verwandt, und auch Hahnemann hat sie benutzt. In seiner Lehre über die chronischen Krankheiten hat er der Psora (Schwäche) *Blau* zugeordnet, der Sykose (Überfluß) *Gelb* und der Syphilinie (Chaos, Destruktion) *Rot*. Stellt man diese drei Grundfarben als Vektoren dar (Abb. 41), die sich in einer Kugel auf deren Oberfläche projizieren, lassen sich interessante Zusammenhänge erkennen:

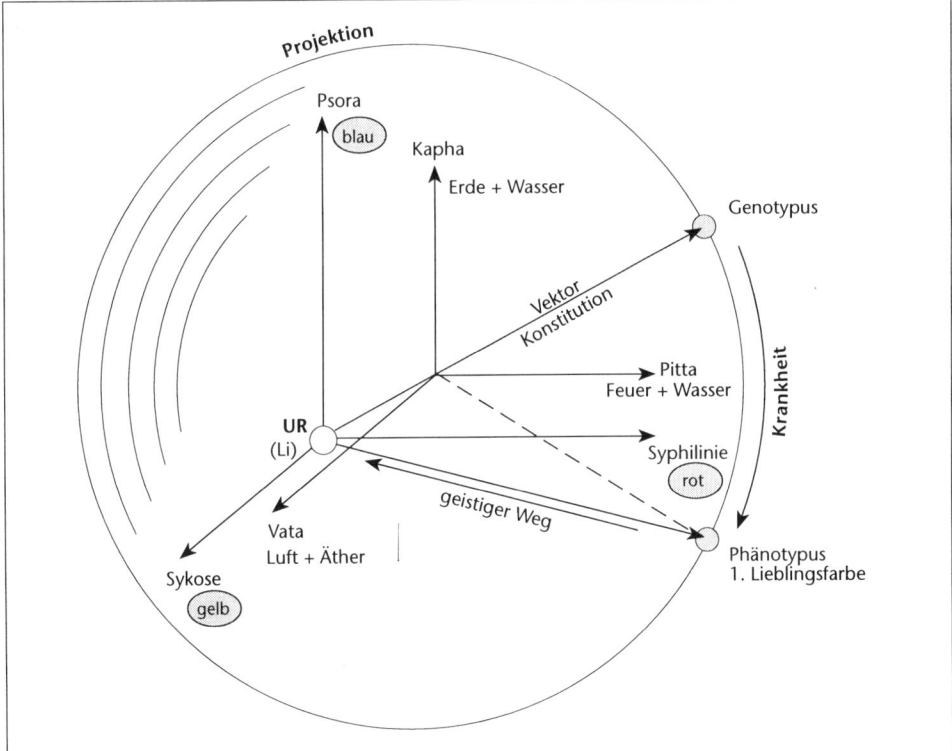

Abb. 41: Chronische Krankheiten dreidimensional

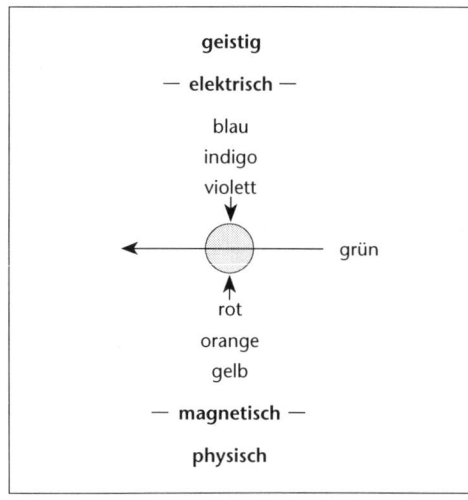

Abb. 42: Polaritätsprinzip

Jeder von uns trägt (genetisch bedingt) einen Teil Psora, Sykose und Syphilinie in sich. Der eine von einem mehr, dafür vom anderen prozentual weniger. Zusammen ergeben sich 100%, was in dieser Darstellung dem Summationsvektor „Konstitution" entspricht. Dieser Vektor projiziert an der Kugeloberfläche den Genotypus, also die in den Genen festgelegte Anlage. An diesem Vektor setzen aber mehrere Kräfte an, die uns im täglichen Leben ständig beeinflussen. Wenn diese Einflüsse, die hier nach der Arjuweda-Lehre mit Kapha, Pitta und Vata als Vektoren aufgezeichnet sind (um die Übereinstimmung der alten Heilslehren zu zeigen), nicht im Gleichgewicht sind, wird der Konstitutionsvektor in eine andere Richtung abgelenkt, und es resultiert der Summenvektor, der zum Phänotypus weist. Das ist unser Erscheinungsbild gegenüber unserer Umwelt. Zwischen Phänotypus und Genotypus besteht eine Differenz. Diese Differenz entspricht der Größe des Vektors „Dauerstreß". Wenn diese Spannung groß genug ist, resultiert daraus Krankheit, weil unsere Konstitution den geänderten Verhältnissen nicht gewachsen ist.

Beim Phänotypus läßt sich die erste Lieblingsfarbe erkennen, die zur Heilung eingesetzt werden kann. Es ist das, was der Patient als Farbe *sucht*, die Schwingung, die er braucht, die ihm fehlt, um wieder gesund zu werden. Es gibt noch eine zweite Lieblingsfarbe. Sie entspricht dem Genotypus. Diese ändert sich nie. Sie entspricht dem Grundton (vgl. Kap. 16). Hingegen die erste Lieblingsfarbe ist Schwankungen unterworfen (abgesehen von modischen Einflüssen), die sich nach den inneren Spannungen richten. Therapeutisch läßt sich die erste Lieblingsfarbe mit Erfolg nutzen, um den energetischen Ausgleich wieder herzustellen. Es gibt aber auch einen direkten Weg zurück zum „Ur" (oder „Li" nach den alten Chinesen), das ist der geistige Weg, der zurück zur Einheit, zur Ganzheit führt.

Farben sind selbst auch polar, wobei das Blau- dem Rotspektrum gegenübersteht und das Elektrische polar zum Magnetischen ist (Abb. 42). Bedingt durch das häufige Vorkommen synthetischer Materialien haben wir oft das Problem einer stärkeren, elektrischen Aufladung. Durch das Magnetfeld kann diese neutralisiert werden. Das ist ein wichtiger Grund, weshalb die Magnetfeldtherapie heute in unserem Behandlungskonzept kaum noch wegzudenken ist.

4.8 Konstitution

Schon in Kapitel 4.7 sind wir andeutungsweise auf die Konstitution eingegangen, wodurch sie bedingt ist. Wir werden uns jetzt mehr mit dem Erscheinungsbild und grundsätzlichen Überlegungen beschäftigen. Zur Begriffsbestimmung betrachten wir zunächst Abb. 43. Wir unterscheiden hier Diathese und Disposition, wobei der Diathese wieder die homöopathischen Begriffe Psora, Sykose, Syphilinie zugeordnet wurden. Die Konstitution liegt also fest, unterliegt aber selbst wieder dem polaren Prinzip.

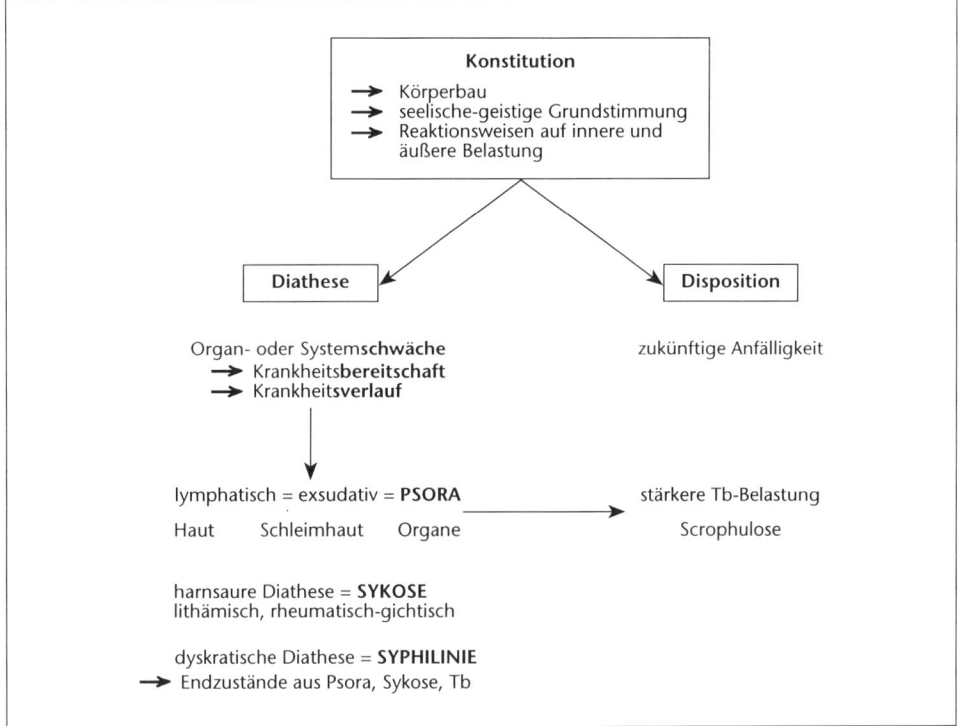

Abb. 43: Konstitution

Die Chinesen sprechen von Yin und Yang, wir Westeuropäer haben den W- (bzw. B-)Typ und den K- (bzw. A-)Typ herausgearbeitet. „W" für warmfront-empfindlich und „K" für kaltfront-empfindlich. Diese Empfindlichkeit resultiert aus den unterschiedlichen Konzentrationen von Ladungsteilchen, positiven oder negativen Ionen in der Luft. Der W-Typ ist Yang, der K-Typ ist Yin. Wie in Abb. 44 ersichtlich, zeichnen beide Typen charakteristische Merkmale aus. Die Mittellinie zeigt die neutrale Mitte an und das Schraffierte jeweils die Abweichung nach der einen oder anderen Seite, was nur ein Beispiel darstellt für die mögliche Konstitution eines Patienten. Diese Typeneinteilung konnte sich eigentlich nie richtig durchsetzen, obwohl sich sehr gut damit arbeiten läßt. Der Grund war, daß übersehen wurde, daß jeder Typus in Teilbereichen auch in der anderen Form reagieren (oder auftreten) kann. Das heißt, obwohl der W-Typ Yang ist, kann er frieren oder zu Krämpfen neigen (Yin). Es gibt also nicht *den* W-Typ, der nur im Yang ist (das würde keiner aushalten) oder umgekehrt. Es gilt hier, das „Sowohl-als-auch". Bei dieser Abbildung wird auch deutlich, daß jeweils polar behandelt werden muß, was im unteren Teil angedeutet wird. Diese polare Unterteilung läßt sich fortsetzen über die Strukturen zu den Funktionen.

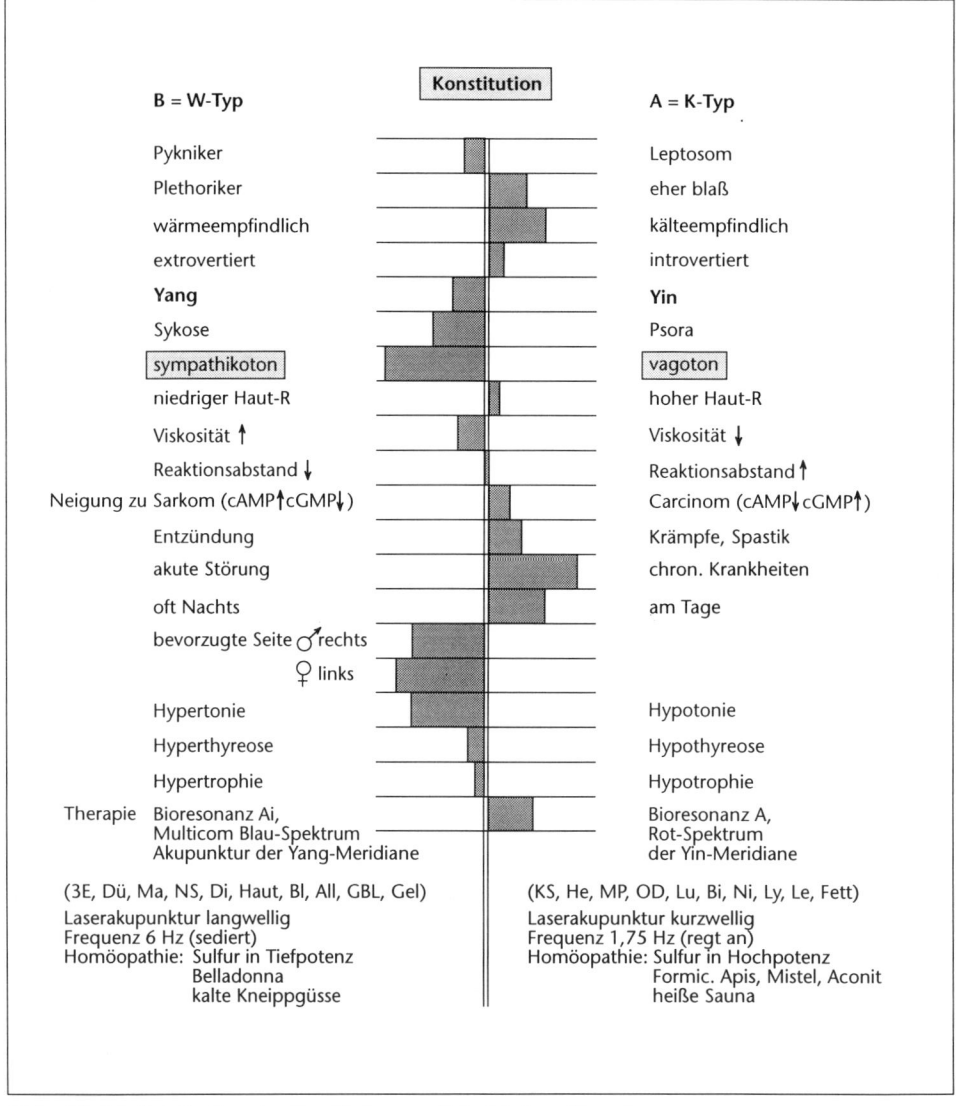

Abb. 44: Die Polarisation der Konstitution am Beispiel eines Menschen

Strukturen

Mehr Yin ∇	Mehr Yang Δ
Körper	Kopf
Vorderseite des Körpers und Kopfes	Rückseite des Körpers und Kopfes
weiche Partien	harte Partien
ausgedehnte Organe	zusammengezogene Organe
äußere Körperteile	innere Körperteile
obere Stellen	untere Stellen

Funktionen

Mehr Yin ∇	Mehr Yang Δ
Nervenfunktionen im allgemeinen	Verdauungsfunktionen im allgemeinen
elektromagnetische Meridianfunktionen	flüssige Kreislauffunktionen
Sympathische Nervenfunktionen	Parasympathische Nervenfunktionen
weibliche Funktionen	männliche Funktionen
Ausscheidungsfunktionen	Aufnahmefunktionen
aufsteigende Bewegung	absteigende Bewegung
trennende, zentrifugale Bewegung	zusammenfügende, zentripetale Bewegung
ausdehnende Bewegung	zusammenziehende Bewegung
ausatmende Funktion	einatmende Funktion
flexible Bewegung	unflexible Bewegung
langsamere Bewegung	schnellere Bewegung

(aus „Orientalische Diagnose", M. Kushi)

Die Konstitution eines Menschen hat uns sehr viel zu sagen. Konstitution beinhaltet die Stärken, aber auch die Schwächen eines Menschen. Auf den Krankheitsfall bezogen heißt das: die Anfälligkeit für eine bestimmte Art der Erkrankung (die Anlage) ist genetisch vorgegeben (Diathese). Die Disposition (der Lebenswandel) entscheidet darüber, ob es dazu kommt. Wenn wir als tieferliegende Ursache der Systemschwächung den Dauerstreß annehmen, dann müssen wir gleichzeitig postulieren, daß sich dieser nur aufgrund der besonderen Konstitution überhaupt etablieren konnte. Hätte der Organismus den alterierenden Einflüssen keine Schwäche geboten, wäre dies auch nicht zum Problem, sprich Entzündung o.ä., geworden.

Die tieferliegende Ursache der Krankheit ist immer die Konstellation von konstitutionellem Schwachpunkt auf der einen Seite und Dauerstreß auf der anderen (z.b. Störfeld), was dem Zustand der Matrix entspricht.

Hier ist eine relativ stabile Pattsituation entstanden. Das muß so verstanden werden, daß die Etablierung eines Störfeldes in der entsprechend vorliegenden Form überhaupt nur möglich war, aufgrund der besonderen Konstitution des Patienten. Eine ganz individuelle Angelegenheit also.

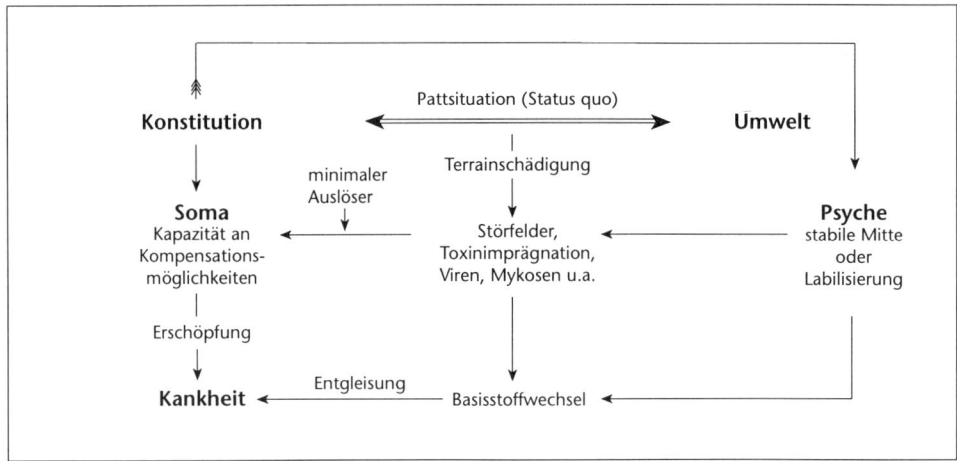

Abb. 45: Zwei Wege der Krankheitsentstehung

Der Status quo bedeutet, daß sich der Organismus mit seinen Dauerbelastungen (Dauerstreß) arrangiert hat, daß er aber wieder ein (in Wirklichkeit sehr labiles) Gleichgewicht gefunden hat. Wir empfinden diesen Zustand meistens sogar als normal. Er ist de facto aber die Disposition für die zukünftige Krankheit, da sich der Körper außerhalb seiner stabilen Mitte befindet.

Dies könnten wir auch so beschreiben, daß jeder Mensch konstitutionsbedingt zu bestimmten, falschen Reaktionsmustern neigt, die beim Zusammentreffen mit äußeren Einflüssen, d.h. dem täglichen (Über-)Lebenskampf mit diesen Faktoren in Resonanz kommen, wodurch sich diese in irgendeiner Form als Terrainschädigung etablieren können (Störfelder, Gifte, Viren, Mykosen usw.).

Terrainschädigung bedeutet jedoch energetisch gesehen, daß die Oszillationen der Matrix nicht mehr fluktuierend sind wie beim gesunden Organismus, sondern zunehmend starr werden und damit kohärenter.

Die falschen Reaktionsmuster, die letztendlich die Etablierung der Dauerstreßfaktoren und damit den Verlust der Fluktuationen bestimmter Frequenzen ermöglicht haben, sind konstitutionell vorgegeben und in der DNS programmiert. Sie ändern sich im Laufe des Lebens nur wenig.

Sie können auch so verstanden werden, daß sie sich dem übergeordneten Ordnungsprinzip nicht unterwerfen, deshalb Disharmonie (Krankheit) zulassen und aus philosophischer Sicht zum Lebensthema werden. Wir haben damit den feinstofflichen wie auch den geistigen Aspekt der Krankheitsentstehung vor uns. Für uns sind diese energetischen Muster deshalb von ganz besonderem Interesse.

Jede Krankheit ist deshalb als der Versuch einer Heilung anzusehen. Der Krankheitsprozeß und der Heilvorgang sind somit identisch. Bei chronischen Verläufen ist der Vorgang steckengeblieben. Die Ursache für die Krankheit liegt zunächst im Dunkeln. Über Erkennungsprozesse und das Induzieren eines Krankheitsverlaufes versucht der Organismus, sich dieser Ursache zu entledigen.

Diese kann geringfügig sein, da der Körper durch den Dauerstreß bereits labilisiert worden ist (vgl. Abb. 38b und 38c). Somit stellt der vorhandene und im Körper etablierte Dauerstreß zunächst das materielle Abbild der konstitutionellen (energetischen) Schwäche dar. Die Krankheit stellt dann die Reaktion dieses durch Dauerstreß angeschlagenen Organismus dar, jedoch nicht mehr die „Originalreaktion". Darunter verstehen wir die Reaktionsweise des Körpers auf die gleiche Ursache, aber ohne Dauerstreßbelastung. Die Konstitution entscheidet somit, was zum Dauerstreß wird und wieweit sich der Organismus labilisieren läßt. Der Auslöser erfordert eine Heilreaktion des Körpers, die wir Krankheit nennen. Der Verlauf derselben hängt somit von der Art des Auslösers und dem vorhandenen Dauerstreß ab.

4.9 Moderne bioelektronische Diagnostik

Die Diagnose eines Naturheilarztes unterscheidet sich wesentlich von der schulmedizinischen Diagnostik. Was schon in Kapitel 2 erwähnt wurde, muß hier näher erläutert werden. Zunächst sind bei der Erstellung der Diagnose die üblichen schulmedizinischen Schritte erforderlich:
- gründliche Anamnese
- körperliche Untersuchung
- klinische Parameter (Labor etc.)

Zur Ergänzung der rein materiellen Betrachtungsweise benötigen wir bioelektronische Diagnoseverfahren, wozu SEG, VEGA-DFM, Decoder, Thermografie u.a. gehören.

Zusammen mit diesen Aussagen kommen wir zur „ganzheitlichen Diagnose", die vier Kriterien umfassen sollte (vgl. hierzu Arbeitsschema „praktische Anwendung der BRT" im Anhang):
- Leitsymptom
- Konstitution
- Dauerstreß
- Auslöser.

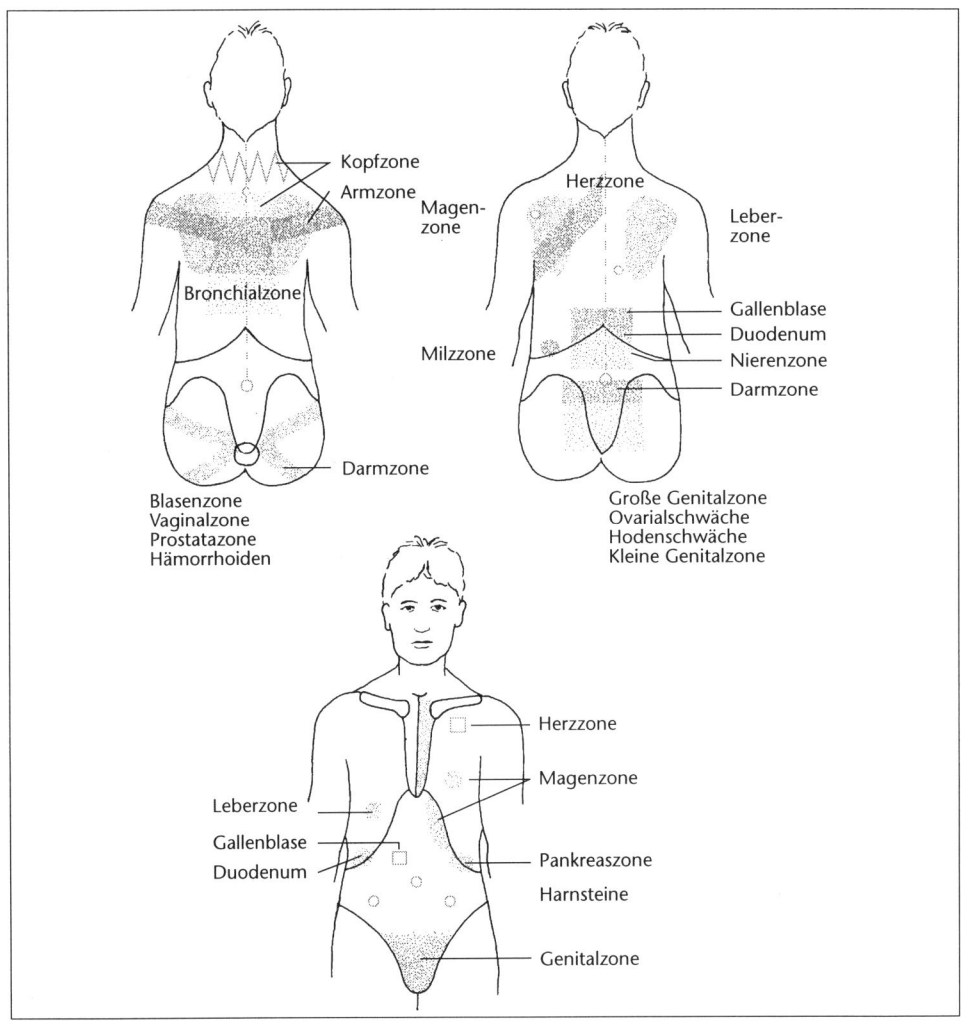

Abb. 46: Konstitutionsmerkmale Rücken/Brust

Auf diese Weise läßt sich schon ein recht guter Gesamteindruck bekommen, der durch weiterführende Untersuchungen gestützt wird. Die modernen bioelektronischen Diagnoseverfahren lassen differenzierte Aussagen über das energetische Feld zu. Für eine vollständige Diagnose sind mindestens sechs Punkte notwendig:

− **1. aktuelle Energielage** (Hinweis auf Kompensationsfähigkeit, Bildung und Verbrauch von Energie)
− **2. das aktuelle Regulationsvermögen** (Hinweis auf Energieblockaden oder Allergien)
− **3. vorhandene Problembereiche** (kompensierte Herde)
− **4. wirksame (dekompensierte) Herde bzw. Störfelder**

- **5. Auswirkungen (Fernwirkungen) auf den Organismus**
- **6. Erfassen einer Krebsdisposition** (Präkanzerose bzw. Kanzerose s.a. Kapitel 11!).

Punkt 1 soll Auskunft geben über die vorhandenen Reserven, die mobilisiert werden können. Er sagt uns gleichzeitig etwas aus zur Prognose, wenn im Verlaufe mehrmals gemessen wird. Unter der Behandlung sollte das allgemeine Energie-Niveau zunehmen.

Punkt 2 ist wichtig, wenn Herdsanierungen durchgeführt werden sollen. Liegt hier eine Regulationsstarre vor, darf zunächst nicht operativ vorgegangen werden! Die Regulation wird bestimmt durch eine Grundmessung, dann erfolgt ein definierter Reiz, und es wird nachgemessen. Das Energieniveau muß dadurch ansteigen als Reizantwort. Geschieht dies nicht, liegt eine Blockade vor, die der Grund für die Regulationsstarre ist. Fällt der Meßwert sogar ab, wird zwar reguliert, aber es liegt eine totale Erschöpfung dieses Organbereiches vor.

Punkt 3 gibt eine Auskunft über Problembereiche, also chronische Störfelder, die aber selbst *keine* Symptome hervorrufen! Sie wirken als Dauerstreß und können den Krankheitsverlauf indirekt beeinflussen (s.a. Kapitel 4.5).

Punkt 4 zeigt die Störfelder, die für die Krankheit relevant sind. Die Symptome treten, an den Schwachpunkten auf, an denen die Krankheit ausgetragen wird.

« **Locus minoris resistentiae est locus majoris reactionis!** »

Ein Neurodermitiker mit dem Schwachpunkt Haut reagiert alle seine Probleme über dieses Organ ab. Hier ist die Diagnose allerdings einfach.

Punkt 5 ist speziell für den Zahnarzt (oder auch HNO-Arzt) wichtig, um die Wechselwirkungen zu erkennen.

Punkt 6 läßt sich auf alle Immunschwächen ausdehnen.

Wenn alle sechs Punkte klar erfaßt sind, sieht das Gesamtbild einer Krankheit schon wesentlich detaillierter aus und läßt sich nicht in einem Wort (wie es die Schulmedizin tut) beschreiben. Aber nur mit diesem umfassenden diagnostischen Konzept ist eine tiefgreifende Therapie möglich, die auch noch bei sehr schweren Verläufen erfolgreich ist.

5. Erweiterte 5-Elementen-Lehre

5.1 Historische Entwicklung

In dieser erweiterten Form will ich versuchen, das Verständnis für die fünf Funktionskreise im Organismus zu wecken. **Wir müssen lernen, unser (gelehrtes) lineares Denken zugunsten eines Denkens in komplexen vernetzten Strukturen aufzugeben.** Das fällt nicht leicht. Huneke hat einmal zu seinen Schülern gesagt: „Meine Herren, vergessen Sie alles, was Sie gelernt haben, es hindert Sie beim Denken!" So ähnlich geht es uns allen, wenn wir den Schritt von der Schulmedizin in die Methodik der (modernen) Naturheilverfahren wagen. „Modern" ist in Klammern gesetzt, weil schon die alten Chinesen in komplexen Strukturen gedacht haben. Die 5-Elementen-Lehre ist aktuell und sie läßt sich aus ihrer Historie am besten nachvollziehen.

Sehr früh, wahrscheinlich zur Zeit der alten Ägypter, gab es nur vier Elemente als Grundfläche, wobei das 5. wie eine Pyramidenspitze aufgesetzt war. Es war das Feuerelement (Herz), was eine Überhöhung darstellt und zum Himmel wies (= die Auflösung nach oben) (Abb. 47). Die Darstellung hat in dieser Form heute noch Gültigkeit für Menschen, die sehr spirituell ausgerichtet sind.

Eine andere Version, die wahrscheinlich auch zu dieser Zeit entstand, zeigt das Feuerelement in die Grundfläche mit einbezogen, dafür aber das Erde-Element (Milz) als umgedrehte Pyramidenspitze nach unten gerichtet. Dies ist zutreffend für sehr erdgebundene Personen, für die Essen und Trinken das Wichtigste ist (was man ihnen dann auch ansieht), die wenig Spiritualität aufweisen.

In der Mitte zeigt sich der Ausgleich beider Extreme, was als 5-Elementen-Lehre heute ihre Gültigkeit hat.

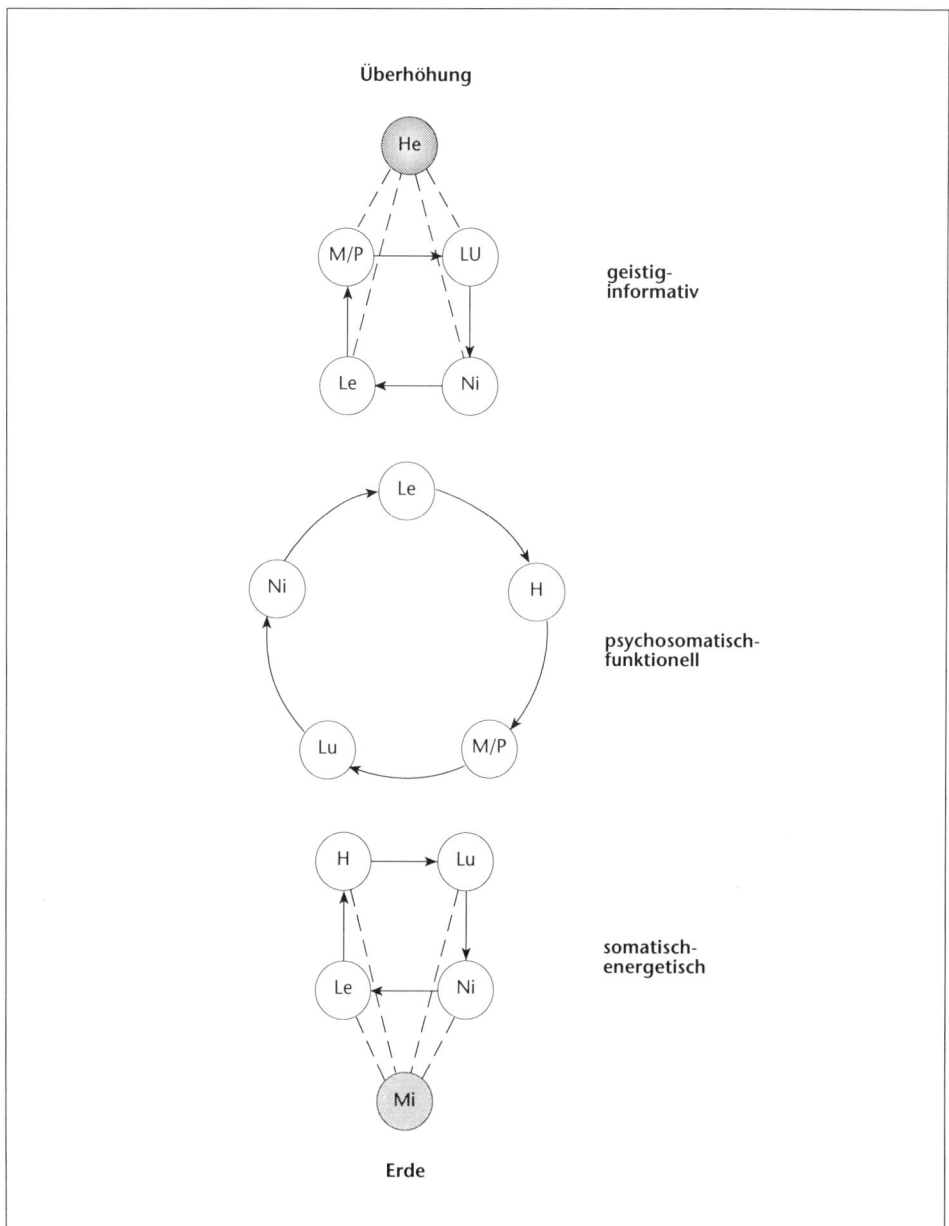

Abb. 47: Das obere und das untere Bild veranschaulichen quaternäre Systeme, für die ein fünftes Element die Ergänzung zur Pyramide darstellt. In der unteren Pyramide nimmt das Element Erde (Milz) die untere Mitte ein; in der oberen Pyramide bildet das Element Feuer (Herz) als geistiges Zentrum die obere Spitze. In dem in der Mitte dargestellten Elementenkreis der klassischen Akupunktur sind gleichwertig alle fünf Elemente integriert (aus „Reflexzonen und Somatotopien", J.M. Gleditsch).

5.2 Universelle Gültigkeit

▲ Was bedeuten diese fünf „Elemente" überhaupt?

Es ist eine Symbolsprache, die für Energie-Zustände steht. Die gleiche Energie tritt in fünf verschiedenen Varianten auf und wandelt sich (ändert ihr Schwingungsverhalten) von einem Element zum nächsten. Man spricht deshalb auch von „Wandlungsphasen".

Auch das geht auf sehr alte Beobachtungen der Natur zurück. Die Tatsache, daß wir unabdingbar mit unserer Umwelt, mit den kosmischen Schwingungen verbunden sind, und daß alles, was sich in der Natur abspielt, auch in uns geschieht, rückt heute erst ganz langsam wieder in das Bewußtsein. Dies war aber den alten Indern, Griechen, Ägyptern und Chinesen eine Selbstverständlichkeit.

Schon im I-Ging wurden die Wandlungsphasen der Natur berechnet, Saat- und Erntezeiten bestimmt und gewisse Naturereignisse vorhergesagt.

Sehr bald war erkannt worden, daß sich den Elementen Funktionskreise des Körpers zuordnen lassen und daß diese abhängig sind von Tages- und Jahreszeit (Abb. 48).

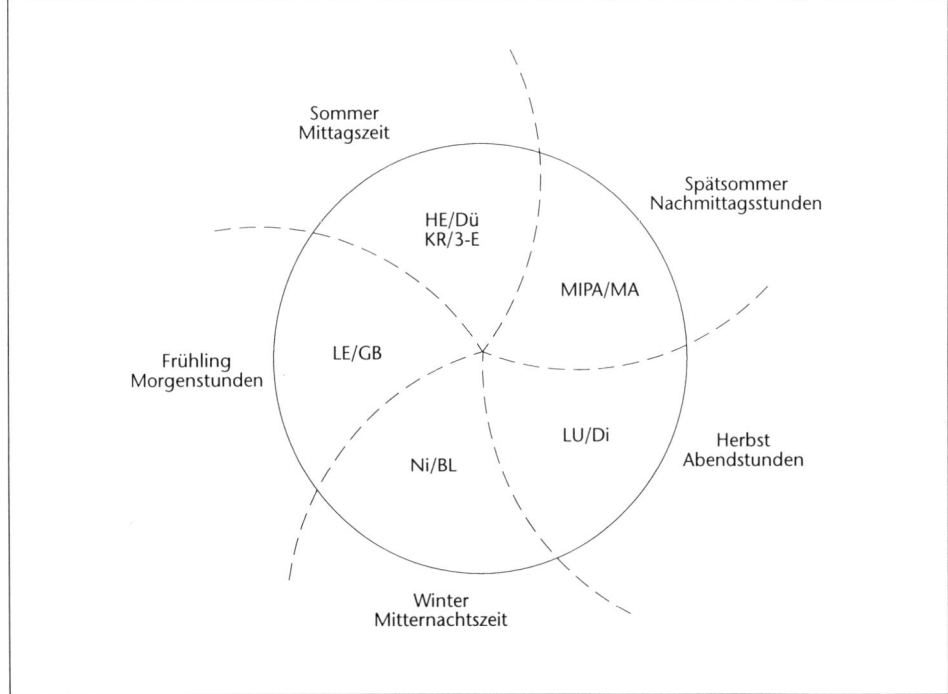

Abb. 48: Funktionskreise des Körpers (aus „Orientalische Diagnose", M. Kushi)

Die fünf verschiedenen Funktionskreise sind aber nicht gleichwertig, sondern stellen völlig andere energetische Zustände dar. Dies wird am deutlichsten, wenn man die Energie-Zustände mit (temperaturabhängigen) Stadien eines Stoffes vergleicht (Abb. 49).

Diese Wandlungsphasen der Energie weisen ihre charakteristischen Eigenheiten auf, die sich auch außerhalb des Körpers nachweisen lassen (s. Tabelle). Dies zeigt wiederum, wie komplex alles miteinander zusammenhängt.

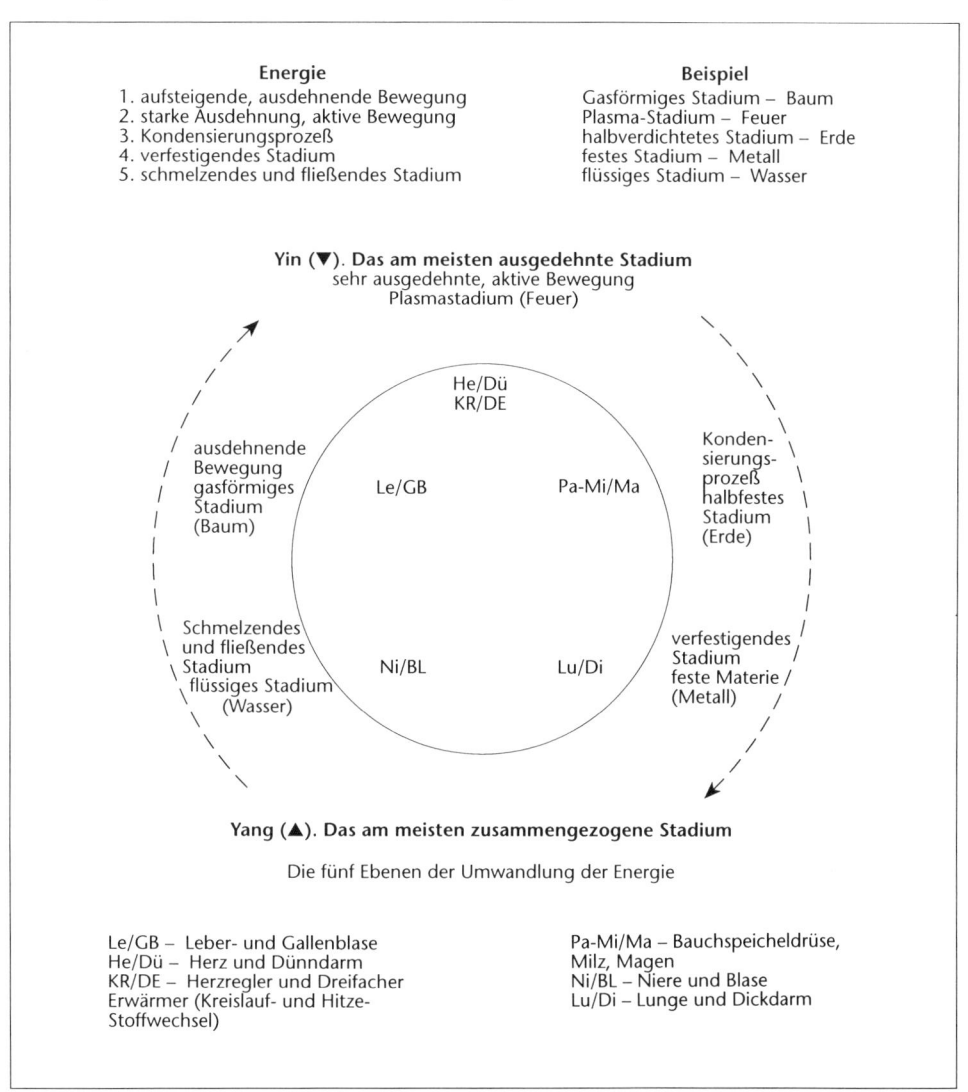

Energie
1. aufsteigende, ausdehnende Bewegung
2. starke Ausdehnung, aktive Bewegung
3. Kondensierungsprozeß
4. verfestigendes Stadium
5. schmelzendes und fließendes Stadium

Beispiel
Gasförmiges Stadium – Baum
Plasma-Stadium – Feuer
halbverdichtetes Stadium – Erde
festes Stadium – Metall
flüssiges Stadium – Wasser

Yin (▼). Das am meisten ausgedehnte Stadium
sehr ausgedehnte, aktive Bewegung
Plasmastadium (Feuer)

He/Dü
KR/DE

ausdehnende
Bewegung
gasförmiges
Stadium
(Baum)

Le/GB

Pa-Mi/Ma

Konden-
sierungs-
prozeß
halbfestes
Stadium
(Erde)

Schmelzendes
und fließendes
Stadium
flüssiges Stadium
(Wasser)

Ni/BL

Lu/Di

verfestigendes
Stadium
feste Materie
(Metall)

Yang (▲). Das am meisten zusammengezogene Stadium

Die fünf Ebenen der Umwandlung der Energie

Le/GB – Leber- und Gallenblase
He/Dü – Herz und Dünndarm
KR/DE – Herzregler und Dreifacher
Erwärmer (Kreislauf- und Hitze-
Stoffwechsel)

Pa-Mi/Ma – Bauchspeicheldrüse,
Milz, Magen
Ni/BL – Niere und Blase
Lu/Di – Lunge und Dickdarm

Abb. 49: Energie-Zustände und Stadien eines Stoffes (aus „Orientalische Diagnose", M. Kushi)

Die fünf Umwandlungsstadien von Energie

	A	**B**	**C**	**D**	**E**
Energie	aufsteigend	sehr aktiv	absteigend	verfestigend	fließend
Beispiele	Gas, Baum	Plasma, Feuer	Versteifung, Erde	fest, Metall	flüssig, Wasser
Organ, Energie	Leber, Gallenblase	Herz, Dünndarm	Bauchspeichel-drüse, Milz, Magen	Lunge, Dickdarm	Niere, Blase
Richtung	Ost	Süd	Zentrum	West	Nord
Jahreszeit	Frühling	Sommer	Spätsommer	Herbst	Winter
Mondphase	zunehmender Halbmond	Vollmond	dunkler Mond	abnehmender Halbmond	Neumond
Tageszeit	Morgen	Mittag	Nachmittag	Abend	Nacht
Klima	windig	heiß	feucht	trocken	kalt
Getreide	Weizen, Gerste	Mais	Hirse	Reis	Buchweizen
Gemüse	Sprößlinge, aufwärtswach-sende Pflanzen	sehr große Blattgemüse	runde Pflanzen	zusammenge-zogene, kleine Pflanzen	Wurzel-pflanzen
Obst	Frühlingsobst	Sommerobst	Spätsommerobst	Herbstobst	Winter- und Trockenobst
Geruch	ölig, fettig	brennend	wohlriechend	fischig	verwesend
Geschmack	sauer	bitter	süß	scharf	salzig
Körperteile	Gewebe	Blutgefäße	Muskeln	Haut	Knochen
Körperendungen	Nägel	Körperhaar und Gesichts-farbe	Brüste, Lippen	Atem	Kopfhaar
Hautfarbe, (Tönung)	blau, grau	rot	gelb, milchig	blaß	schwarz, dunkel
Körperflüssigkeit	Tränen	Schweiß	Geifer	Schnupfen	Speichel
Reaktionen	gespannt	besorgt	schluchzend	hustend	zitternd
5 Stimmen	brüllend	sprechend	singend	weinend	stöhnend
5 Funktionen	Farbe	Geruch	Geschmack	Stimme	Flüssigkeit
psychologische Reaktionen	Ärger, Aufregung	Lachen, Redefreudigkeit	Unent-schlossenheit	Trauer, Depression	Angst, Unsicherheit

Die Tabelle zeigt die Veränderungen der Umwelt, bedingt durch jahreszeitliche, monatliche, tägliche und atmosphärische Gegebenheiten (aus „Orientalische Diagnose", M. Kushi).

5.3 Energie-Kreislauf

Betrachten wir die einzelnen Elemente einmal genauer (Abb. 50a). Der Kreislauf der Energie läuft im Uhrzeigersinn; Erde wandelt sich zu Metall, Metall wandelt sich zu Wasser, Wasser wird zu Holz, Holz zu Feuer. Dann beginnt der Kreislauf von vorn. Die fließende Energie erreicht jedesmal eine andere Qualität, die durch den aktivsten Prozeß, das Feuer aufgelöst und von dort wieder neu „erzeugt" wird. Deshalb steht das Feuerelement oben. Es ist übergeordnet und steuernd (Leitprinzip).

Jedes Element entspricht einem Yin-geprägten Funktionskreis (somatische Auswirkung), dem ein Yang-geprägtes Funktionsbild (psychische Störung) zugeordnet ist.

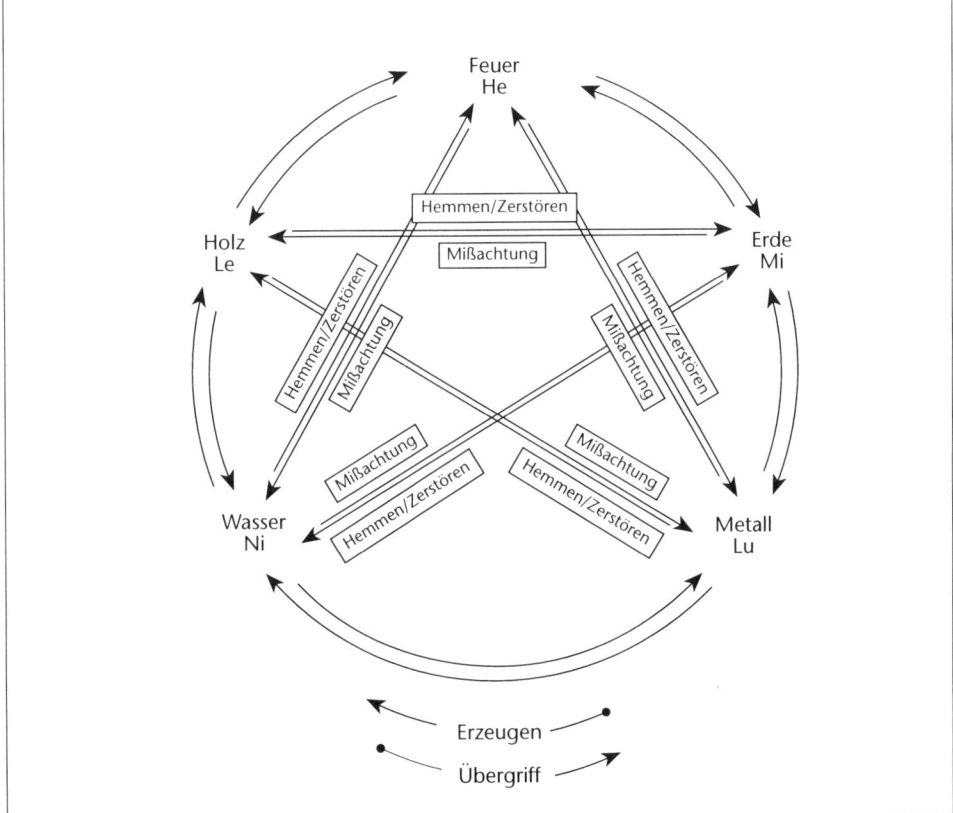

Abb. 50a: Wandlungsphasen der 5-Elementen-Lehre

Alle fünf Funktionskreise sind in ständiger Wechselwirkung. Das vorausgehende versorgt das nachfolgende Element mit Energie. Die treibende Kraft ist die Wandlung/Veränderung, da alles im Fluß und nichts statisch ist (das „Hinwollen" zum nächsten).

Die Hauptfließrichtung der Energie im Uhrzeigersinn bedeutet, daß hier in erster Linie Information fließt, d.h. spezifische Frequenzmuster, die sich fortlaufend wandeln und durch den Wandlungsprozeß die nächste Qualität erreichen, also das nächste Element darstellen. Es wird also in Wirklichkeit kein Weg zurückgelegt, sondern nur ein anderer Zustand erreicht. „Das Fließende" bezeichnen die Chinesen als CHI, als Lebensenergie. Diese Auffassung deckt sich auffallenderweise mit den Forschungsergebnissen von Smith, der den Verlust der Wandlungsfähigkeit, d.h. die Zunahme der Kohärenz als Kriterium für Störfelder, herausgearbeitet hat. Diese Frequenzmuster haben die Fähigkeit der Wandlung, d.h. der Transformation verloren.

Um das Denkmodell der 5-Elementen-Lehre besser zu verstehen, sollte man sich ein System der verbundenen Röhren vorstellen. Die Elemente sind Wasserbehälter, die zur Hälfte gefüllt sind. Der Kreislauf des „Erzeugens" ist permanent offen. Wird nun (z.B. durch Nahrungsaufnahme) Energie in das Feuerelement hineingegeben, fließt der Überschuß sofort in Richtung Erdelement weiter, von dort zum Metall usw., bis sich alles wieder ausgeglichen hat. Den Elementen können wir gleich die Organsysteme zuordnen, so daß wir den Weg im Organismus direkt verfolgen können. Das wäre also der physiologische Vorgang (im Uhrzeigersinn).

Wird nun aber zuviel in das Feuerelement hineingeschüttet, ist also der Input zu hoch, dann wird die Milz überflutet. Um hier schnell gegensteuern zu können, werden nun Ventile geöffnet, wodurch die Energie auch in die andere Richtung fließen kann („Übergriff"). Damit wird auch die Leber überflutet. Deshalb bekommt der Vielesser eine Leberverfettung. Der Körper sucht aber einen zusätzlichen Ausgleich und öffnet weitere Ventile. Dadurch wird auch Energie in Richtung Niere fließen („Mißachtung") und zusätzlich noch zur Lunge („Hemmen/Zerstören"), wie aus Abb. 50a hervorgeht. Die Bezeichnungen deuten schon an, daß dies für die entsprechenden Organe nicht gerade vorteilhaft ist und hier eine zusätzliche Belastung darstellt. Diese müssen sich deshalb durch Umwandlung der unphysiologischen Energie wieder davon befreien. Dies geschieht dann oftmals dadurch, daß Durchfälle auftreten (Überlastung des Darmes), Pickel auf der Haut o.ä.

Es ist also ein ständiges Geben und Nehmen von Energie im ständigen Bestreben nach Wandlung und Ausgleich.

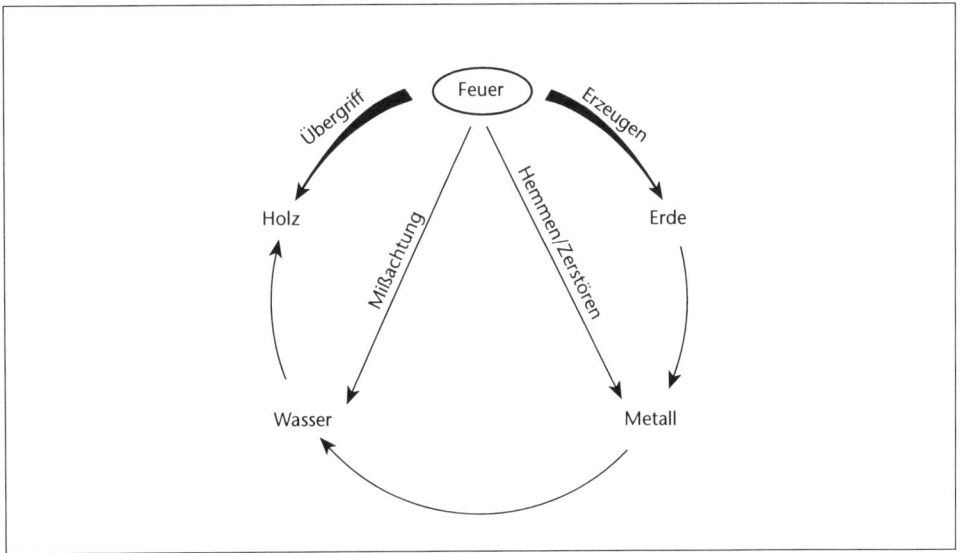

Abb. 50b: Pathologische Energiefülle im Feuerelement

Sehen wir uns die umgedrehte Situation an. In einem Element mangelt es an Energie, z.B. an Lebenswärme, was einem Mangel an Nierenenergie entspricht. Durch das Defizit entsteht ein Sog, der von der Lunge nun Energie abzieht, wodurch hier Probleme entstehen können. Gleichzeitig wird aber der Leber zuwenig Energie zugeführt, worunter diese ebenfalls leidet.

Die eigentliche Ursache, nämlich die geschwächte Niere, liegt im Verborgenen. Im Vordergrund stehen nur die Lungen- bzw. Leberschwäche. Über das System der 5-Elemente kann nun die eigentliche Ursache erfaßt werden.

Prinzipiell kann jedes Element jedes andere stören. Die Individualität jedes Patienten besteht aber in der konstitutionellen Anlage seines Schwachpunktes. Dieser besteht in einer angeborenen Störung eines Elementes und ändert sich im Laufe des Lebens kaum. In wenigen Fällen können dies auch einmal zwei Elemente sein.

Die Auffassung der Chinesen geht nun dahin, daß alle möglichen Krankheiten im Leben eines Menschen von diesem Schwachpunkt dirigiert, d.h. zugelassen werden und auch deren Verlauf bestimmt wird. Damit wird auch postuliert, daß es immer nur eine Krankheitsursache geben wird, die Krankheit selbst (= Heilreaktion), aber viele Gesichter (Symptome) zeigen kann.

Der Schwachpunkt (KSP) muß so verstanden werden, daß es sich hier um ein in der DNS durch die Evolution falsch angelegtes Streßverarbeitungsprogramm, also eine falsche Software, handelt. Dies kann zu einem Energiemangel (vermindertes CHI) oder zu einem Überschuß an falsch verarbeiteter pathologischer Energie führen. Diese Zustände sind eng korreliert mit der Psyche, worüber wir Zugang zu dem konstitutionellen Schwachpunkt finden. Aus philosophischer Sicht kann dieser Bereich auch als das Lebensthema verstanden werden, wo Schwächen aufgearbeitet werden sollen. Nach dieser Auffassung sollte der Weise dann frei von jeder Krankheitsanfälligkeit sein.

Den einzelnen Elementen sind zunächst sog. Meridianpaare zugeordnet. Das im Zähler stehende Organ ist YANG; jenes im Nenner YIN. Diese sollten zusammen im Ausgleich sein. Überwiegt jedoch die Energie eines Partners, sprechen wir von YIN- bzw. YANG-Störung. Über LO-Punkte kann ein Energieausgleich im gleichen Element erfolgen. Durch die Erkenntnisse von Voll wurden den Paaren weitere zwei Meridiane zugeordnet, die in der Akupunktur als „Hilfssysteme" bezeichnet werden.

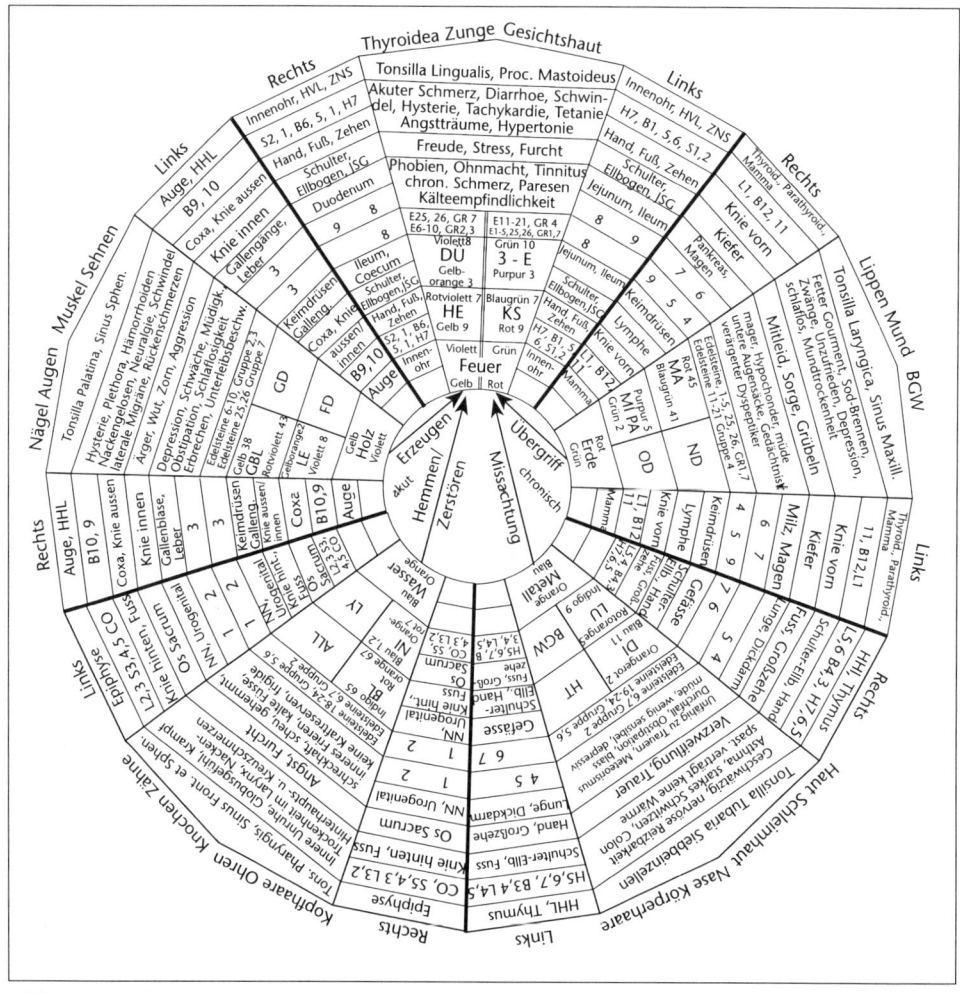

Abb. 51: Erweiterte 5-Elementen-Lehre n. Köhler

Kommt es zu einer Yin-Situation (Leere; z.B. Unterkühlung), ist der Energie*verbrauch* in diesem Element zu hoch. Das nachfolgende Element erhält zu wenig Energie und leidet darunter. Es kann von diesem deshalb rückwirkend durch „Übergriff" gestört werden. Gleichzeitig kann es den „hemmenden" und „zerstörenden" Einfluß des zweitvorhergehenden Elements nicht mehr abwehren und nimmt dadurch zusätzlich Schaden. Es selbst kann seinen „hemmenden" Einfluß auf das übernächste Element nicht mehr geltend machen, weshalb es bei längerer Dauer von hier durch „Mißachtung" gestraft wird.

Ein Energie-Ausgleich in einem Meridian-Paar erfolgt über Lo-Punkte (Durchgangspunkte, ermöglichen den Energiefluß zwischen Yin und Yang).

Dies sind in groben Zügen die Wechselbeziehungen der Elemente untereinander. Es ist also ein ständiges Geben und Nehmen in einem sehr fein aufeinander abgestimmten Energiesystem.

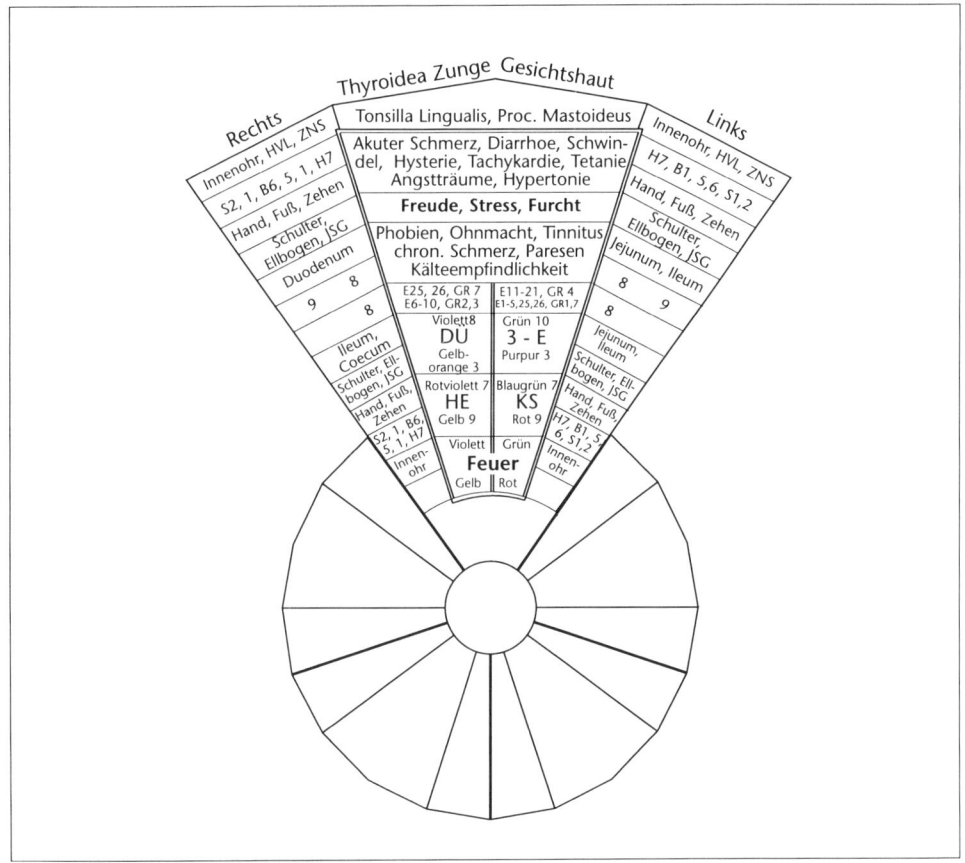

Abb.52: Erweiterte 5-Elementen-Lehre: Feuer-Element

5.4 Funktionseinheiten

In der erweiterten 5-Elementen-Lehre finden sich alle relevanten Erkenntnisse früherer Epochen und der Neuzeit zusammengetragen und gegenübergestellt. Die Funktionskreise unterliegen jeweils einer eigenen Ordnung und sind in sich geschlossen. Das bedeutet, daß Störungen in einem Element zunächst auf diesen Funktionskreis beschränkt bleiben, sich aber in diesem Element in allen Bereichen ausbreiten können. Dazu gehören die Meridian-Paare, die Odontone (nach L. Voll) mit den zugehörigen Organen, die entsprechenden Hormondrüsen, die jeweiligen Tonsillen, die betreffenden Nasennebenhöhlen, die Gelenke, die Wirbelsäulenabschnitte, die Hautanhangsgebilde, die Sinnesorgane und die psychischen Entsprechungen. Diesen zehn Körperbereichen sind die therapeutisch wirksamen Farben und Edelsteine (wie sie im MULTICOM-Gerät verwendet werden) zugeordnet. Unterteilt wurde zusätzlich nach Yin- (unten) und Yang-Zuständen (oben).

Über den psychischen Korrelaten (z.B. Freude, Streß, Furcht) stehen die Yang-Symptome und darunter die Yin-Symptome. Die Yang-Meridiane stehen im Zähler und die Yin-Meridiane im Nenner.

Die Therapiefarben bzw. Edelsteine sind in der gleichen Farbe zugeordnet, d.h. bei Yang-Zuständen wirken die oben stehenden Farben bzw. Edelsteine *sedierend* (nach Nummern laut Edelsteintabelle im Anhang). Die unten stehenden Farben bzw. Edelsteine werden bei Yin-Zuständen zur *Tonisierung* eingesetzt.

Die fünf Sinnesorgane sind dem jeweiligen Funktionskreis zugeordnet und gelten als „Öffner" („Umweltfühler"). Sie stellen damit die Verbindung zur Außenwelt her.

Eine Besonderheit ist noch zu beachten:

Jedes der fünf Hauptorgane (Herz, Milz, Leber, Lunge, Niere) bildet zur Erfüllung bestimmter Funktionen eine „Arbeitsgemeinschaft" mit einem der vier anderen. Es ergeben sich daraus neun Möglichkeiten der Zusammenarbeit (s. Kapitel 21.5 „Dysbalance bei Organen der 5-Elemente").

Die „Arbeitsgemeinschaft" zweier Organe befindet sich in einem spannungslosen energetischen Gleichgewicht. Wenn dieses Gleichgewicht durch Überwiegen eines Organs (Yin oder Yang) gestört ist, treten Funktionsstörungen, oder sogar schwere Erkrankungen auf wie z.B. Asthma.

Der sich daraus ergebende Therapieansatz für die Punktbehandlung ist im Anhang mit aufgeführt. Interessant ist dabei, daß neben der gezielten Organtherapie immer der Blasenmeridian mitbehandelt wird.

5.5 Praktisches Vorgehen

▲ Wie wenden wir dieses zunächst kompliziert erscheinende Arbeitsschema an?

(vgl. hierzu „Abfrageschema" im Anhang).

In die „Erweiterte 5-Elementen-Lehre" nach Köhler wurden die wichtigsten Symptome, die Zuordnungen zu den verschiedenen Funktionsbereichen, die psychischen Entsprechungen und die Funktionskreise nach Voll eingebaut. In jedem Element finden wir entweder den Ursprung der Krankheit, das „störende" Element, oder die Auswirkungen davon, das „gestörte" Element. Diese sind ineinander verschachtelt und müssen optisch voneinander getrennt werden. Die Doppelumrahmung in Abb. 52 verdeutlicht den Bereich des „störenden" Elements, also der Ursache. Die Bereiche außerhalb stellen jeweils das „gestörte" Element dar.

Wir gehen davon aus, daß vom „störenden" Element durch falsche Verarbeitung des multifaktoriellen Dauerstresses ständig pathologische Frequenzmuster mit hoher Kohärenz in das „gestörte" Element projiziert werden.

Wenn uns der Patient seine Symptome schildert, versuchen wir zunächst, das *Leitsymptom* zu erfragen, das ihn am meisten belastet. Dieses finden wir im „gestörten" Element wieder, und zwar in den Seitensegmenten links oder rechts bzw. oben über der Doppellinie. Um die Zuordnung sicherer zu machen, fragen wir weitere Symptome aus diesem Bereich ab.

Der nächste Schritt richtet sich danach, ob es sich um eine akute oder eine chronische Krankheit handelt. Damit erkennen wir „hemmende" oder „zerstörende" Einflüsse und „Erzeugen" (bei akuten Störungen), bzw. „Mißachtung" oder „Übergriff" (bei chronischen Krankheiten). Bei chronischen Krankheiten kommen vorrangig die zwei im Uhrzeigersinn folgenden Elemente als Ursache in Frage. Bei akuten Krankheiten sind es die zwei im Gegenuhrzeigersinn.

Um nun unter den zwei verbleibenden Elementen das *störende* und damit die somatische (und psychische!) Ursache zu finden, fragen wir jetzt nach den psychischen Entsprechungen. Der Patient wird aufgefordert, sich eine Streßsituation vorzustellen, z.B. großen Ärger, um dann zu schildern, wie er darauf reagieren würde. Je nachdem, ob er mit Aggression reagiert, oder alles schluckt, dafür aber stundenlang grübelt, oder resigniert usw. erkennen wir die Zuordnung zum störenden Element. Damit haben wir den wahrscheinlichen Ursprung seiner Krankheit gefunden.

Die Verarbeitung des psychischen Stresses unterliegt oftmals im Laufe eines Lebens einem Werdegang mit eigener Rhythmik. Wer sein Feuer-Element auslebt, kann lachen und hat viel Freude. Wird ihm aber das Leben immer mehr vergällt, vergeht ihm mit der Zeit das Lachen und die Freude, und er kommt ins Grübeln (Erde-Element). Wenn es auch dadurch zu keinen Lösungsmöglichkeiten kommt, entsteht Resignation. Das Leben hat für ihn kaum noch Sinn (Metall-Element). Diese Erkenntnis erzeugt nach einer gewissen Zeit tiefsitzende Ängste und Existenznöte (Wasser-Element). Unglücklich über diesen Werdegang und als Aufbäumen gegen diese Situation entsteht Aggression (Holz-Element). Hier entlädt sich in einem großen Ausbruch von Wut die ganze psychische Belastung, was zu großer Erleichterung führt, wonach sich der Patient wieder freuen kann (Feuer-Element).

Letztlich handelte es sich immer um die gleiche Belastung wie am Anfang, nur hat sich die Qualität gewandelt. Gelingt ein vollständiger Durchlauf, entspräche dies einer Selbstfindung mit anschließender Spontanheilung. Aus diesen Überlegungen wird aber auch verständlich, daß ein „Steckenbleiben" ein großes Potential zerstörerischer Energien darstellt, die sich ihren Weg suchen und dann über den Körper abreagiert werden müssen.

Als nächsten Schritt müssen wir festlegen, ob es sich um eine Yin- oder eine Yang-Krankheit handelt. Dazu fragen wir die Yang-, bzw. Yin-Symptome oberhalb und unterhalb des psychischen Korrelats ab. Ist auch diese Zuordnung gelungen, wissen wir bereits, ob wir anregen oder dämpfen müssen.

Zur Absicherung kann uns jetzt die EAV-Messung (Elektroakupunktur nach L. Voll) weiterhelfen. Jeweils niedrige Werte gehören zu den kurzen Pfeilen, hohe zu den langen.

Das störende Element, welches selbst keine Symptome produziert (!) steht nun fest. Sicherheitshalber sollte noch nach der Lieblingsfarbe gefragt werden, was dann durch Austestung (z.B. Kinesiologie) überprüft wird. In Ausnahmefällen kann sich auch zeigen, daß die Störung im *gleichen* Element liegt. Darauf weist die Psyche hin.

> **« Wir behandeln also das störende Element, wodurch sich die Symptome im *gestörten* Element zurückbilden sollten. »**

Wer keine EAV-Messungen durchführen will (oder kann) kommt bei der Suche nach dem *störenden* Element, der eigentlichen Ursache, auch sehr gut zurecht, wenn er sich nur von dem psychischen Korrelat leiten läßt.

Die entsprechende Lieblingsfarbe kann beim therapeutischen Vorgehen sehr behilflich sein und läßt auch erkennen, auf welcher Ebene sich die Störung manifestiert hat.

Beispiel: Ein Patient leidet unter Angstzuständen und klagt über rezidivierende Gastritiden. Seine Lieblingsfarbe ist Rot. Das gestörte Element ist Erde. Das störende Element ist Wasser. Es liegt „Mißachtung" vor. Man könnte als Lieblingsfarbe Orangerot erwarten, da eine Yin-Schwäche vorliegt, weshalb Yang überwiegt.

Der Krankheitsprozeß spielt sich aber bereits auf der zweiten Ebene, der Strukturebene ab und diese braucht Rot zur Therapie. In diesem Falle wird *nicht* der Nierenmeridian mit Rot therapiert, sondern eine Grundtherapie mit der Lieblingsfarbe Rot durchgeführt (Hand- oder Fußelektroden oder Magnetschleife auf dem Solarplexus). Zusätzlich kann noch der Nierenmeridian mit Orangerot tonisiert werden.

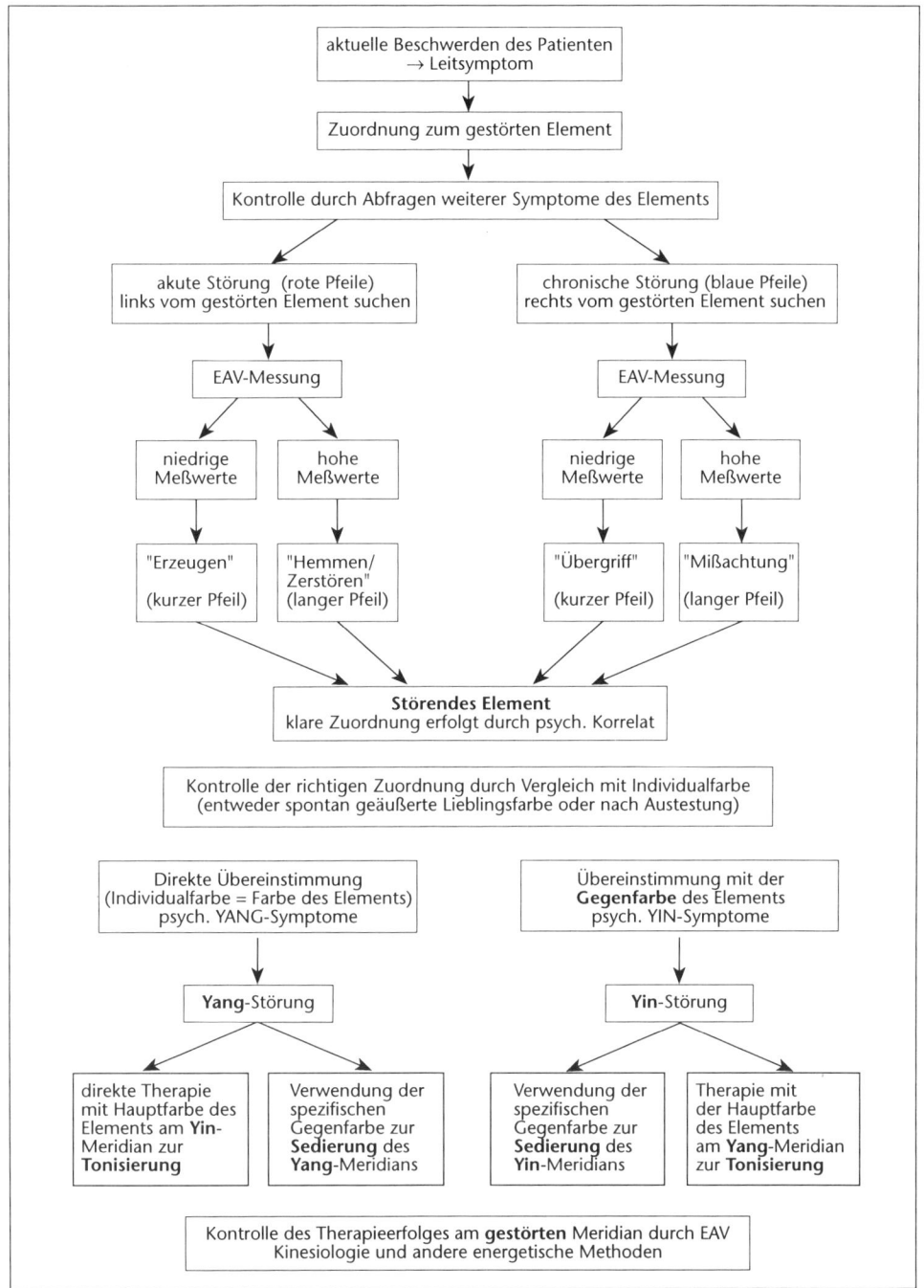

Abb. 53: Arbeitsschema zur „Erweiterten 5-Elementen-Lehre"

Zur Therapie gibt es einige Grundregeln, die nachstehend aufgelistet sind:

Grundregeln

1.	Akute oder nur kurzdauernde Störung

    —— hoher Meßwert   →   "Hemmer"   therapieren

    —— niedriger Meßwert   →   "Erzeuger"   therapieren

2. Länger bestehende chronische Störung

    —— hoher Meßwert   →   "Mißachtung"   therapieren

    —— niedriger Meßwert   →   "Übergriff"   therapieren evtl. **beide** therapieren

3. Im Yang-Bereich bleiben, wenn gestörtes Organ Yang ist

(steht im Zähler) und umgekehrt

4. "Übergriff" und "Mißachtung" haben Vorrang

(beides Zeichen eines tiefgreifenden, länger bestehenden Prozesses)

5. Weitere Meridianbeziehungen innerhalb eines Elementes:

waagerecht (Ausnahme Feuer: KS ‖ He) senkrecht (die jeweils übereinander stehenden)

6. Mutter-Kind-Regel:

vorgeschaltetes Element tonisieren, wenn nachfolgendes geschwächt ist, oder nachfolgendes sedieren (dispergieren), wenn vorhergehendes zu stark ist.

7. Oppositionsregel (Mittag-Mitternacht der Organuhr):

das in der Organuhr gegenüberliegende Organsystem wird behandelt, und zwar jeweils auf der Körper**gegenseite**.

Oppositionsregel

Bei Herz-Fülle	wird Galle-Meridian der Gegenseite tonisiert
Bei Blasen-Fülle	wird Lungen-Meridian der Gegenseite tonisiert
Bei Nieren-Fülle	wird Dickdarm-Meridian der Gegenseite tonisiert
Bei Kreislauf-Fülle	wird Magen-Meridian der Gegenseite tonisiert
Bei 3-E-Fülle	wird Milz/Pa-Meridian der Gegenseite tonisiert
Bei Galle-Fülle	wird Herz-Meridian der Gegenseite tonisiert
Bei Leber-Fülle	wird Dünndarm-Meridian der Gegenseite tonisiert
Bei Lungen-Fülle	wird Blasen-Meridian der Gegenseite tonisiert usw.

8. Ehemann-Ehefrau-Regel

Folgende Organsysteme sind (energetisch) dual angelegt und sollten im Ausgleich sein:

Dünndarm	—	Dickdarm
Herz	—	Lunge
Galle	—	Magen
Leber	—	Milz/Pankreas
Blase	—	3-E
Niere	—	Kreislauf

Es besteht kein Yin-Yang-Gefälle, da diese Organe energetisch gleichgestellt sind.

9. Polaritätsausgleich - Yin- bzw. Yang-Partner stärken!

starre fixierte Haltung	(Ni):	Leberprinzip stärken (Dynamik)
Überreiztheit, Unruhezustände	(Le):	Nierenprinzip stärken (Statik)
zu Massivität neigende	(Mi):	Lungenprinzip stärken (feingeistig, kreativ)
von der Erde abgehoben, ohne irdischen Bezug	(Lu):	Milzprinzip stärken (reale Tätigkeit, Verantwortung)

Nicht alle Meridiansysteme sind gleichberechtigt. 3-E wirkt speziell auf Urogenitalsystem, Verdauung, Atmung; KS und He bei psychisch funktionellen Störungen; KG und LG sind ebenfalls übergeordnet, wirken regulativ speziell bei psychischen Störungen.

Die fünf Elemente unterliegen verschiedenen Zyklen

1. 24-Stunden-Rhythmus nach Organuhr

2. 5-Jahreszeiten (Empfindlichkeit bestimmter Elemente)

Niere	—	Winter
Leber	—	Frühjahr
Herz	—	Sommer
Milz	—	Spätsommer
Lunge	—	Herbst

Begriffsdefinition:
- Befindet sich ein Yin-Organ in der Leere, überwiegt Yang
- Befindet es sich in der Fülle, überwiegt Yin
- Befindet sich ein Yang-Organ in der Leere überwiegt Yin
- Befindet es sich in der Fülle, überwiegt Yang.

Lieblingsfarbe

LF = Erste Lieblingsfarbe = getestete Individualfarbe, die am jeweiligen Meridian Anwendung findet (vgl. Kapitel 4.7).

Die Zuordnung der Farben erfolgt nach Frau C. Heidemann, die durch ihre spezielle Bindegewebstasttechnik an hunderten von Patienten die Zuordnung zu den jeweiligen Meridianen herausgefunden hat.

Unabhängig davon kann bei einer globalen Therapie (z.B. Grundtherapie) durchaus mit anderen Farben gearbeitet werden, um den gleichen Effekt zu erzielen, weil dadurch mehrere Störungen gleichzeitig erfaßt werden (z.B. Grün für Blockaden im Bauchraum mit der Magnetschleife).

Die Lieblingsfarbe ist ein wichtiger Wegweiser, darf aber nicht dogmatisch verwendet werden. Nur wenn noch zusätzliche Befunde auf das störende Element hinweisen, kann die Zuordnung sicher erfolgen.

Auch durch die oftmals sehr nahe beieinanderliegenden Farben (z.B. Rotorange und Orangerot u.a.) sind Fehldeutungen möglich. Hier hilft nur die Austestung weiter.

Zuordnung von Organteilen oder Gelenken erfolgt mehrfach:
- durch darüberlaufenden Meridian
- durch Funktionskreise der Elemente
- durch Keimblatt-Zugehörigkeit
- durch Systemzuordnung (Galle – Gelenke, Leber – Muskeln, Dickdarm – Haut, usw.).

5.6 Funktionsprinzipien

Zum besseren Verständnis, muß noch einmal auf die physikalischen Zusammenhänge eingegangen werden.

Wir hatten eingangs festgestellt, daß Elektronen aus Photonen entstehen (zusammen mit einem Positron) und sich wieder zu Energie auflösen. Nun ist inzwischen bekannt (J.T. Muheim, J.E. Charon), daß die Masseteilchen ein Gedächtnis besitzen. Wenn sie aber nur Bruchteile von Sekunden existieren, wo ist dann das Gedächtnis? Es kann von vornherein nur *immateriell* sein! Also nehmen die *Photonen* in Wirklichkeit die Information auf, da „Teilchen" gar nicht existent sind, sondern verdichtete Energie darstellen. Wir können diese auch als Bestandteil morphogenetischer Felder (R. Sheldrake) auffassen.

> **« Durch positive wie durch negative Gedankenmuster können wir Heilvorgänge oder Destruktion auslösen. »**

Jetzt kommt aber ein entscheidender Punkt: Jeder Gedanke erzeugt ein spezifisches Frequenzmuster. Dies tritt in Resonanz zu bestimmten Körperstrukturen, z.B. Organen. Wie wir bereits festgestellt haben, weist jedes Gewebe, jedes Organ ein eigenes, unverwechselbares Schwingungsmuster auf. Durch die Resonanz der unterschiedlichen Gedanken, der Emotionen mit den verschiedenen Organen kommt es zu ganz bestimmten Beziehungen. Wir sprechen deshalb auch von einer „Organpsyche". Diese Beziehungen lassen sich direkt mit den Akupunktur-Meridianen in Verbindung bringen, weshalb wir dann von „Funktionsprinzip" sprechen.

Dem übergeordnet steht die alles verbindende Konjunktion - das Herz. Somit sind wir wieder bei den fünf Elementen.

Es zeigt sich auch, daß Störungen in diesen Grundprinzipien bevorzugt in bestimmten Körperbereichen manifestiert werden (siehe Tabelle nächste Seite). Allein schon an dem Verlauf der Akupunktur-Meridiane läßt sich einiges über die Funktion und die Entsprechung ableiten. Der Nieren-Blasen-Meridian läuft an der Körperrückseite und gibt dem Organismus Kraft, sich aufzurichten. Er sorgt für Stabilität und Statik, hat deshalb eine Beziehung zum Skelettsystem, steht für Urvertrauen, Geborgenheit, Sicherheit. Energieschwäche entspricht dem psychischen Korrelat Angst.

Der Leber-Galle-Meridian verläuft an den Körperseiten und gibt dem Organismus Kraft, sich zu bewegen. Er steht für Dynamik, hat deshalb eine Beziehung zu Muskeln, Sehnen und Gelenken, steht für Anpassung, Spannkraft, Flexibilität. Das psychische Korrelat Ärger, Wut, Zorn, Aggression weist auf Störungen in diesem Bereich hin.

Der Milz/Pankreas-Magen-Meridian verläuft an der Vorderseite und ist für Aufbau und Speicherung von Reserven zuständig. Er steht für Gedächtnis, praktische Tüchtigkeit und Solidität. Er hat Beziehung zum Bindegewebe. Mitleid, Sorge und Grübeln sind psychische Leitsymptome für diesen Bereich.

Der Lunge-Dickdarm-Meridian läuft an den Armen zu Kopf und Brust, steht für Kontakt zur Umwelt und hat Beziehung zu Haut und Körperhaaren, steht für Loslassen (Vergessen, Zurücklassen). Verzweiflung und Trauer weisen auf eine Störung in diesem Bereich hin.

Diese vier Meridian-Beziehungen sind Yin-Funktionen mit einer Yin-geprägten Funktionsqualität. Werden diese Fähigkeiten entwickelt und eingebracht, verbessert sich damit die Funktion des somatischen Gewebes.

Leitfaktoren sind diesen Funktionen übergeordnet und prägen diese. Sie sind Bindeglied zum über allem stehenden Leitprinzip Herz. Es gelten dabei folgende Beziehungen:

Leitfaktoren

Niere	— Leiblichkeit	örtlich räumliche Formgebung und Struktur geistig als Sendung und Bestimmung
Leber	— Individuation und Selbstfindung	Verwirklichung der Originalität und Einmaligkeit
Milz	— Sinngebung	Handeln nach Gewissen, Tragen von Verantwortung
Lunge	— Reifung	über sich hinauswachsen; durch Weisheit zur Demut

Mangel an Vertrauen, Sicherheit usw. verhindert normale Regeneration in der Nacht, führt zu Schlafstörungen, Träume schlagen sich speziell an den Nieren nieder. Die Energie der Niere (= Urenergie) ist die Grundlage für die anderen Funktionskreise (deshalb Urvertrauen zu Gott stärken!). Polare Spannung der Niere (hinten – vorn) bewirkt energetische Aufladung.

Zur weiteren Vertiefung sei das Buch von Jochen M. Gleditsch „Reflexzonen und Somatotopien" empfohlen, aus dem einige Abbildungen und viele Anregungen stammen.

Somit haben wir jetzt eine umfassende Übersicht über die 5-Elementen-Lehre, die in dieser erweiterten Form sämtliche pathologischen Vorgänge im Organismus beschreiben und deren Ursachen aufzeigen kann. Alles weitere ist Übung.

6. Auswirkungen der Bioresonanz-Therapie im menschlichen Körper

Eine 1988 publizierte Studie des Verfassers zeigte, daß die Bioresonanz-Therapie (BRT) spezifische Veränderungen im Immunsystem bewirkt. Damit ist erstmals bewiesen worden, daß ultrafeine Schwingungen als Informationssignale humorale und zelluläre Reaktionen in Gang setzen und im Sinne einer Funktionsnormalisierung wirksam sind.

Die *Ergebnisse* sind hier noch einmal kurz zusammengefaßt:
1. Signifikanter Lymphozytenanstieg am 3./4. Tag bis 140%
2. Anstieg der Lymphozyten über 4-6 Wochen mit positivem Trend
3. Zum Teil starke Seitendifferenzen der BKS konnten *sofort* ausgeglichen werden
4. Im Normbereich liegende Parameter wurden *nicht* verändert
5. Pathologisch erhöhte Zellgruppierungen normalisierten sich nach 3-4 Tagen
6. Störfeldbedingte einseitige Erhöhung der Leukozytenzahl normalisierte sich *sofort*
7. Der positive Therapie-Effekt war *umso deutlicher,* je schwerer die Krankheit

Bemerkenswert sind dabei drei Dinge:
– Die besten Erfolge wurden bei Schwerkranken erzielt. Hier ist das Schwingungsfeld so tiefgreifend gestört, daß auch besonders viele pathologische Signale therapeutisch beeinflußt werden müssen. Daß dies aber auch gelingt, spricht für die Richtigkeit des theoretischen Hintergrunds dieser Therapie.
– Normale Parameter wurden nicht verändert. Somit ist sichergestellt, daß keinerlei unerwünschte Begleiteffekte auftreten, daß nichts beeinflußt wird, was keiner Therapie bedarf.
– Es gab Soforteffekte und verzögerte Reaktionen.

Die *Soforteffekte*, zu denen auch die Veränderung der BKS zählt, sind elektrostatisch erklärbar. Durch die Polarität (Ionisation) der Moleküle kommt es zur gegenseitigen Anziehung oder Abstoßung, die z.B. Eiweiße oder auch Schadstoffe in der Schwebe halten. Diese Kräfte können also ebenfalls mit der BRT beeinflußt werden (wahrscheinlich im Sinne einer Polaritäts-*Ausrichtung*), was die oft rasch einsetzende Toxinausleitung erklärt. *Die verzögerten Effekte* entstehen durch Induktion zellulärer Neubildungen (z.B. Lymphozyten), die an den Zeitfaktor gebunden sind.

Wenn wir also mit der BRT arbeiten, können wir davon ausgehen, daß bei jeder Behandlung (auch wenn der Patient nichts spürt) *gewünschte* humorale und zelluläre Reaktionen in Gang gesetzt werden.

7. Absicht und Konzentration

Bioresonanz-Therapie (BRT) bedeutet nicht nur, daß Resonanz zwischen Patientenschwingung und Geräteschwingung eintritt, sondern daß auch immer eine Wechselwirkung *zwischen Arzt und Patient* (wie auch bei anderen Therapien) besteht, wobei das Gerät als dritter Faktor mit einbezogen ist. Diese Dreierbeziehung muß gedanklich deshalb so herausgestellt werden, weil wir mit ultrafeinen Schwingungen arbeiten, in die auch unsere Vorstellungen und Absichten mit eingehen.

Andererseits können wir die Änderungen im elektromagnetischen Kraftfeld des Patienten selbst auch spüren, was manchmal nicht so angenehm ist und früher bei den Mora-Geräten auch zu gesundheitlichen Problemen geführt hat. (Mora-Therapie: alte Bezeichnung für Bioresonanz-Therapie mit internen Signalen.)

Wenn wir also in Zukunft bessere Therapie-Erfolge erzielen wollen, müssen wir bei uns selbst beginnen. *Wir* sollten nach mehr Reife, Reinheit und Klarheit streben. Negative Gedanken, Unaufrichtigkeit oder vordergründige pekuniäre Interessen haben hier nichts zu suchen.

Unser Bestreben muß in aufrichtiger Anteilnahme am Leiden des Patienten bestehen, volle Zuwendung beinhalten und vom starken Wunsch getragen werden, zu helfen und Leiden zu lindern. Das ist nun eigentlich das, was wir Berufung nennen. Diese Ideale können aber durch die täglichen Rangeleien mit der Kassenärzlichen Vereinigung, Krankenkassen, oder auch unwilligem Personal und anspruchsvollen, egoistischen Patienten zugeschüttet worden sein. **Wir müssen sie wieder ausgraben!**

Je länger man sich mit der BRT beschäftigt, umso mehr wird auch die persönliche Entwicklung gefördert, denn man kommt um menschliche, religiöse und philosophische Fragen nicht herum. Bezogen auf unsere Therapie bedeutet das, wir müssen unsere innere Einstellung dem Patienten, seiner Krankheit und unserer Arbeit gegenüber kontrollieren und evtl. ändern. Wir müssen

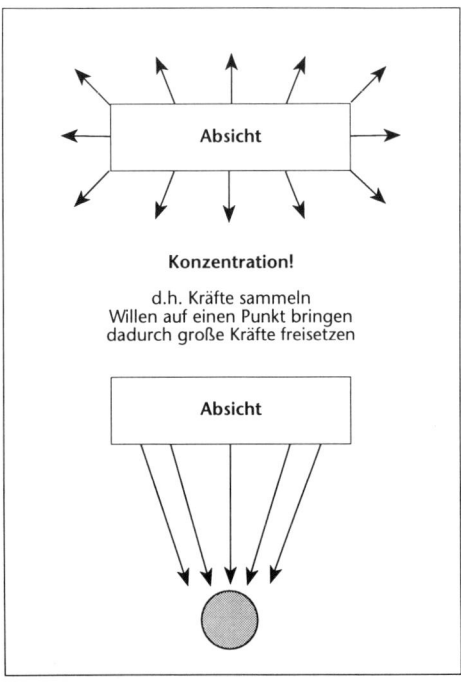

Abb. 54: Konzentrierte Absicht

uns nicht nur bewußt sein, was wir tun *wollen*, sondern *aktiv* den Vorgang der Resonanz (zwischen Arzt und Patient) fördern.

Dazu gehört zunächst eine *Absicht*.

Absicht

- *Das Wollen verdeutlichen!*
- *Dazu alle Möglichkeiten ausschöpfen,*
- *Fehl- oder Zweideutiges eliminieren,*
- *Reinheit der Absicht anstreben.*
- *Das Urprinzip herausfinden.*

Die *Absicht zu helfen* reicht nicht aus.

Das heißt, die ungerichtete Absicht zu helfen wird konkretisiert, indem wir uns völlig zurücknehmen, unsere Intuition spielen lassen und versuchen, uns voll in den Patienten einzufühlen. Dadurch kann die „Idee" einer Krankheit erkannt werden, was zu einer klar definierten Absicht führt.

Nun gehört Konzentration dazu:

Das bedeutet Kräfte sammeln, den Willen auf den Punkt bringen und dadurch die Absicht verstärken. Genauer: die *konzentrierte Absicht* kann sich jetzt darauf richten, beispielsweise bei dem Patienten X eine bestimmte Störfeldbehandlung durchzuführen, damit er von seinen entzündlich rheumatischen Gelenkveränderungen befreit wird. Konzentrierte Absicht ist also immer auf ein Ziel gerichtet (s. Abb. 55 links):

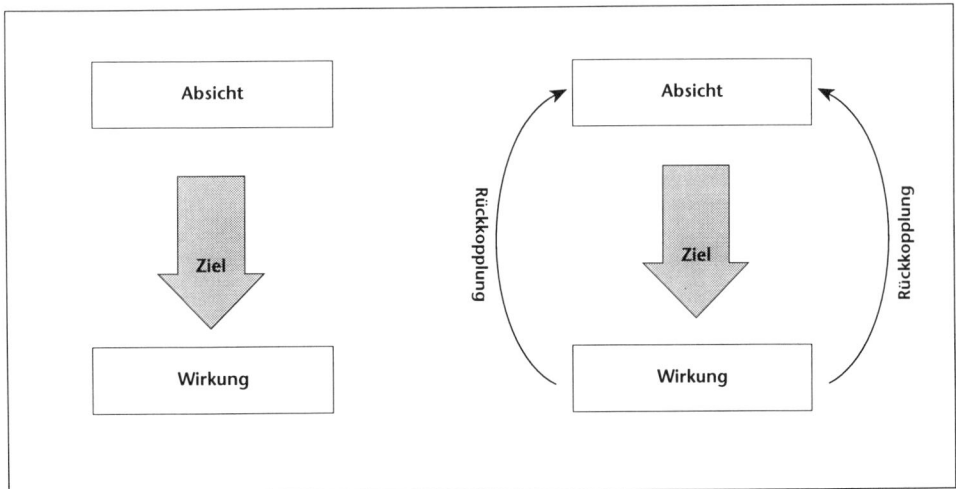

Abb. 55: Zielgerichtete Absicht (links); Rückkopplung der Wirkung (rechts)

Als Folge dieser gerichteten (umgesetzten) Absicht entsteht eine *Wirkung*. Dieses Ziel sollte klar definiert und eng eingegrenzt sein. Man sollte *nie zuviel gleichzeitig* wollen, höchstens nacheinander. Deshalb sind Schwerpunkte zu setzen.

« **Je deutlicher das Ziel – je größer die Wirkung!** »

Nun zeigt sich aber auch, daß jede Wirkung wiederum Einfluß auf die Absicht hat (s. Abb. 55 rechts).

Konkret könnte das heißen: die durchgeführte Behandlung hat zwar das Organ gestärkt, der Patient bekam aber dennoch Schmerzen. Der nächste Schritt muß deshalb beispielsweise die Entgiftung (Lymphe) fördern.

Zusammenfassend läßt sich feststellen:

« **Konzentration und Eindeutigkeit der Absicht führen zu besserer Kohärenz.** »

– Durch gleichphasiges Schwingen wird Resonanz gefördert und zwar nicht nur zwischen Gerät und Patient, sondern auch zwischen Therapeut und Patient
– Dies sollte vom Behandler ständig angestrebt werden. Er sollte sich in die Krankheit, in das Leiden, in den Patienten einfühlen, sollte versuchen zu erspüren, wie ihm zumute ist
– Versehen mit der Absicht zu helfen, wird die Intuition und die Kreativität gefördert
– Es kann nicht allen Patienten geholfen werden. Wenn dessen Schwingungsfeld vom Behandler zu verschieden ist, wird keine positive Resonanz möglich sein
– Resonanz kann gestört werden durch zuviel Reden – deshalb sich selbst ganz zurücknehmen, zuhören!

Wir sehen unsere Geräte als Hilfsmittel, als Verstärker der Resonanz zwischen Patient und Therapeut an:

« **Bioresonanz-Therapie ist die Verstärkung der Resonanz zwischen Patient und Therapeut** »

Deshalb ist für den Therapieerfolg die innere Haltung sehr wesentlich. Sie sollte sein: ehrfürchtiges Staunen – offene Freude über das, was geschieht (nicht nur Meßwerte erheben und vergleichen).

Wenn uns dies gelingt, sind die Resultate sichtbar besser.

8. Die Sonderstellung des Akupunkturpunktes 3-E 20

Der Normwert dieses Punktes beträgt 80 (alle anderen Punkte haben 50 als Norm). Er darf nicht mit dem *klassischen* Akupunkturpunkt 3-E 20 verwechselt werden. Jener ist oberhalb der Ohrmuschel und dieser hier (Voll'scher Punkt) direkt am Ohransatz (Abb. 56) in einem kleinen Grübchen. Er läßt nicht nur eine Aussage über den energetischen Zustand des Hypothalamus zu, sondern bekommt in jüngster Zeit immer mehr Bedeutung durch die moderne Matrix-Forschung. Die Messung dieses Punktes läßt eine recht gute Aussage über das Grundsystem zu, da die zentrale neurohumorale Kopplung auf möglicherweise vorhandenen Dauerstreß der Matrix mit Potentialänderungen reagiert. Der Meßwert 80 wird solange aufrechterhalten, bis das Grundsystem einschließlich neurohumoralem System dekompensiert. Wir messen deshalb an diesem Punkt die Kompensationsfähigkeit und das Vorhandensein von Reserven. Deshalb kann der Meßwert auch bei schweren Krankheiten noch normal sein. Dies ist positiv zu bewerten. Fällt der Wert schon bei leichten Störungen ab, wäre dies eine ungünstige Ausgangslage.

Weiterhin lassen sich sofort durch Seiten-differenzen (es genügen zwei Teilstriche bei der EAV-Messung) dekompensierte Kopfherde erkennen. Dadurch ist er ein äußerst wichtiger Punkt für die Zahn- und HNO-Ärzte. Er läßt außerdem direkte Aussagen über den Schweregrad von Entzündungen im Kopfbereich zu und hat eine wichtige prognostische Bedeutung. Sinkt dieser Wert von Sitzung zu Sitzung (*vor* der Behandlung gemessen) ab, so ist die Prognose infaust. Bei Karzinompatienten sind Werte bis 20 möglich. Er gibt also Auskunft über die *allgemeine Energielage*, wodurch wir Aufschluß über die *allgemeine Reaktionslage* erhalten, d.h. Yin- (hyperg) oder Yang-Zustand (hypererg). Weiterhin zeigt er in vielen Fällen das Therapieende an, damit nicht übertherapiert wird.

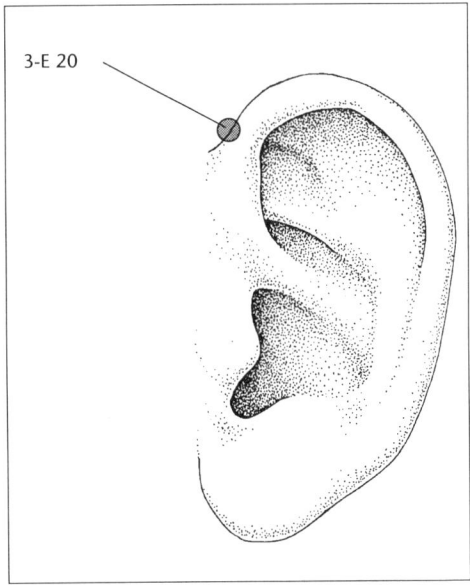

Abb. 56: Akupunkturpunkt 3-E 20

Ein Yin-Patient, z.B. mit den Werten 76 beidseits, sollte sich nach der Behandlung im leichten Yang-Zustand befinden, d.h. der Wert sollte maximal 82-84 sein (als leichte Überkompensation). Das wird oft schon mit der Grundtherapie erreicht. Bei nachfolgenden Therapieschritten sollte der Meßwert aber nicht weiter ansteigen. Liegt jedoch schon vor der Therapie eine Yang-Situation vor, z.B. Meßwerte von 88 beidseits, sollten diese nach Behandlung niedriger sein.

Testmethode nach Köhler

Speziell bei Yin-Patienten eignet sich dieser Meßpunkt zu einer Testmethode, um den hauptgestörten Meridian herauszufinden. Dahinter steht die Überlegung (durch 5-Elementen-Lehre nachzuvollziehen), daß mit Behandlung des tatsächlich störenden Elements, bzw. Meridians alle anderen Störungen in den Ausgleich gehen.

Wird der verdächtige Meridian an seinem Terminalpunkt gereizt oder mit dem MULTICOM-Laser energetisch unterstützt, wird der Punkt 3-E 20 bei der gleich anschließenden Nachmessung ausgeglichen sein (80 beidseits). Andernfalls war er nicht für die Störung verantwortlich. Der Wert bleibt dann im Yin und ein anderer Meridian sollte kurz therapiert werden. Dann wird wieder nachgemessen usw. bis der Störenfried gefunden wurde.

Man sollte aber nicht mit dem Leber- oder Blasenmeridian beginnen, weil diese häufig mitgestört sind und dadurch das Bild verwischen können. An diesem kurzen Abriß wird deutlich, daß es sich lohnt, diesen Punkt vor und nach jeder Behandlung zu messen und als Therapiekontrolle zu verwenden. Überhaupt sollten wir uns bei allen Messungen auf das Wesentliche beschränken (Zeitfaktor!), aber einige Meßpunkte sind sehr wichtig. Dazu gehört auch dieser.

9. Anwendung der BRT mit körpereigenen Signalen

1977 hatte der deutsche Arzt Franz Morell die Idee, *direkt* das Energiefeld des Körpers zur Therapie einzusetzen, statt indirekt mit Homöopathika oder Nosoden (homöopathisch potenzierte Krankheitskeime oder Gifte, die als eine Art Impfung eingesetzt werden) zu behandeln. Dafür ließ er sich ein elektronisches Gerät bauen, das die Körperfrequenzen mittels Elektroden abgriff. Diese konnten im Gerät verstärkt und invertiert werden, und wurden als Therapieschwingung dem Patienten wieder zugeführt. *Im* Organismus kam es dann zu den in Kapitel 3.9.1 beschriebenen Resonanzwirkungen mit Löschung pathologischer Frequenzen. Diese geniale Idee wurde zunächst als Mora-Therapie bekannt, und ist trotz aller Weiterentwicklungen heute noch die Grundlage der Therapie mit körpereigenen Schwingungen.

Diese Form der Bioresonanz-Therapie arbeitet mit dem vom Patienten stammenden elektromagnetischen Feld. Darin sind alle physiologischen und pathologischen Schwingungen als Frequenzgemisch enthalten. Das normale Spektrum wird durch die vorhandenen, pathologischen Schwingungen teilweise sogar gravierend überlagert und beeinträchtigt.

Das Therapiegerät nimmt nun dieses Frequenzgemisch auf. Wie bereits angeführt, unterscheiden sich pathologische Schwingungen von physiologischen durch ihre hohe Kohärenz und die fehlende Fluktuation. Dies wird bei den Therapiegeräten der dritten Generation, wie dem *Vegaselect* ausgenutzt, indem über einen eingebauten Frequenzspeicher eine natürliche Trennung der Signale möglich ist.

▲ Worauf kommt es an?

In erster Linie interessieren uns die Störfeldsignale, insbesondere diejenigen, mit den gravierendsten Auswirkungen auf den Organismus. Das Schwingungsspektrum bleibt über eine lange Zeit sehr konstant, was technisch ausgenutzt werden kann. Wird das Signal im Gerät für eine gewisse Zeit abgespeichert, dann verändert sich zwischenzeitlich das physiologische Körperfeld bereits wieder, nicht jedoch das Störfeldsignal.

Werden nun mit Verzögerung alle Signale zum Patienten zurückgeführt, kommt es bei den physiologischen Frequenzen kaum noch zur Resonanz, im Gegensatz zum Störfeldsignal, das eine große Resonanz erzeugt, da es immer noch gleich ist. Durch diese natürliche Selektion wird gesundes von krankem getrennt, ohne technische Verfälschung der Signale. Damit wurde das homöopathische Ähnlichkeits-Prinzip verwirklicht.

Eine andere Möglichkeit, auf natürliche Weise Störfeldsignale aus dem großen Frequenzgemisch des Organismus zu isolieren ist das Subtraktions-Lösch-Prinzip, das der Autor 1987 entwickelt hat. Dabei wird das Differenzsignal zwischen linker und rechter Körperseite gebildet, wodurch sich die physiologischen Signale aufheben und das reine Störfeldsignal übrigbleibt. Bei der Weiterverarbeitung desselben kann das Umkehrprinzip (Phasendrehung um 180°), oder die konstruktive bzw. destruktive Interferenz eingesetzt werden. Das SL-Prinzip findet im VEGA-MRT Anwendung.

Eine weitere Variante basiert auf dem Prinzip der Zyklotronenresonanz (vgl. Kapitel 3.9), wobei über ein schwaches Gleichstromfeld die Fibrozytenladung im Sinne einer Umpolung beeinflußt wird, während gleichzeitig die Bioresonanz-Therapie läuft. Damit wird der Ordnungsgrad der Zellen erhöht, was eine verbesserte Informationsleitung bewirkt. Diese kombinierte Therapieform führt zu einheitlichen Reaktionsantworten des Grundsystems.

Eine Steigerung der Kombination von BRT mit synergistischen Komponenten ist die Matrix-Regenerations-Therapie (MRT, s. Kapitel 14). Hier wird der Saugeffekt des Schröpfens über eine Spezialelektrode ausgenutzt.

Bei allen Formen der BRT mit körpereigenen Signalen ist die richtige Elektrodenlage ganz entscheidend. Das Grundziel lautet: **Die pathologische Information muß so genau wie möglich** (d.h. möglichst ohne physiologische Schwingungen) durch gezielten Einsatz jeweils angepaßter Elektroden (Punkt-, Knopf-, Flächenelektroden usw.) **vom Patienten abgenommen werden.** Das heißt also *direkt herangehen* an die entzündete Gallenblase, den vereiterten Zahn usw. und dort die Information abnehmen.

Ein Problem der BRT mit körpereigenen Signalen soll noch angesprochen werden:

Das Gerät benötigt eine noch ausreichend hohe Amplitude (Stärke) der eintreffenden Signale. Durch die Abnahme mittels Elektroden (Übergangswiderstand) und die Kabel zum und im Gerät (Innenwiderstand) entstehen Leitungsverluste. Zusätzlich kommt es bei degenerativen Prozessen zu einer primär verminderten EM-Abstrahlung. Das heißt, wir müssen bei chronischen Leiden vermehrt mit abgeschwächten oder stark abgeschwächten Frequenzmustern rechnen, die dadurch der Therapie kaum mehr zugänglich werden. Hier müssen Frequenzmuster von außen zugeführt werden. Dies geschieht durch die BRT mit externen Signalen.

Die neueste Entwicklung stellt das Stoffwechseltest- und Therapieverfahren (STT) dar, mit dem zum einen die Stoffwechsellage genau bestimmt werden kann, zum anderen über die BRT eine Korrektur derselben möglich ist.

10. Anwendung der BRT mit externen Signalen

Um es klarzustellen: bei beiden Verfahren handelt es sich um Bioresonanz, beide Verfahren arbeiten mit ultrafeinen Therapiesignalen, aber:

> **Bioresonanz mit körpereigenen Signalen ist die Therapieform, die durch Löschung von Störsignalen den Organismus** *entlastet*, entweder durch Elimination von Dauerstreß oder durch *Ausleitung* von Toxinen, Allergenen usw.

> **Bioresonanz mit externen Signalen** ist ein Therapieverfahren, das
> a) konstitutionell wirkt und damit den Gesamtorganismus *aktiviert*,
> b) Stoffwechselstörungen direkt korrigieren kann
> c) gestörte Biorhythmen *synchronisiert*,
> d) den Energieaustausch mit der Umgebung regelt (Chakra-Therapie),
> e) selbst in schwersten, energetisch völlig verarmten Fällen noch wirken kann, da alle notwendigen physiologischen Frequenzgemische in Resonanz gebracht werden können

Auf einen Nenner gebracht heißt das:

BRT mit Körpersignalen ist in erster Linie *Entlastungstherapie* oder *Ausleitungstherapie,* wodurch der Organismus von Störungen befreit wird und dadurch wieder die Oberhand gewinnen kann.

BRT mit externen Signalen ist in erster Linie *Konstitutionstherapie*, wobei die Störfrequenzen zunächst nicht beachtet werden, sondern das geschwächte energetische Potential des Organismus aktiviert bzw. Stoffwechselentgleisungen direkt behandelt werden, damit er dadurch Oberhand gewinnt.

▲ Wie gelingt uns die Übertragung dieser steuernden Signale?

Die Verwendung eines Magnetfeldes stellt schon für sich ein eigenständiges Therapieverfahren dar, das durch viele Modulationsmöglichkeiten in seiner Effizienz wesentlich gesteigert werden kann.

Die Idee und die Gesamtkonzeption eines multifunktionalen Therapiegerätes stammt vom Autor (1986) und wurde im MULTICOM-Gerät verwirklicht. Der Biophysiker W. Ludwig hat zu der technischen Umsetzung dieses neuartigen Therapieprinzips wesentlich mit beigetragen und 10-jährige persönliche Forschungsergebnisse auf dem Magnetfeldsektor eingebracht. Das folgende Kapitel – ein von ihm verfaßter Aufsatz – beschreibt dieses Kraftfeld.

10.1 Charakterisierung von Magnetfeldern mit Mikromagnetfeldimpulsen   (W. Ludwig)

Die Magnetfeld-Therapie wurde schon vor tausenden von Jahren im Orient angewandt, wobei natürlicher Magneteisenstein (Magnetit) verwendet wurde. Erst sehr spät, nämlich im 19. Jahrhundert entdeckte man, daß Magnetfelder auch künstlich mittels stromdurchflossener Spulen erzeugt und damit auch gewöhnliches Eisen magnetisiert werden kann. Vor mehr als hundert Jahren meldete ein Mr. Smith in England das erste Patent für Magnetfeld-Therapie mit stromdurchflossenen Spulen an, wobei nicht nur Gleichstrom sondern auch Wechselstrom vorgesehen waren.

Man hatte allerdings nicht den gleichen Erfolg mit diesen Verfahren wie er vom Altertum berichtet wurde. Der Grund wurde erst im 20. Jahrhundert entdeckt: natürlicher Magneteisenstein enthält wichtige Spurenelemente, deren Eigenresonanzen vom Magnetfeld in den Raum transportiert und damit auch therapeutisch wirksam werden.

Hierzu muß bemerkt werden, daß jedes Material ständig bei Zimmertemperatur elektromagnetische Signale aussendet. Denn die Ionen im Gitter eines Metalles und auch die geladenen Atome im Molekülverband führen ständige periodische Bewegungen aus. Da bewegte Ladungen elektromagnetische Wellen aussenden – wie von jeder Antenne her bekannt – hat jedes Material charakteristische Eigenresonanzen in einem sehr weiten Frequenzbereich. Es beginnt mit den tiefsten Frequenzen, den sogenannten solitären Wellen (Solitonen), die höchsten Frequenzen liegen im Infrarot-Gebiet – wenn man von Lichterregung bei sehr hohen Temperaturen und Radioaktivität einmal absieht.

Die Magnetfeld-Therapie des 20. Jahrhunderts ging daher zwei Wege: Einmal wurden starke Magnetfelder ohne die erwähnten charakteristischen Eigenresonanzen verwendet, zum anderen wurde gewöhnliches Eisen mit den bekannten therapeutisch nützlichen Spurenelementen versehen und damit therapiert. Dies ist durch „Ionenimplantation" möglich, d.h. in das Eisen werden Ionen der Spurenelemente mit hohen Beschleunigungs-Spannungen geschossen, so daß sich das Eisen wie Magnetit verhält. Doch dieses Verfahren ist sehr aufwendig und kostspielig.

Ein einfacheres Verfahren nutzt die Möglichkeit aus, die Eigenresonanzen der Spurenelemente im Gitter des Eisens einzuprogrammieren. Dies ist auf ähnliche Weise möglich, wie das Bespielen von Magnetbändern oder Disketten mit Information; mit dem Unterschied, daß das Material hierbei nicht bewegt werden muß. Dabei werden sogenannte erzwungene Platzwechsel im Ionengitter des Eisens hervorgerufen, die das Gefüge des Ionengitters so ändern, daß die erwünschten Resonanzen entstehen.

Es hat sich nun in der Praxis gezeigt, daß die erforderliche Magnetfeldstärke (genauer die magnetische Flußdichte) bei Verwendung der Eigenresonanzen von Spurenelementen wesentlich geringer zu sein braucht, als ohne diese Resonanzen. Am wirksamsten haben sich pulsierende Magnetfelder bewährt, die zwar einen definierten Nord- und Südpol erzeugen, aber in der Stärke an- und abschwellen. Weiter hat sich gezeigt (W. Ludwig, Horb a.N.), daß sehr rasch anschwellende (und langsamer abklingende) Magnetfelder eine bessere therapeutische Wirkung haben, als langsam anschwellende.

Das bedeutet mit anderen Worten, daß es hauptsächlich auf die zeitliche Änderung der magnetischen Flußdichte, also auf die „Induktion" ankommt und weniger auf die früher in Gauß und heute in Tesla gemessene Flußdichte. Die Umrechnung von Tesla in Gauß ist:

> **1 Tesla = 10 000 Gauß.**

Die Induktion wird in Tesla pro Sekunde gemessen (T/s). Ein rasch ansteigendes Feld hat ein impulsförmiges Zeitprofil und läßt sich mit Hilfe der von dem Mathematiker Baron de Fourier beschriebenen Methode in eine Grundwelle und Oberwellen („Harmonische") zerlegen. So besteht beispielsweise ein Mäandersignal (Rechtecksignal) von 10 Hz aus der sinusförmigen Grundwelle von 10 Hz und Oberwellen von 30 Hz, 50 Hz, 70 Hz usw., d.h. allen ungeradzahligen Vielfachen und zwar mit abnehmender Amplitude (Stärke). Die 1. Oberwelle von 30 Hz hat nur noch ein Drittel der Intensität der Grundwelle, die 2. Oberwelle von 50 Hz nur noch 1/5 usw.

Man kann obige Entdeckung (W. Ludwig) also auch so ausdrücken: Je höher der Oberwellengehalt, umso besser die therapeutische Wirkung und umso geringer kann die magnetische Maximalflußdichte sein. Bei einer Anstiegsflanke der Magnetimpulse von 1 Mikrosekunde kommt man mit Flußdichten von Milligauß bzw. Mikrotesla aus. Ohne die Spurenelement-Resonanzen werden hingegen oberwellenarme Signale von mehreren Gauß bis zu 0,1 Tesla verwendet.

Die Wirkung dieser beiden ganz unterschiedlichen Konzepte beruht auch auf unterschied-lichen physikalischen Phänomenen: Das Magnetfeld hat im Wesentlichen zwei Wirkungen auf den Organismus: einmal wirkt die sogenannte Lorentzkraft auf bewegte Ladungen, z.B. im Blut und Lymphstrom schwimmende Ionen. Positive und negative Partikel werden in entgegengesetzten Richtungen abgelenkt, d.h. es tritt eine Ladungsverschiebung im Gewebe auf. Dies hat an Zellmembranen weitreichende Wirkungen, die man versucht, theoretisch zu erfassen, aber auch experimentell zu messen. Da Sauerstoff paramagnetisch ist, d.h. vom Magnetfeld angezogen wird, gibt es eine weitere Wirkung des starken Magnetfeldes auf die Sauerstoffversorgung der Zellen. In beiden Fällen, bei der Lorentzkraft und der magnetischen Anziehung ist ein sehr starkes Magnetfeld (oberhalb von 10 Gauß bzw. 1 Millitesla) notwendig, andernfalls sind die Effekte zu schwach, liegen also unterhalb der Diffusionskräfte im Organismus.

Zum zweiten hat das pulsierende Magnetfeld eine Induktions-Wirkung, wie sie vom Dynamo und Elektromotor her bekannt ist: in Leiterschleifen (z.B. Nervenschleifen), die eine genügend große Fläche umschließen, wird eine elektrische, pulsierende Spannung induziert, die zu einem pulsierenden Strom führt. Je höher der Oberwellengehalt des magnetischen Signals, umso größer ist dieser Effekt. Es entstehen daher u.a. Miniaturpotentiale an Synapsenspalten, sowohl im Zentral- als auch im vegetativen Nervensystem. (Synapsen sind Schaltstellen im Nervensystem, die ähnlich wie Transistoren arbeiten.) Sogenannte Ephapsen (besondere Synapsen) können direkt mit Magnetfeldern koppeln (Anmerkung des Verfassers). Eine Folge von solchen Miniaturpotentialen kann sich zu einem Aktionspotential summieren, so daß ein Nervenimpuls entsteht, der weitergeleitet wird. Das pulsierende Magnetfeld kann daher bei richtiger Wahl seiner Folgefrequenz (Impulsfolge) steuernd auf das Nervensystem einwirken.

Das Nervensystem hat jedoch einen wirksamen Schutz gegen äußere Einflüsse, wobei Hemmsynapsen, die den Erregersynapsen entgegenwirken, eine Rolle spielen. Nur, wenn das äußere Signal in das Muster der Nervenimpulse paßt, wird es vom gesunden Organismus akzeptiert. Ein labiler Organismus reagiert jedoch schon auf die elektromagnetischen Impulse der „Wetterstrahlung" (Sferics, Atmospherics H. Baumer), die von Mikrogewittern in Wolken ausgehen und den Wetterfronten um hunderte von Kilometern mit Lichtgeschwindigkeit vorherlaufen. Auf diesem Phänomen beruht die Wetter-Vorfühligkeit.

Wir haben also im Wesentlichen zwei wichtige Wirkungen des Magnetfeldes: den Einfluß auf das Ionenmilieu und den Einfluß auf das Nervensystem. Der erste Effekt ist nur bei starken Feldern wirksam, der zweite bei rasch wechselnden, im übrigen aber schwachen Feldern. Die Wirkung von Nord- und Südpol auf den Organismus ist in beiden Fällen umgekehrt: Starke magnetische Südpole (ab ca. 10 Gauß bzw. 1 mT) wirken anregend, während der Nordpol sediert. Wie in der Homöopathie kehrt sich das im Bereich von etwa einem Gauß um, und bei Flußdichten unter 1 Gauß (also auch der Flußdichte des Erdmagnetfeldes) sediert der magnetische Südpol (der identisch mit dem geographischen Nordpol ist). Daher soll man mit dem Kopf zum geographischen Nordpol schlafen.

Immer wieder wird diskutiert, wie ein schwaches Feld – schwächer als viele heute vorhandene Störsignale aus der Umwelt – auf den Organismus wirken kann, da es doch im Störpegel verschwindet. Hierzu muß man wissen, daß das Verhältnis Nutzsignal zu Störsignal („Signal-Rausch-Verhältnis") von verschiedenen Parametern abhängt:
- Von der Bandbreite. Bei alten Radios mit schlechter Trennschärfe (großer Bandbreite) empfing man oft zwei oder mehr Sender gleichzeitig, wenn ihre Frequenzen dicht nebeneinander liegen.
- Von der Anzahl der Übertragungskanäle. Mit zwei Augen ist das Signal/Rausch-Verhältnis z.B. besser als mit einem. Im Nervensystem laufen stets mehrere Bahnen parallel.
- Von der Anzahl der Wiederholungen. Wird man am Telefon schlecht verstanden, so verbessert sich die Signalübertragung, wenn mehrmals wiederholt wird.

Es gibt noch weitere „Tricks" des Nervensystems, ein Signal aus dem Hintergrund-Störpegel herauszufischen. Ein *periodisches* Signal *mit exakt definierter Frequenz* ist einem Wirrwarr von Störsignalen überlegen.

Ein starkes Signal kann ebenfalls durch Umwelteinflüsse beeinträchtigt werden, insbesondere durch Eisenmassen in der Nähe des Behandlungsortes. Daher ist man bemüht, das Magnetfeld möglichst gerichtet und eng umschrieben auf den Behandlungsort anzuwenden, ähnlich wie man das in der Strahlentherapie macht, um nur das Tumorgewebe selbst zu treffen. Die starken Magnetfelder fanden ihren Einzug in die Medizin zunächst in der Orthopädie und Knochenchirurgie. Es wurde festgestellt, daß die Kallusbildung an Knochenbruch-Stellen durch starke pulsierende Magnetfelder beschleunigt wird. Hierzu positionierte man den Bereich des Körpers mit der Bruchstelle in eine große Spulentrommel, so wie es Mr. Smith in England schon vor mehr als 100 Jahren zum Patent angemeldet hatte. Heute geht man mehr dazu über, gerichtete Magnetstrahler zu verwenden, wobei evtl. zwei über Kreuz kombiniert werden, so daß das zu behandelnde Areal im Kreuzungspunkt liegt.

Die schwachen oberwellenreichen Magnetfelder werden mit kleineren Behandlungselementen angewandt, z.B. mit einer ringförmigen Spule von nur 10 Windungen oder mit einem Mosaik aus mehreren parallel orientierten Stabmagneten, deren Eisenkerne mit den erwähnten Resonanzfrequenzen programmiert sind. Bei der Verwendung von Ringspulen wird diese Programmierung im Steuerteil des Therapiegerätes vorgenommen und auf die Ringspule übertragen.

Ärzte berichten immer wieder, daß Medikamente mit dieser Therapie besser vom Körper genutzt werden und weniger Nebenwirkungen zeigen. In den Jahren 1974 bis 1976 wurde von verschiedenen niedergelassenen Ärzten eine kontrollierte Doppelblind-Studie an 660 Patienten mit vegetativen und Rheumabeschwerden durchgeführt: 500 Patienten erhielten echte Geräte, 160 Patienten nur Scheingeräte (ohne ihr Wissen und ohne Wissen der Ärzte). Die Scheingeräte unterschieden sich äußerlich nicht von den echten Geräten und zeigten auch ein schwaches Tickgeräusch, das bei den echten Geräten durch sogenannte Magnetostriktion des verwendeten Eisens auftritt. Ein zweiter Doppelblind-Test wurde 1980-1981 von A. Kärcher, Lehrbeauftragter für Methoden geistigen Arbeitens am Staatlichen Seminar für Schulpädagogik in Stuttgart an Schülern, Studenten und Erwachsenen durchgeführt, mit dem Ziel, einen Einfluß auf das Lernverhalten zu testen.

Es ist nämlich eine sehr interessante Tatsache, daß der Grundrhythmus der irdischen Schumannwellen (Resonanzen zwischen Erde und Ionosphäre) exakt mit der Hippocampusfrequenz von 7,8 Hz bei allen Säugern, also auch beim Menschen übereinstimmt. Die Gehirnwelle von 7,8 Hz im Hippocampus (einem Gebiet im Vorderhirn) ist die einzige, die so genau eingehalten wird. Die übrigen Gehirnwellen schwanken von Mensch zu Mensch (z.B. alpha-Rhythmus zwischen 8 und 16 Hz). Der Hippocampus ist für das Konzentrations- und Aufmerksamkeitsverhalten maßgebend (J.O. Keefe, L. Nadel).

Die Ergebnisse dieser beiden Studien zeigten hochsignifikante positive Ergebnisse (W. Ehrmann et al.); die Schüler im Versuch von A. Kärcher konnten ihre Schulnoten um ein bis zwei Punkte verbessern. Mit den Placebogeräten ergaben sich keine Verbesserungen. Nebenwirkungen sind bei beiden Tests nicht aufgetreten. Tatsächlich gilt der Satz „Keine Wirkung ohne Nebenwirkung" nur für chemische Mittel und harte Strahlentherapie. In der physikalischen Therapie sind Nebenwirkungen weitgehend unbekannt (Kneippkur, Rotlicht, Bewegungstherapie usw.).

Die Magnetfeldtherapie läßt sich sehr gut mit anderen Methoden kombinieren, z.B. mit Ozon-Therapie. Das Magnetfeld trennt dabei das paramagnetische Sauerstoff-Ozon-Ge-misch vom diamagnetischen Stickstoff. Das Gasgemisch wird zur Bespülung von Schleimhäuten benutzt und gelangt darüber in die Blutbahn. Weitere Kombinationen sind möglich mit Lymphdrainage- und Massagegeräten, wozu vorzugsweise vibrierende oder rotierende (und programmierte) Magnete eingesetzt werden (Rotierendes Magnet-feld nach M.A. Persinger). Bei Lymphstauungen hat sich diese Kombination hervorragend bewährt. Soweit W. Ludwig.

Russische Forschungen (Tschernow, Novikow aus Rostow) konnten belegen, daß pulsierende Magnetfelder zur Bildung niedermolekularer Peptide führen und damit für eine endogene Immunstimulation sorgen.

Wie oben ausgeführt, wirkt der Südpol im MULTICOM-Gerät durch den Umkehreffekt gefäßverengend, muskelrelaxierend und sedierend, was sich ganz besonders bei Schmer-zen günstig auswirkt und beim Hypotoniker (**cave** Hypertoniker!).

Der Yin-Patient sollte aber bevorzugt mit dem Nordpol behandelt werden, da dies gefäßerweiternd und stoffwechselaktivierend wirkt; zusätzlich steigt das Membranpoten-tial an.

> « **Merke: Bei schwachen Magnetfeldern ist Südpol günstig für Yang,**
> **Nordpol für Yin.** »

10.2 Hintergrund der Bioresonanz-Therapie mit externen Signalen

Verstanden werden muß zunächst die komplexe Wechselbeziehung, die zwischen unserem Organismus und dem Kosmos besteht. Dies leitet sich auch aus der Evolution ab.

Unser Planet hat zu jeder Entwicklungsphase über Jahrmillionen hinweg immer nur das hervorgebracht, was der jeweilig herrschenden Situation angepaßt war. Die Einzeller entstanden im Urmeer, weil sie ihre Lebensbedingungen vorfanden. Die Riesen-Pflan-zenfresser, Dinosaurier z.B. starben wieder aus, als ihre Lebensgrundlage nicht mehr gegeben war, usw. Wir als hochentwickelte Organismen sind ebenso voll in die Natur integriert und in eine „Öko-Nische" der Natur hineingeboren worden. Wir sind ein Teil des Ganzen und können nicht unabhängig von der Natur existieren.

Im energetischen Sinne heißt das, wir sind durch die uns umgebenden, komplexen Frequenzmuster geprägt worden und werden durch diese moduliert. Wir sind so adaptiert, daß wir ohne diese modulierenden, steuernden und synchronisierenden Frequenzen, Rhythmen und Intervalle nur kurze Zeit auskommen können, bis Beschwerden auftreten, oder sogar der Tod eintritt. Das bekannteste Beispiel sind die Schumann-Wellen, die heute auch in Raumschiffen eingebaut werden, um den Astronauten die früher aufgetretene Übelkeit zu nehmen. Aber auch Einflüsse der Sonne (bei Fehlen können Depressionen auftreten) und des Mondes (steuert Zyklus der Frau) sind bekannt. Weniger bekannt ist, daß noch weitere kosmische Kraftfelder existieren, die einen Einfluß auf unseren Organismus haben. Diese Energiefelder können in ihren Auswirkungen z. B. an den Bewegungen der Planeten des Universums studiert werden, da diese in einer anderen Seinsschicht ebenfalls von ihnen beeinflußt werden (senkrechtes Denken, wie oben so unten). Diese Erkenntnis ist sehr alt und wurde in der Astrologie verwendet: Allerdings hier unter der falschen Vorstellung, daß die Gestirne uns direkt beeinflussen würden. Deshalb steht die Astrologie wissenschaftlich weiterhin im Abseits.

Interessant ist jedoch, daß die übergeordneten Kraftfelder in ihren Auswirkungen den harmonikalen Gesetzen der Musik gehorchen.

Daß auf unseren Organismus sehr starke Felder permanent einwirken wird deutlich, wenn wir Abb. 57 betrachten. Der kleine Kreis in der Mitte stellt die Erde bei ihrem Flug durch den Kosmos dar. Um sie herum bauen sich verschiedene Feldgürtel auf, die teilweise abschirmend, z.T. auch als Ladungsträger wirken. Bei dem Durchgang durch das starke Magnetfeld des van-Allen-Gürtels werden wir bedingt durch die Erdrotation alle 12 Stunden davon beeinflußt, was zu Polarisierung und einer Synchronisation der Körperrhythmen führt. Um die Notwendigkeit der Therapie mit externen Signalen überhaupt verstehen zu können, ist es erforderlich zu begreifen, daß wir ein integraler Bestandteil des Kosmos sind, mit gegenseitigen Wechselwirkungen. Wie bereits im Allgemeinen Teil dargelegt, sind die Solitonen-Schwingungen für uns die wichtigsten Informationsüberträger. Diese haben Licht-Ton-Qualität. Aus diesem Grunde werden im MULTICOM Farben *und* Töne verwendet, die das Gesamtfrequenzspektrum des Organismus voll abdecken. Dazu ist es aber notwendig, daß der vollständige Goethesche Farbenkreis einschließlich Purpur eingesetzt wird. Die verwendeten zwölf Farben sind notwendig, um alle zwölf Hauptmeridiane gezielt anzuregen oder zu sedieren (s.a. Kapitel 11.4.5).

Ein wesentlicher Fortschritt in der Behandlung mit Farben kam durch die Umsetzung von den sehr hochfrequenten Farblicht-Schwingungen in tiefere Frequenzbereiche, die elektromagnetisch übertragen werden können. Dazu wird ein völlig anderes Verfahren verwendet, als es bisher auf dem Markt war. Auf diese Weise sind sehr kurze Therapiezeiten bei hoher Effizienz möglich.

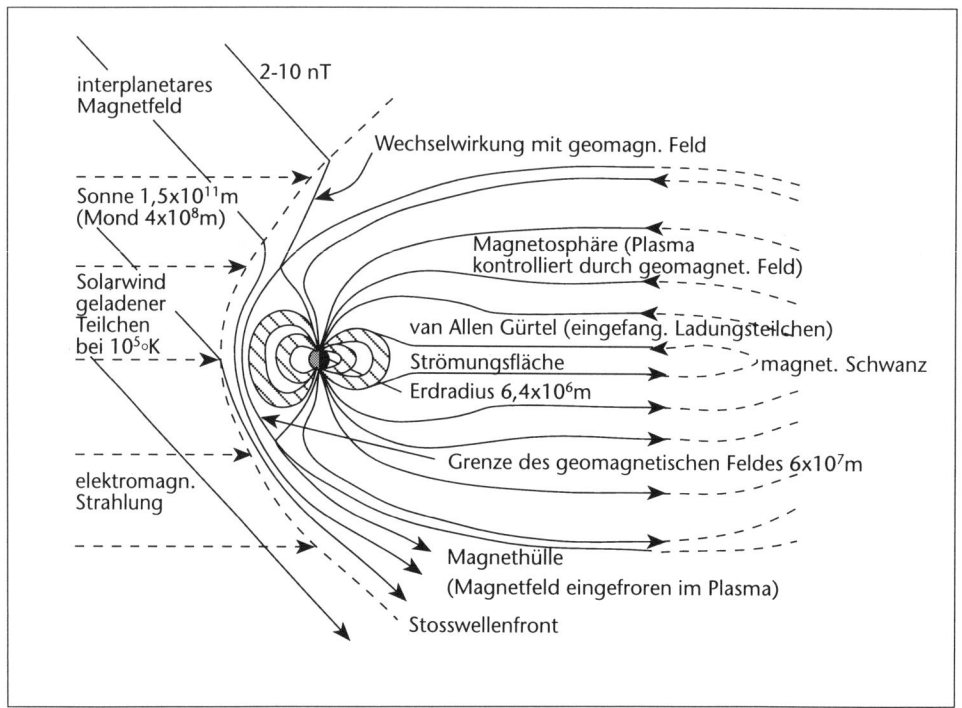

Abb. 57: Die elektromagnetische Umgebung der Erde (aus „Electromagnetic Man", C.W. Smith)

10.3 Farb-Ton-Spirale

Der Einsatz des MULTICOM-Gerätes in der täglichen Praxis konnte über computerge-steuerte Funktionen anwenderfreundlich gestaltet werden. Viele Behandlungen sind allein schon mit dieser Variante erfolgreich, da durch ausgeklügelte Zeitintervalle eine direkte ausgleichende Wirkung bei Yin- oder Yang-Zuständen eintritt (Abb. 58). Ein Therapieprinzip ist, sich zunächst an das aktuelle Krankheits-Geschehen (akut oder chronisch) *anzupassen*, um es dann langsam zur anderen Polarität hinzuführen.

Für *Yang-Situationen* (z.B. akute Entzündungen) wird der *Vorlauf* eingeschaltet, der mit kurzer Zeitabfolge beginnt und langsam endet. Dabei erfolgt ein *Ausrolleffekt*, was dem „Ausdehnen" des Yin entspricht. Der Farbdurchlauf erfolgt zunächst schnell und bremst langsam ab. Ist der Patient im Yin (chronisch-degenerativ) wird der Durchlauf des Farbkreises auf *Rücklauf* geschaltet, wobei langsam begonnen und dann zu schnelleren Zeitabfolgen übergegangen wird (Staffelläufer-Prinzip).

Hier erfolgt ein *Einrolleffekt,* was dem „Zusammenziehen" des Yang entspricht.

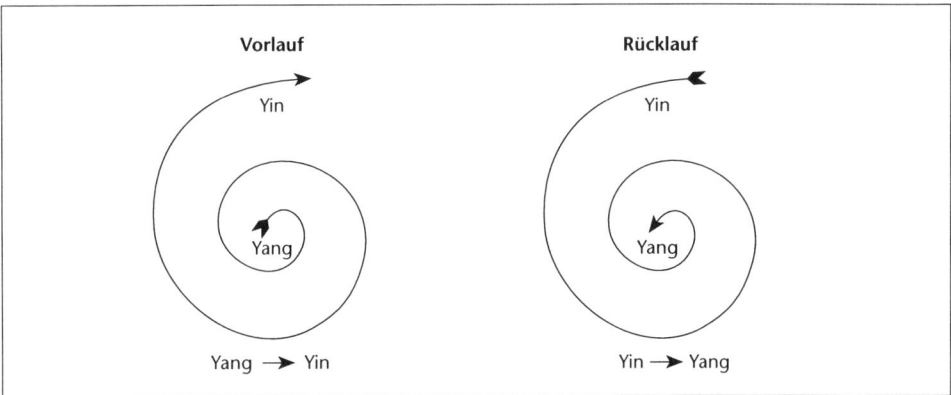

Abb. 58: Farb-Ton-Spirale

Es handelt sich um eine logarithmische Zeitsteuerung, da alle physiologischen Vorgänge im Körper nicht linear, sondern logarithmisch ablaufen, wobei gleichzeitig die Frequenzen um zwei Oktaven angehoben, bzw. abgesenkt werden. Dadurch entstehen 36 Farbnuancen. Die Farbspirale kann auch mehrmals ablaufen. Jeweils gekoppelt mit den Farben sind Tonschwingungen, die aber nicht als Einzelfrequenzen, sondern als *Intervalle* zugeschaltet sind.

Diese wirken dadurch gezielt und nicht ungerichtet und haben außerdem eine *Winkelfunktion* (Symbolwirkung). Dies sind musikalische Gesetzmäßigkeiten, denen wie bereits ausgeführt auch unser Planetensystem unterworfen ist. Je nachdem, in welcher Stellung sich zwei Planeten in bezug zur Erde gerade befinden, bilden sie einen Winkel, der musikalisch einem Intervall entspricht (Abb. 59 und 60). Während der Automatik-Funktion können gleichzeitig (ausgetestete) Individualfarben eingeschaltet werden, die dann über den gesamten Zeitraum mitlaufen. Dies bedeutet Zeitersparnis.

10.4 Behandlung mit Edelsteinen

10.4.1 Chakra-Therapie

Chakren, Energie-Transformations-Zentren (ETZ), werden als Kommunikationszentren zwischen Innen- und Außenwelt angesehen. Sie dienen dem Energie- und Informations-Austausch.

Bei dieser Betrachtung wird von sieben Hauptchakren und mehreren Nebenchakren ausgegangen. In diesen Energiezentren wird die durchfließende Schwingung auf höhere oder niedere Frequenzen transformiert (s. Abb. 61). Das Wurzelchakra hat die niedrigste, das Kronenchakra die höchste Schwingung. Von den Chakren wird die Energie zur

Wirbelsäule geleitet und fließt in den aufsteigenden Energiestrom (Kundalini im Sanskrit) ein, der vom Wurzelchakra aus nach oben zieht.

Durch die Verbindung der Chakren mit den Hormondrüsen und dadurch mit den inneren Organen, können sich energetische Störungen als somatische Krankheit manifestieren (vgl. Kapitel 4.1).

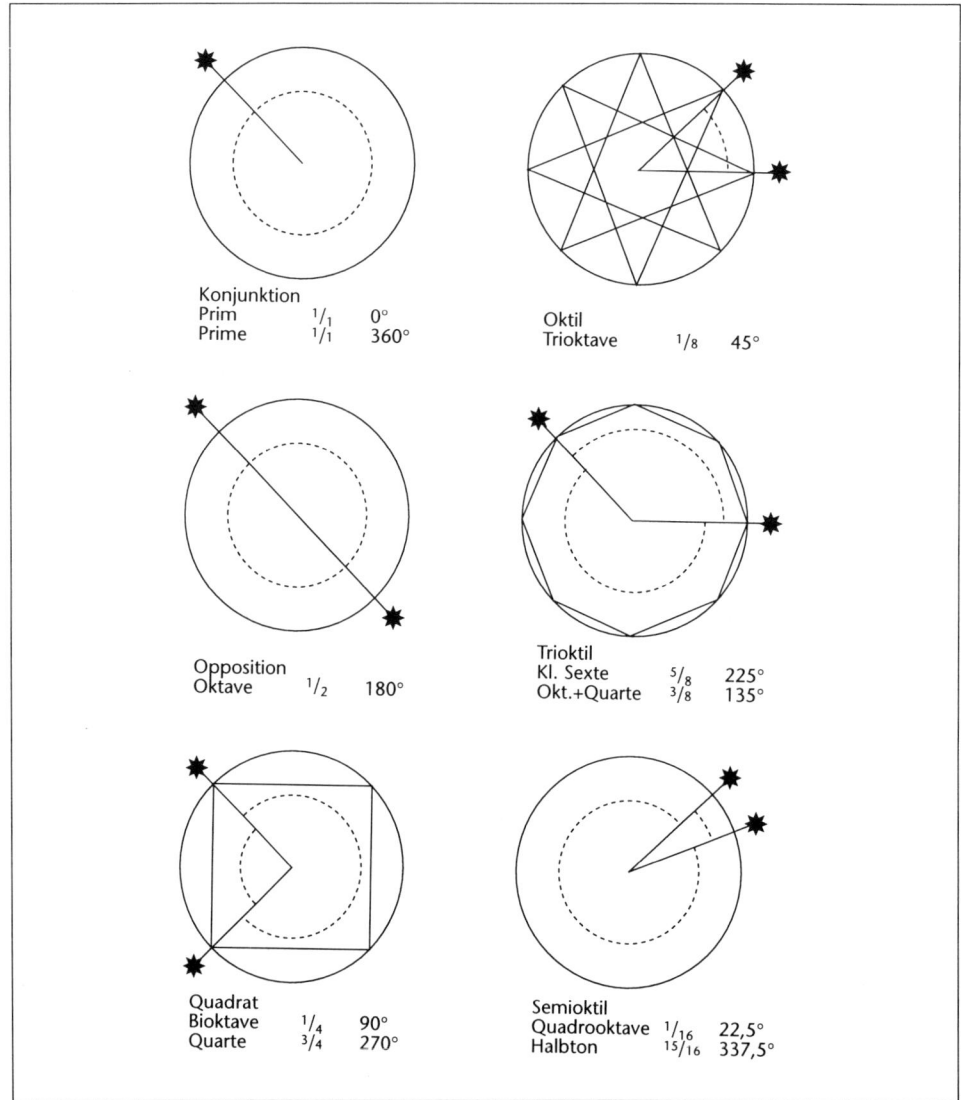

Abb. 59: Musikalische Gesetzmäßigkeiten im Planetensystem (aus „Die kosmische Oktave", Cousto)

Die jeweilige Zuordnung ist aus den, auf den folgenden Seiten gezeigten Tabellen ersichtlich.

Die Blockaden einzelner Chakren können einen Therapie-Erfolg verhindern. Deshalb empfiehlt sich die Einarbeitung in dieses Kapitel. Zur Vertiefung des Wissens wird weiterführende Literatur empfohlen.

Zur Chakra-Therapie mit dem MULTICOM-Gerät sind die Edelsteine in Gruppen angeordnet und können digital abgerufen werden. Zur Unterstützung kann auch noch die passende Einzelfarbe zugeschaltet werden, oder auch Metalle.

Die zu behandelnden Chakren werden mittels Kinesiologie oder auch Ampullen des Testsatzes von Kern ausgetestet. Dort wo sich Schwächen zeigen, wird länger behandelt (3-4 Minuten), sonst kürzer (1/2-2 Minuten).

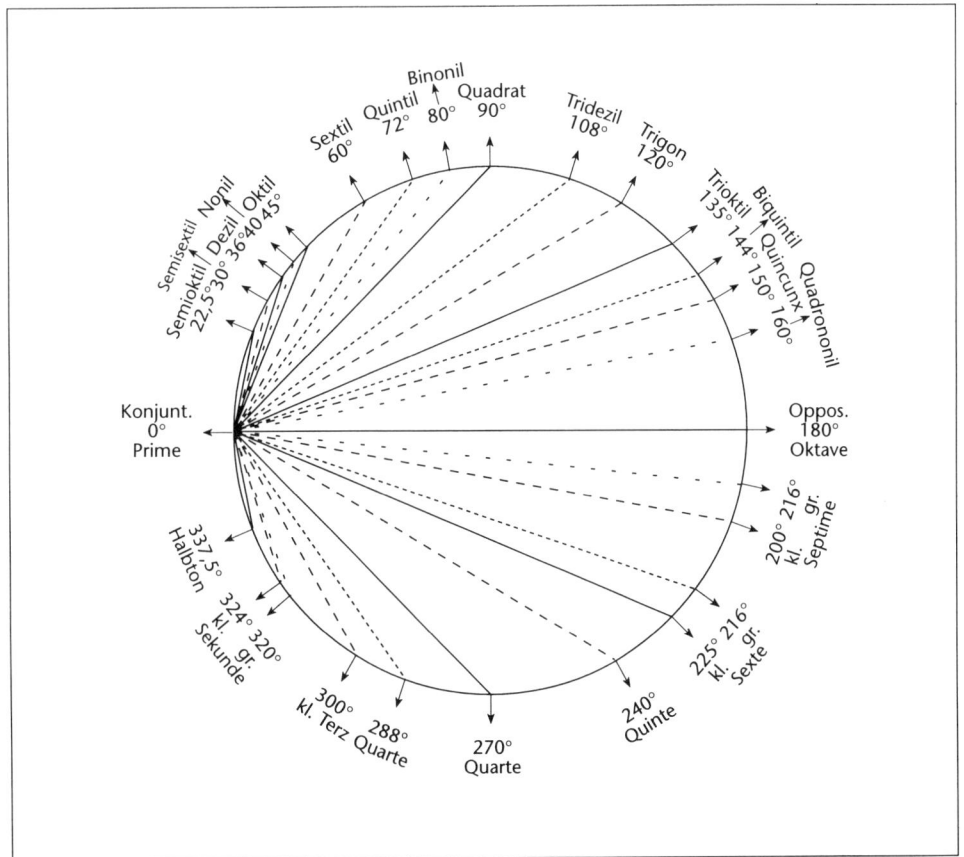

Abb. 60: Musikalische Gesetzmäßigkeiten im Planetensystem (aus „Die kosmische Oktave", Cousto)

Die Therapieschwingungen werden mit dem Punktstrahler direkt auf das jeweilige Chakra übertragen, entweder direkt von vorn, oder genau gegenüber, hinten an der Wirbelsäule. Weitere Möglichkeiten sind Magnetschleife, Knopfelektrode, Laser oder auch Phonator. Der Patient kann dabei liegen; besser ist es jedoch, er sitzt aufrecht (z.B. auf einem Knie-Stuhl).

Beachte: Die Chakra-Behandlung ist die subtilste Anwendung der BRT überhaupt. Sie verlangt ganz besonders viel Können und Einfühlungsvermögen. Es sollten hierzu unbedingt sichere Testmethoden beherrscht werden, um keinen Schaden zu setzen. Es ist keine Methode für den Anfänger.

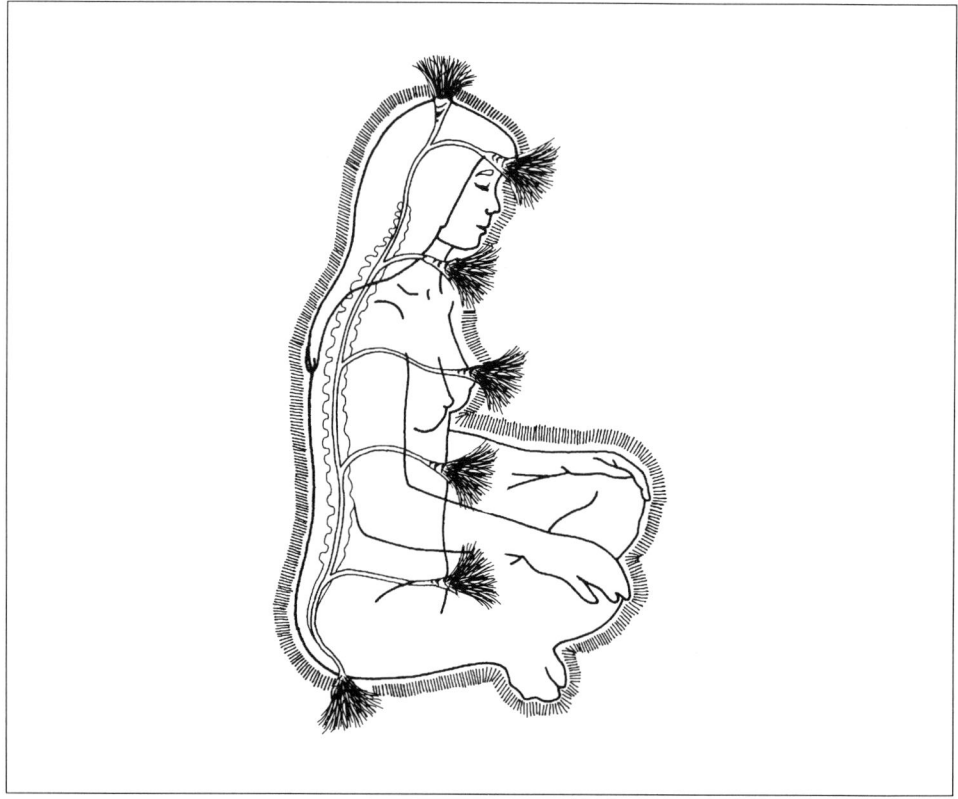

Abb. 61: Energetischer Austausch   1. und 7. Chakra
                                              2. und 6. Chakra
                                              3. und 5. Chakra

Chakren

	Name, Drehrich- tung, Mantra		gestörte Funktion	Sinnesorgan, Hormondrüse	Element, Farbe
7.	Sahasrara **Kronenchakra** m-rechts, f-links **OM**		keine Blockaden, nur mehr oder weni- ger gut ausgeprägte Entwicklung des Chakras	Epiphyse	Purpur
6.	Ajna **Stirnchakra** m-links, f-rechts **KSHAM**	hyper:	Kopfschmerzen	alle Sinne	Indigo
		hypo:	kann unter Streß keinen klaren Gedan- ken fassen	Hypophyse	
5.	Vishuddha **Kehlkopfchakra** m-rechts, f-links **HAM**	hyper:	Redeschwall unausgegorener Worte	Hören	Äther Blau
		hypo:	Stottern, Kloß im Hals, Kehle zuge- schnürt	Thyroidea, Parathyroidea	
4.	Anahata **Herzchakra** m-links, f-rechts **YAM**	hyper:	Herzklopfen unter Streß, Rhythmus- störung	Tasten	Luft Grün
		hypo:	Gefühl, das Herz bleibt gleich stehen	Thymus	
3.	Manipura **Solarplexus** m-rechts, f-links **RAM**	hyper:	Überaktivität, nervöse Gereiztheit	Sehen	Feuer Gelb
		hypo:	hilflose Nervosität, Ohnmachtsgefühle, flaues Gefühl	Pankreas	
2.	Svadhisthana **Sakralchakra** m-links, f-rechts **VAM**	hyper:	unkontrollierte Emotionen	Schmecken	Wasser Orange
		hypo:	Gefühlsblockade	Keimdrüsen, Prostata	
1.	Muladhara **Wurzelchakra** m-rechts, f-links **LAM**	hyper:	Wut, Aggression	Riechen	Erde Rot
		hypo:	verliert den Boden unter den Füßen	Nebennieren	

* m-rechts: männlich und rechtsdrehend
f-links: weiblich und linksdrehend

Chakren

Name	Metall	körperliche Zuordnung	Hormone
7. Chakra	Platinum	Großhirn Schädeldecke	Epiphyse Serotonin, (Enteramin), Melatonin
6. Chakra	Argentum	Kleinhirn, Ohren, Nase, Nebenhöhlen, Augen, Stirn, Gesicht, z.T. Nerven	Hypophyse STH, ACTH, TSH, Prolactin, FSH, Vasopressin usw.
5. Chakra	Plumbum	Lunge, Bronchien, Speiseröhre, Kiefer, Kinnbacken, Sprechapparatur (Stimme), Kehle, Nacken	Thyroidea, Parathyroidea Thyroxin
4. Chakra	Aurum	Brustkorb, Brusthöhle, Herz, unterer Lungenbereich, Blut, Kreislauf, oberer Rücken, Haut, Hände	Thymus Thymushormone
3. Chakra	Cuprum	Bauchhöhle, Verdauungssystem, Magen, Leber, Milz, Galle, vegetat. Nervensystem, unterer Rücken	Pankreas (Leber) Insulin
2. Chakra	Mercurius	Beckenraum, Fortpflanzungsorgane, Nieren, Blase, alle Flüssigkeiten (Blut, Lymphe, Verdauungssäfte usw.)	Keimdrüsen, Prostata Östrogene, Testosteron
1. Chakra	Ferrum	alles Feste, Wirbelsäule, Knochen, Zähne, Nägel, beide Beine, Anus, Rektum, Sigma, Kolon, Prostata, Blut, Zellaufbau	Nebennieren Adrenalin, Noradrenalin

Anwendungsbeispiele:

Die bei Frauen häufig vorkommende chronische Reizblase, oder die chronische Prostatitis des Mannes weisen auf Störungen im Wurzelchakra hin. Hier besteht häufig eine Diskrepanz zwischen den tatsächlichen Bedürfnissen auf geschlechtlicher Ebene und der Wirklichkeit.

Die Wurzel-Chakra-Therapie erzeugt oftmals gleich spürbar ein Wärmegefühl im Unterleib, was sich auf die Beine ausdehnen kann. Dies ist ein Zeichen für die gelöste Blockade.

10.4.2 Therapie nach Indikationen

Aus den Tabellen auf folgenden Seiten können für jeden Edelstein einzelne spezielle Indikationen entnommen werden, die für den Patienten zutreffen können. Aber auch hier muß getestet werden!

Die Applikation erfolgt am effektivsten:
– mit dem Laser am gestörten Meridian,
– oder dem Magnetfeld direkt am gestörten Organ
– oder über Hand- oder Fußelektroden.

« Edelsteinschwingungen haben einen sehr tiefgehenden Heileffekt, der auch
die psychischen Symptome mit einschließt. »

Es empfiehlt sich deshalb speziell bei diesem Therapieschritt (und *nur* bei diesem) ein
Fläschchen mit physiologischer Kochsalzlösung oder 40%igem Alkohol mitlaufen zu
lassen, um den Effekt zu verlängern. Davon nimmt der Patient morgens fünf Tropfen.

Edelsteine

Gelbe, gold-gelbe Steine	— 3. Chakra (gelb)	— Solarplexus (Gruppe 3)
	1. Topas (Nr. 8)	Gesamtstimulation, Ausgleich der Energie, NS, He, Wirbelsäule, Verdauung, gegen Kälte, Geschmackssinn-stärkend
	2. Bernstein (Nr. 9)	Reinigung, Ausgleich, Hormone, 3-E, Le, Mi, Pa, Verdauung, Asthma, Infekte, gegen Kälte
	3. Zitrin (Nr. 10)	Reinigung, Verdauung, Hormone, Entgiftung, NS, Haut, Unruhezustände, Diabetes, Obstipation, Hauterkrankung
Weiße Steine		
	1. Mondstein (Nr. 27)	weiblicher Aspekt, 3-E (bei Frauen) NS, regt Hypophyse an (Minderwuchs) bei blockierten Lymphwegen
	2. Perle (Nr. 28)	gute Heilkräfte bei vielerlei, beseitigt Ca-Mangel
	3. Bergkristall (Nr. 29)	Bindegewebe
Rote Steine	— 1. Chakra (rot)	— Damm (Gruppe 1)
	1. Rubin (Nr. 1)	regt Blutkreislauf an, Aktivierung des ganzen Organismus
	2. Koralle (Nr. 2)	wirkt absorbierend, gegen Kälte, Anämie, Mangelernährung, Koliken, während Periode
	3. Granat (Nr. 3)	stimuliert Geschlechtstrieb, Erkrankung der Geschlechtsorgane, rheumatische Arthritis
	4. Roter Jaspis (Nr. 4)	spendet Kraft und Energie, Le, Geruchssinn
	5. Blutjaspis (Heliotrop) (Nr. 5)	starke Heilkräfte, kräftigt, stimuliert, gegen Kälte, Blasenleiden
Blaue Steine	— 5. Chakra (blau)	— Hals (Gruppe 5)
	1. Saphir (Nr. 22)	(blauer Saphir wirkt am Kehlchakra) (indigo-Saphir am Stirnchakra) Schilddrüse, reinigt Kehlchakra, senkt Blutdruck, Fieber, lindert Schmerz, gegen Nervosität, Schlafstörung
	2. Lapislazuli (Nr. 23)	starke Heilwirkung, löst Blockaden an Kehle, Stauungen im Kehlkopfbereich, Schwellung, Entzündung, Fieber, RR, Ekzeme, nerv. Kopfschmerzen, Regelbeschwerden

Purpur und vio- — 7. Chakra (purpur) **lette Steine**		— Scheitel (Gruppe 7)
	1. Amethyst (Nr. 25)	bringt Energie, Wirkung mit Purpurlicht noch stärker, Schmerzen aller Art, Geschlechtspolarität (rot-blau), reinigt das Blut, Furunkel, Cephalea, Schlaflosigkeit
	2. Fluorit (Nr. 26)	beruhigt Nerven
Grüne Steine	— 4. Chakra (grün)	— Herz (Gruppe 4)
	1. Smaragd (Nr. 11)	Symbol der Regeneration, wirkt belebend, ausgleichend und heilend, Blutdrucknormalisierung, Augenkrankheiten
	2. Malachit (Nr. 18)	Energieausgleich, Mi/Pa, Asthma, Vergiftung, Rheuma, Augenleiden, Dysmenorrhoe
	3. Jade (Nr. 12)	harmonische Schwingung, Grippe, Neuralgie, Migräne
	4. Grüner Turmalin (Nr. 13)	Gleichgewicht auf allen Ebenen, Nervensystem, Regeneration, Blutdruck, Herzkrankheiten, Asthma, Krebs (klarer Turmalin)
	5. Grüner, klarer Turmalin (Nr. 14)	beruhigend für Gehirn und Nerven, Kopfschmerzen, Epilepsie, Entzündungen, Grippe
	6. Chrysopras (Nr. 16)	Energieausgleich, beruhigend, Hysterie, Herzstärkung, Blutungen aller Art
	7. Peridot (Nr. 17)	Energieausgleich, stark reinigende Wirkung, Obstipation, Darmentzündungen und Geschwüre, Milzfunktion wird unterstützt
Diamant und alle schwarzen Steine		
	1. Schwarzer Turmalin (Nr. 30)	elektrisch und magnetisch, sehr heilkräftig
	2. Schwarzer Onyx (Nr. 31)	nimmt negative Energie auf, nach Krankheit einsetzen
Orange Steine	— 2. Chakra (orange)	— Milz (Gruppe 2)
	1. Karneol (Nr. 6)	Energiezufuhr, regelt Nahrungsaufnahme und Verdauung, Blutvergiftung, Rheuma, Verletzung
	2. Feueropal (Nr. 7)	Vitalität, Energie, Ausdauer, bricht kristalline Strukturen auf, Gicht, Arteriosklerose, Verdauungssystem
Rosa Steine	— auch im 4. Chakra	wirksam
	1. Turmalin (Nr. 13)	starke elektrische Kräfte, besondere Affinität zum NS, Steuerungssysteme
	2. Wassermelonen-Turmalin (Nr. 15)	Yin-Yang-Ausgleich, Polaritätsausgleich, Herz, NS, Krebs

Blaugrüne Steine	— (Gruppe 4 und 5)	— 4. und 5. Chakra
	1. Aquamarin (Nr. 19)	wirkt ausgleichend auf allen Ebenen, Energiestau am Hals, Filterwirkung, Neuralgien, Drüsenstörungen, HWS- und Kieferbeschwerden
	2. Türkis (Nr. 20)	starke Heilwirkung, Herz, Lunge, Hals, Augen
	3. Chrysokoll (Nr. 21)	gegen Ängste, Verdauungssystem, Geschwüre
Indigoblaue Steine	— 6. Chakra (indigo)	— Stirn
	1. Indigo-Saphir (Nr. 24)	kräftigt und heilt Sinnesorgane, Schlaflosigkeit
	2. Azurit (Nr. 18)	belebt, was beschädigt und verletzt wurde

Wie schon bei der Edelstein-Behandlung sichtbar wird, können wir auch mit den 12 Metallen einen sehr tiefgreifenden Veränderungsprozeß im Organismus bewirken.

Dies muß so interpretiert werden, daß sowohl durch die Kristalle wie auch durch die Metalle die Körperschwingungen auf ein höheres Niveau gehoben werden. Durch die Transformierung in höhere Ebenen beschäftigt sich der Körper sozusagen „auf höherer Warte" mit seinem Krankheitsgeschehen und kann von oben steuernd eingreifen (vgl. „Seinsschichten", B. Heim).

Dies darf allerdings nicht damit verwechselt werden, daß dadurch die Psyche geheilt sei und somit die Krankheit verschwindet. Nein, es wird in erster Linie der **Erkenntnis-Be-wußtwerdungs-Prozeß** gefördert, wobei auch eine Entlastung von psychischen Symptomen erfolgen kann. Dies erleichtert dann wieder den Umdenkungs- und Reifungsprozeß, der erfolgen *muß*.

Ein tief depressiver Patient wird dazu nicht fähig sein, sondern erst, wenn er durch die Therapie soweit stabilisiert wurde, daß er wieder aktiv am Leben teilnehmen kann.

10.5 Metall-Therapie

Was bereits im Allgemeinen Teil über die Konstitution gesagt wurde, interessiert uns jetzt speziell bei dieser Behandlungsform. Wenn durch die Geburt, das Erbgut oder eine vorgeburtliche Schädigung eine Schwächung der Konstitution aufgetreten ist, kommt es zu typischen Krankheitserscheinungen, die sich an einem Schwachpunkt zeigen können. Dies sehen wir dann sehr deutlich in der 5-Elemente-Lehre. Wir können nun diese angeborenen Konstitutionsschwächen mit Metallen behandeln, die in ihrem Schwingungs-verhalten so gestaltet sind, daß sie diese energetischen Defizite ausgleichen können. Die folgenden Ausführungen können aber nur eine kleine Zusammenfassung dieser sehr umfangreichen Therapieform sein. Es empfiehlt sich für den tieferen Einstieg das Studium des Werkes von Frau A. Selawry „Metall-Funktionstypen". Die hier gemachten Ausführungen beziehen sich auf dieses Buch.

Metalle können stofflich wirken. Das zeigt sich bei der Substitution mit Mineralien. Sie haben aber auch ein übergeordnetes Wirkprinzip, das durch die spezifischen Schwingungen zum Tragen kommt (Doppelcharakter der Materie). Diese **Kraftfelder** wirken auf den Organismus ein, indem sie mit den vorhandenen Metallen (z.B. Zentralatome Zink oder Kupfer in den komplexen Proteinen des Immunsystems, oder Eisen im Hämoglobin) in Resonanz treten. Eine Verarmung an Substanz (Mineralienmangel) schwächt somit den Einfluß der steuernden Kraftfelder ab (Stellenwert der orthomolekularen Medizin, bzw. der Substitutionsbehandlung). Andererseits bewirkt eine verstärkte Einstrahlung eines bestimmten Kraftfeldes wiederum eine verstärkte Aufnahme dieses Metalls aus der Nahrung, oder bei Überschuß (z.B. Bleiintoxikation) die vermehrte Ausscheidung desselben (regulierende Funktion des Polaritätsprinzips), vgl. hierzu auch Kapitel 3.9.1 und 4.7. Metalle haben untereinander ebenfalls polare Beziehungen, z.B. Blei und Silber, Kupfer und Eisen, Zinn und Quecksilber.

Die Metalle wirken jedoch in sich selbst ebenfalls polar, z.B. Blei *als Metallsubstanz* verdichtend und verhärtend (Sklerose), *als Kraftfeld* (Hochpotenz) auflösend. Die Entwicklung bestimmter Strukturen oder Funktionen im Organismus verläuft nach Gesetzmäßigkeiten, die als „Prozesse" bezeichnet werden. Gerade in der Embryonalentwicklung und auch bei der Reifung bis zum Erwachsenenalter greifen die Metalle als Kraftfelder in diese Prozesse ein und sorgen später für die Erhaltung des Systems unseres Organismus. Wie bei einem Waagebalken stellt Gold (Au) jeweils das Züuglein an der Waage dar.

Ag	Kopf	Sympathikotonus, Entzündung, gesteig. Regeneration
↑		
Au	**Ausgleich**	
↓		
Pb	Stoffwechsel	Vagotonus, Bradykardie, Hypertonie, Gefäßkrämpfe, Alterung
Sn	Gehirn, Schleimhäute,	Exsikkose, Ergüsse, entart. Bindegewebe, Gefäßdeformation
↑		(Aneurysma)
Au	**Ausgleich**	
↓		
Hg	Lymphe, Drüsen	Lymphstau, Entzündung, Ödeme, Leukosen
Cu	Niere, Nebenniere	Krämpfe -venös-, Anämie, Globulinsynthese
↑		
Au	**Ausgleich**	
↓		
Fe	Galle, Lunge	Hypertonie -arteriell-, Plethora, Apoplex

Überhaupt zeigt Gold einige Besonderheiten und hat eine bemerkenswerte Zentralstellung. Es ist dem Herzen zugeordnet und somit dem Funktionskreis des Feuer-Elements. **Gold ist damit zugleich das Metall der Liebe.** Es kommt deshalb nicht von ungefähr, wenn W. Busch sagt: „Am Ende des Lebens zählen nur noch die Stunden der Liebe". So wie die Liebe ausgleichend wirkt, ist es auch die Gold-Wirkung im Organismus. Das soll aber nicht heißen, daß nun Gold immer richtig sei. Es gibt auch gesteigerte Goldprozesse, die dann beispielsweise die Blutbildung lähmen können. Dieser Balanceakt zeigt sich sehr deutlich bei Yin- oder Yang-Prozessen. Gesteigerte Goldwirkung führt zur Hyperergie (Yang) = Entzündung, Allergie; geschwächte Goldwirkung zur Anergie (Yin) = Degeneration.

$$\boxed{\textbf{Hyperergie} \quad \leftarrow \quad \uparrow \textbf{Au} \downarrow \quad \rightarrow \quad \textbf{Anergie}}$$

Schon aus der Musik ist uns bekannt, daß die einzelnen Töne den (hochoktavierten) Planetenumlaufzeiten (Cousto) entsprechen. Wir können also genauso sagen, daß die Kraftfelder der Planeten Frequenzen darstellen, die den Planetenumläufen entsprechen und gleichzeitig Farb-Ton-Charakter haben.

Da wir selbst einem Farb-Ton-Prinzip unterworfen sind, könnte man den menschlichen Körper auch als ein kompliziertes, hochempfindliches Saiteninstrument auffassen, das durch die Umgebungsschwingungen in Resonanz gerät. (Diesen Effekt kann man beobachten, wenn eine Geige angestrichen wird und sich ein zweites Instrument im Raum befindet. Dieses schwingt im gleichen Ton mit, allerdings eine Oktave höher.)

Die Metalle haben bestimmte Zuordnungen, die so verstanden werden müssen, daß sie immer auf den ganzen Organismus wirken, aber schwerpunktmäßig an spezifischen Strukturen ansetzen.

Abbau

Indigo	↑	Aufrichten	← Blei	Saturn	– Prozeß	Skelett – Milz – Sinnessystem – Kleinhirn (Epiphyse)
Purpurrot	↑	Denken	← Zinn	Jupiter	– Prozeß	Gelenke – Leber – Gehirn (Hypophyse)
Blau	↑	Sprache	← Eisen	Mars	– Prozeß	Galle – Kehlkopf – Lunge (Thyroidea)
Grün	•	Zirkulation	← Gold	Sonne	– Prozeß	Herz/Kreislauf (Thymus)
Orange	↓	Atmung	← Kupfer	Venus	– Prozeß	Niere (Nebenniere)
Blaugrün	↓	Lymphe/ Drüsen	← Quecksilber	Merkur	– Prozeß	Ausscheidung – Pankreas
Orangerot	↓	Reproduktion	← Silber	Mond	– Prozeß	Haut – Genitaldrüsen

Aufbau

Bei der Betrachtung von Metall-Kraftfeldern sollten grundsätzlich *beide* Aspekte berück-sichtigt werden - der *Mangel* genauso wie das *Übermaß*. Dies zeigt sehr anschaulich folgende Tabelle.

Einseitigkeiten planetarischer Anlagen

Metall	Anlagen	Unmaß, Laster	Grundkräfte	Mangel
Silber	Lunare Anlagen	Alles für leibliches Wohl, **Völlerei**, Trunk-sucht, Ausschweifung	Natursinn, Fürsorgli-ches Gemüt, Hegen und Pflegen	Beachtet Natur nicht, Mangel gesunder Instinkte, Trägheit
Queck-silber	Merkurielle Anlagen	Spähsucht, Täuschen, Wechselsucht, **Gewinnsucht**	Intelligenz, Interesse, Regsamkeit, vermitteln-des Wesen	Interesselosigkeit, Ungeschicklichkeit, Kontaktarmut
Kupfer	Venushafte Anlagen	Schwärmerei, Gefühls-duselei, **Genußsucht**, Schmucksucht	Kunstsinn, Empfin-dung, Frohsinn, Hingabe, Liebe	Kein Organ für Kunst, Gefühlsverarmung, Verkrampfung
Gold	Sonnenhafte Anlagen	**Verblendung**, Blindes Vertrauen, Trunkene Sicherheit	Idealismus, Starkmut, Zuversicht, Positivität	Idealblindheit, Klein-mut, Verzagtheit, Trübsinn
Eisen	Marshafte Anlagen	Aggression, Tollkühnheit, Jähzorn, **Streitsucht**	Praktischer Verstand, Mut, Heißblütigkeit, Aktivität, Entschlußkraft	Lebensfremdheit, Angst, Feigheit, Entschlußlosigkeit, Passivität
Zinn	Jupiterhafte Anlagen	Größenwahn, **Ehrsucht**, Überorganisation	Vernunft, Umsicht, Strebsamkeit, Würde, ordnendes Planen	Unvernunft, Mangel an Streben, Planlosigkeit
Blei	Saturnische Anlagen	Kritiksucht, **Hochmut**, Prinzipienreiter	Urteilsfähigkeit, Verinnerlichung, Prinzipientreue	Unkritisches Verhalten, Unselbständigkeit, Haltlosigkeit

(aus A. Selawry „Metallfunktionstypen")

Die Betonung bestimmter Metall-Merkmale kann so verstanden werden, daß es durch eine (genetisch bedingte?) Anreicherung von einem Metall zu verstärkter Resonanz mit seinem Kraftfeld in diesem Bereich kommt und dadurch dieses Merkmal hervorgehoben wird. Diese Besonderheiten drücken sich dann in der Substanz (Statur) und dem Verhalten (Temperament), sowie bestimmten Organanfälligkeiten aus, wie in folgender Tabelle dargestellt.

Die Metall-Therapie geht schon auf Paracelsus zurück, der intuitiv das „Wesen" der Metall-Kraftfelder erkannt hatte und seinen drei Wirkprinzipien zugeordnet hat (s. Abb. 62).

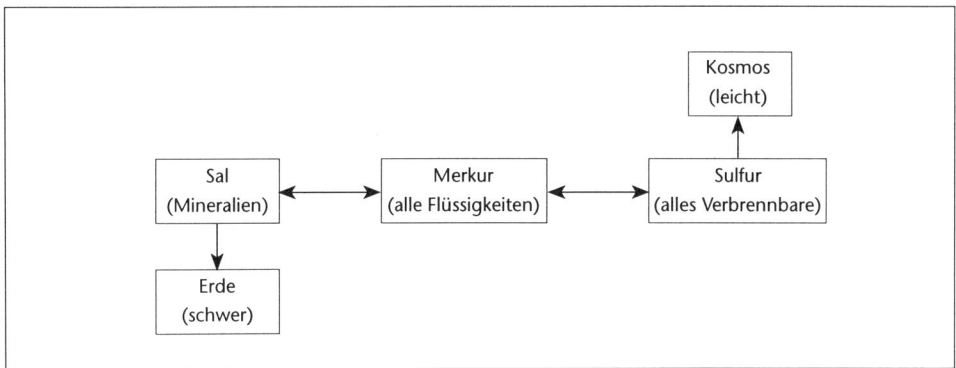

Abb. 62: Metall-Kraftfelder nach Paracelsus

Die Vielschichtigkeit der Metall-Prozesse und deren polare Wirkungen (*eines* Metalls) sind am Beispiel des Eisens kurz dargestellt (s. Abb. 63).

Metallverbundene Erscheinungs- und Konstitutionstypen

Metall	Planeten-Typ	Temperament	Organische Affinitäten	Metall(Mangel)-typen der Homöopathie
Silber	Pyknischer lunarer Typ	Phlegmatisch	Haut	Hydrogenoide neurot. Konstitution
Queck-silber	Gelenkiger Merkurtyp	Sanguinisch	Schleimhäute, Drüsen	Lymphatiker
Kupfer	Ästhetischer feminiiner Venustyp	Phlegmato-sanguinisch	Vegetatives Nervensystem, Venensystem, Niere	Zyanotische, spastisch-erethische Konstitution
Gold	Harmonischer Sonnentyp	Ausgeglichenes Temperament	Blut-Kreislaufsystem	Lebensschwacher, Unterent-wickelter, Schwerblütiger Apoplektiker
Eisen	Athletischer maskuliner Marstyp	Cholerisch	Atmungssystem, Arterien, Muskulatur	Oxygenoider Chlorotiker, Rheumatiker
Zinn	Stattlicher jovialer Typ	Phlegmato-cholerisch	Gehirn-Nervensystem, Leber	Neurastheniker, Sykotische Konstitution
Blei	Knochiger hagerer Saturntyp	Melancholisch	Knochensystem, Sinnessystem, Milz	Vorgealteter Sklerotiker

(aus A. Selawry „Metallfunktionstypen")

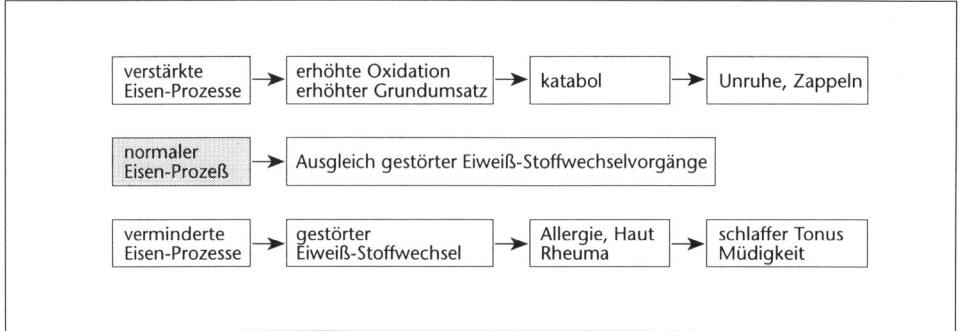

Abb. 63: Vielschichtigkeit der Metall-Prozesse am Beispiel des Eisens

Nun zeigen die Metalle *untereinander* aber ebenfalls polare Wirkungen. Der normale Pulsschlag des Menschen korreliert mit dem kosmischen Sonnenrhythmus.

Wenn wir von Metallwirkungen sprechen, sollten wir immer die Planetenwirkungen (Kraftfelder) gedanklich mit einbeziehen. Kommen die Planetenkräfte im Organismus aus dem Gleichgewicht, wird der Puls dem kosmischen Sonnenrhythmus nicht mehr entsprechen und entweder langsamer oder schneller werden (s. Abb. 64).

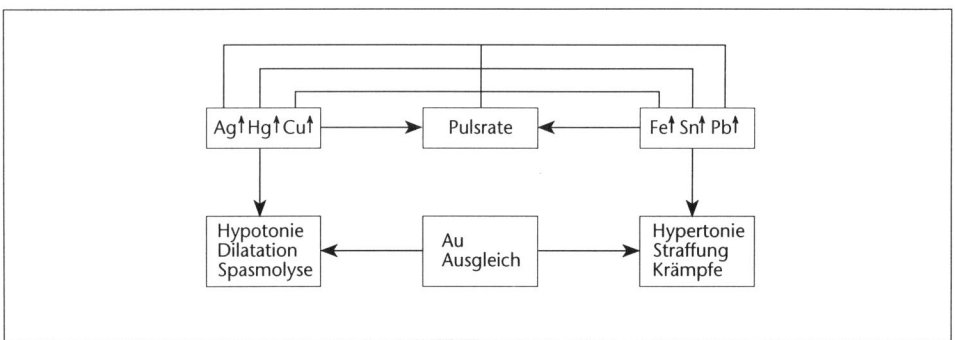

Abb. 64: Wechselwirkung der Metalle

Es sollte inzwischen deutlich geworden sein, daß alle Metalle in Wechselwirkung zueinander stehen (wie sich auch die Planeten über die Gravitation gegenseitig beeinflussen) und daß eine direkte Abhängigkeit eines jeden Metalles von den anderen Metallen besteht. Wie dürfen also niemals *nur eine* Metallwirkung betrachten, sondern immer *alle Metalle gemeinsam* (die „Komposition"). Auch bei der Therapie ist dies zu beachten.

Der Vergleich mit dem Waagebalken drängt sich immer wieder auf. Erfolgt auf einer Seite eine kleine Veränderung, so wirkt sich das auf die Gesamtstabilität aus. Damit bieten sich zwei Therapiemöglichkeiten an:

– Wir können eine zu starke Metallwirkung über sein Kraftfeld (Hochpotenz) zur Norm regulieren, ebenso wie eine zu schwache
– Wir können das polar gegenüberstehende Metall einsetzen (als Substanz oder Tiefpotenz) und damit den Ausgleich herstellen.

In der folgenden Tabelle läßt sich eine grobe Zuordnung zu Meridianen und bestimmten Anfälligkeiten (Disposition) als Arbeitsgrundlage verwenden. Es sollte aber zur Gewohnheit werden, die richtige Auswahl mittels Testung (EAV, RAC, Kinesiologie u.a.) zu treffen.

Metalltherapie

↑ zentripetal		Yin	Yang	Disposition	Edelsteine
↑	Blei (Pb)	Saturn	Mi		**Milz, Knochen**, Zähne, Haare, Nägel, alle Sinnesorgane, Cerebellum, Epiphyse	Onyx, 3 Turmaline, Diamant
↑	Zinn (Sn)	Jupiter	Le		**Leber, Gelenke, Gehirn, Hypophyse**	Fluorit, dunkler Amethyst, Lapislazuli
↑	Eisen (Fe)	Mars	Lu	GBl	**Gallensaft, Lunge, Kehlkopf,** Thyroidea	Koralle, Blutjaspis, Rubin, Granat, Feueropal, schwarzer Onyx
•	Gold (Au)	Sonne	He		**Herz, Kreislauf**, Thymus	Diamant, Karneol
↓	Kupfer (Cu)	Venus	Ni	Bl	**Niere**, Nebenniere, Blase, Venen	Chrysokoll, Lapislazuli, Türkis, Aquamarin, blauer Achat, Malachit, Rosenquarz
↓	Quecksilber (Hg)	Merkur	Pa		**Pankreas**, Hormondrüsen, Lymphe, gesamte Ausscheidung	Bernstein, Topas (gold), Beryll, Zitrin, Olivin, Chrysoberyll, grüner Achat, Jaspis, blauer Saphir, orang. Karneol, Smaragd
↓	Silber (Ag)	Mond		3-E	**Haut, Genitaldrüsen** (Ovar, Hoden)	roter Jaspis, Perle, Mondstein, heller Opal, Smaragd
↓ zentrifugal						
	Zink (Zn)	Uranus	KS	ND	Parasympathikus	blauer Saphir, Aquamarin, blauer Topas, Türkis
	Aluminium (Al)	Neptun		Dü	Plexus solaris	Chrysopras, Jade, Smaragd, Türkis, Amethyst
	Barium (Ba)	Pluto			RES	Granat, Rubin, schwarzer Opal, gelbgrüner Karneol
	Nickel (Ni)	Isis-Transpluto				gelber Topas, Bernstein, Karneol, Feueropal
	Chrom (Cr)	12. Planet			Sympathikus	Malachit, Opal

Nachdem das in Frage kommende Metall ausgewählt wurde, kann es in einem *Einzelschritt* für 3-4 Minuten entweder direkt lokal (z.B. Leber) mit Magnetfeld oder allgemein mit Hand- oder Fußelektroden appliziert werden. Dazu muß der Knopf „Metalle" gedrückt werden. Die Zeitdauer sollte ebenso wie die Verstärkung getestet werden!

Die Zuordnung der Metalle kann sich aber auch mehr an den psychischen Symptomen orientieren. Dabei kann als Hilfe gelten, daß sich Blei und Silber diametral gegenüberstehen. Die „Bleipsyche" spiegelt einen verhärteten (auch sturen) Zeitgenossen wider, der Probleme mit den härtesten Geweben (Knochen, Zähne) hat.

Die „Silberpsyche" ist genau das Gegenteil. Sie ist ausgedehnt, offen, überspannt bis hin zur Hysterie. Hier zeigen sich eher hormonelle Probleme oder Hautkrankheiten. Die anderen fünf dazwischenliegenden Metalle sind graduell abgestuft.

Beachte: Diese Tabellen stimmen in einem hohen Prozentsatz, aber nicht immer! Es bleibt also dem Anwender auch hier nicht erspart, individuell nachzutesten.

10.6 Charakterisierung der Metallfunktionstypen

(nach A. Selawry „Metall-Funktionstypen")

10.6.1 Silbertypus

Erscheinungsbild: Lineare Wesenszüge, schön gewachsen, klares Antlitz, feine Haut, oft Sommersprossen, kleine Augen, großer Mund, wulstige Lippen, fruchtbar. Sie wirken **frisch und natürlich, jünger aussehend,** reine straffe Haut, üppiges volles Haar. Ihr Auftreten ist ungekünstelt, etwas phlegmatisch. Sie haben ein **fürsorgliches Gemüt** und viel **häuslichen Sinn.** Sie betreuen gern andere Menschen, Blumen und Tiere. Neigung zur Bodenständigkeit, Naturverbundenheit.

schwacher Typ: fehlender Sinn für gesunde Lebensweise, leibliche Bedürfnisse, Häuslichkeit und Nestwärme, kein Familiensinn

zu starker Typ: gehen in übertriebener Fürsorge auf, können triebhaftes Verhalten in bezug auf Essen, Alkohol und Sex entwickeln

Empfindlichkeit: gestörtes Familienleben, Kinderlosigkeit oder mißratene Kinder, Verlust von Haus, Hof, Heimat.

10.6.2 Merkurtypus

Erscheinungsbild: **Beschwingte Sanguiniker, dynamisch regsame Naturen,** grazil gebaut, bis ins Alter knabenhaft jugendlich, langer Hals, längliches Gesicht mit lebhafter Mimik, Sorgenfalten, durchdringende, kluge Augen, schmaler Mund, zahlreiche Grimassen, **feingliedrig, geschickt,** rascher geschmeidiger Gang, **wechseln häufig die Lage** („quecksilbrig"), übersprudelnder Redefluß, viel Humor, **voller Unternehmungsgeist, starker Wissensdrang**, praktischer Sinn, gesellig. Sie brauchen Bewegungsfreiheit und meiden einschränkende Bindungen. Fernweh macht sie zu Weltenbummlern, glänzende Schauspieler, sehr geschickt, um ihre Ziele zu erreichen.

schwacher Typ: begriffsstutzig, wenig Neigung Neues zu erlernen, ungesellig, teilnahmslos

zu starker Typ: Unruhegeist, ständig in Hast, fängt viel an, ohne es zu beenden, treibt andere an, extrem extrovertiert, „Chamäleon"

Empfindlichkeit: Kontaktarmut, mangelnde Intelligenz und starre Prinzipien gehen ihm auf die Nerven, können sich durch ihre Geschicklichkeit zu Täuschung und Betrug verleiten lassen.

10.6.3 Kupfertypus

Erscheinungsbild: **anmutige, feminine Gestalt**, weiche, rundliche Formen, rosiges, rundliches Gesicht, stark gewölbte Augenbrauen, große leuchtende Augen, runder üppiger Mund, kleines rundes Kinn, schmale Schultern, kräftiger Busen, schmale Taille, üppige Hüften, muskelschwach, anschmiegsam, lässige Haltung, **graziöser Gang**, sanfte Stimme, taktvolles nachgiebiges Verhalten. **Gefühl ist das Lebenselement;** sie geben sich ihren Empfindungen hin, Sehnsucht nach Seelenwärme, Austausch und Liebe, möchten schön sein und beglücken.

schwacher Typ: es fehlt an Schönheit und Takt, Unvermögen sich zu freuen oder Freude zu schenken

zu starker Typ: Leben nach Lust und Laune, zügellose Genuß- und Schmucksucht, grelle Farben

Empfindlichkeit: Täuschung und Enttäuschung der romantischen Wunschträume, Schwinden der Schönheit, verschmähte Zuneigung oder Verlust des Geliebten, Seelenkälte, Gleichgültigkeit.

10.6.4 Eisentypus

Erscheinungsbild: **vollblutiger Choleriker,** kräftige Gliedmaßen, starker Händedruck, kantiger Kopf, breite, eckige Stirn, üppige Haare, wache aufmerksame Augen mit scharfem, herrischen Blick, im Zorn stechend böse, großer energischer Mund, Kinn oft breit, kantig vorstehend, **Ausdruck selbstbewußt, herausfordernd,** impulsive, jähe grob rücksichtslose Bewegungen, **kraftvolles kämpferisches Wesen,** eiserne Energie, braucht schwere Aufgaben, **scharfsinniger Verstand,** starker Wille. Das Familienleben tritt zurück.

schwacher Typ: antriebslos, entschlußlos, wenig Durchsetzungsvermögen

zu starker Typ: Jähzorn, rücksichtsloses, eigenwilliges Verhalten, erscheinen wie Riesen unter Zwergen, zerstören leicht, was sie geschaffen

Empfindlichkeit: Hemmung ihrer freien Initiative, Abhängigkeit, Trägheit, Unentschlossenheit, Überempfindlichkeit ärgern sie.

10.6.5 Zinntypus

Erscheinungsbild: **stattlicher Mensch von gutem Wuchs,** würdige Haltung, erhobenes Haupt, schöne große Augen, gebogene Brauen, üppig geschwungene Lippen, rosige Haut, lockiges Haar, guter Charakter, ruhiges Temperament, heitere Miene, **Würde, Klugheit, Milde, Gerechtigkeit.** Sie wahren edlen Anstand, lieben gute Umgangsformen, schätzen Ordnung und Recht, schlichten Streit durch weisen Rat und stiften Frieden. Sie sind stark durch Vernunft geprägt; Denken regiert Gemüt und Handeln.

schwacher Typ: Fehlen von Vernunft, Umsicht, Ordnung, Gelassenheit, Milde und anderen Führungsqualitäten

zu starker Typ: formalistische Arroganz, Ehrsucht, Herrschsucht, Herrentum, Großtuerei

Empfindlichkeit: Ungeordnete Verhältnisse, Beschränktheit, Bedrohung seiner Führerposition.

10.6.6 Bleitypus

Erscheinungsbild: **vorgealtert, ausgezehrt,** blasse, graue, rauhe Haut, trocken und kalt, schwache Muskulatur, wenig Fett, Knochen treten stark hervor, bleiches hohles Gesicht, Sorgenfalten, tiefliegende, glanzlose Augen, trauriger oder finsterer Blick, meist zu Boden gerichtet, glanzlose struppige Haare, **früh ergraut,** schmaler Mund mit herabgezogenen Mundwinkeln, **pessimistischer Ausdruck,** insgesamt magerer gekrümmter Habitus, unproportioniert, zögernde, eckige ungeschickte Bewegungen, langsamer schleppender Gang, **greisenhaft,** dumpfe, rauhe, harte Stimme, langsames Sprechen.

Sie sind ernste, frühreife Melancholiker, die in der Vergangenheit leben, haben feste Grundsätze, ein verschlossenes, verinnerlichtes Gemüt, bedächtiges, gewissenhaftes Handeln. Sie sind ausgesprochen **bedürfnislos, karg und sparsam.** Jeglicher Überfluß geht gegen ihre Natur. Sie leben unter stetem Druck und suchen nach Auslastung bis an die Grenzen ihrer Kraft.

schwacher Typ: Fehlen an Eigenständigkeit, Urteilsvermögen, festen Grundsätzen, Ausdauer, Zuverlässigkeit und Verantwortung

zu starker Typ: betont ärmlich und ungepflegt, vorzeitige Vergreisung, starre Grundsätze und Gewohnheiten, geizig, Menschenscheu, lebensfeindlich

Empfindlichkeit: alles, was dessen Polarität, die Silberpsyche ausmacht.

10.6.7 Goldtypus

Erscheinungsbild: **wohlproportioniert,** mittelgroß, lange Gliedmaßen, schmale sensible Hände, aufrechte, ungezwungene Haltung, rhythmischer Gang, graziöse Gebärden, große leuchtende Augen, kleiner profilierter Mund, wohlwollend, ruhig, ernster Ausdruck, **gelassenes Verhalten, edle Umgangsformen.**

Sie brauchen Sonne zum Leben und leiden in der sonnenarmen Zeit, Finsternis verbreitet Unbehagen, manche schlafen bei Licht.

Das Herz bestimmt Denken, Gefühl und Handeln mit feinem Sinn für Gut und Böse. **Ausgeprägter Wahrheitssinn,** einfaches Gemüt. Menschlichkeit, **Harmonie,** geben gern und fühlen sich innerlich reich, lebensbejahend, voll Zuversicht und Güte.

schwacher Typ: egozentrischer, introvertierter, verkrampfter Mensch, der sehr lebensschwach ist	**zu starker Typ:** gesteigertes Selbstvertrauen, ungetrübte Gutgläubigkeit, allzu feuriger Einsatz, der alle Lebenskräfte aufzehrt (Sozialdienst!)

Empfindlichkeit: Herzlosigkeit, starre Prinzipien, Habgier oder Verletzung der Menschenrechte

Die verschiedenen Typen werden selten als Einzelindividuum in der jeweils charakteristischen Weise angetroffen. Vielmehr ist die vorliegende Typisierung so zu verstehen, daß in jedem Menschen *alle* Typenmerkmale mehr oder weniger ausgeprägt vorhanden sind, *mit Betonung* eines einzelnen. Das heißt, die Metall-Typen sind als Charaktereigenschaften aufzufassen, als Wirkprinzipien der Metalle, die eine Person auf vielfältige Weise prägen.

> **« Entscheidend ist, ob die prägende Metallwirkung zu einem harmonischen Gleichgewicht geführt hat, oder ob ein Metall-Wirkprinzip überbetont oder zu schwach ist. »**

Eine schwache Metallwirkung kann genauso über die Metalltherapie ausgeglichen werden, wie eine zu starke. Da im MULTICOM die Metalle bereits potenziert sind, kann über die Verstärkung (austesten!) eine entsprechende Regulierung erfolgen.

Zu beachten ist dabei allerdings, daß sich die Metalle gegenseitig beeinflussen und in festen Mengenverhältnissen zueinander stehen. Bei der Therapie mit *einem* Metall treten deshalb zwangsläufig Verschiebungen aller anderen Metalle auf. Dies ist am Beispiel des Blut-Kreislaufsystems dargestellt (siehe nebenstehende Tabelle).

Metallprozesse des Blut-Kreislaufsystems

Tonisierende, Gestaltende Kraftwirkungen		
Gestaltung der Luft	Plastik im Halbflüssigen	Mineralgestaltung
Eisenprozeß	**Zinnprozeß**	**Bleiprozeß**
Lungen- und Gallenfunktion	Gehirn- und Leberfunktion	Knochen- und Milzfunktion
Blutbildung (Hämin)	Seröse Flüssigkeit	Blutabbau
Sauerstoffatmung	Wasserbindung	Mineralisierung
Arterieller Kreislauf	Bindegewebsplastik	Sinnesfunktion
Verlangsamende Bewegungsdynamik		
Goldprozeß	**Herzrhythmus Zirkulation**	**RES-Funktion**
Beschleunigte Bewegungsdynamik		
venöser Kreislauf,	Lymphstrom	Kapillarkreislauf
Kohlensäureatmung	Chemismus	Regeneration, Reproduktion
Blutbildung (Globulin)	weiße Blutzellen	Blutplasma
Nierenfunktion	Lymph- und Drüsenfunktion	Haut- und Genitalfunktion
Kupferprozesse	**Merkurprozesse**	**Silberprozesse**
Ausatmung	Wasserausscheidung	Mineralauflösung
Entspannende, Gestaltauflösende Kraftwirkungen		

(aus „Metall-Funktionstypen, A. Selawry)

Metallprozeßstörungen in Auswirkung auf das Blut-Kreislaufsystem

Eisenprozesse	Zinnprozesse	Bleiprozesse
Anämie, Hyperämie	Organstauung	Hämolytische Anämie
roter Hypertonus	seröse Transsudate	maligner Hypertonus
Embolie	Bindegewebsdegeneration	Angina pectoris, Infarkt
Apoplexie	Myodegeneratio cordis	Arteriosklerose
Hypertonie	Bradykardie	Degeneration
Goldprozeß	**Arrhythmie**	**RES-Anergie RES-Hyperergie**
Hypo-Atonie	Tachykardie	Entzündung
Thrombose	Lymphstauung	Quellung
Phlebitis	Lymphadenitis	Entzündung
Hypotonie	Ödem, Wassersucht	Eiterung
Anämie, Polyglobulie	Leukozytose, Leukose	Sepsis
Kupferprozeß	**Merkurprozeß**	**Silberprozeß**

(aus „Metall-Funktionstypen, A. Selawry)

10.7 Therapie-Hinweise

Wer sich schon länger mit Farb-, Ton- oder Edelsteintherapie beschäftigt, hat sicher öfter Widersprüche in der Literatur bei den entsprechenden Zuordnungen bemerkt. Dies hängt in erster Linie damit zusammen, daß diese Erfahrungen meist von Sensitiven bei *unterschiedlicher* Methodik gemacht wurden. Um nun eine möglichst klare Linie zu bekommen, habe ich, einige Therapie-Hinweise zusammengestellt, die ich durch eine sensitive Mitarbeiterin erhielt. Sie gelten *speziell beim MULTICOM-Gerät*, da sie hiermit in Erfahrung gebracht wurden und nicht ohne weiteres übertragbar sind (s.a. Kapitel 12).

10.7.1 Allgemeines

Die Behandlung ist im Sitzen bei *aufrechter* Wirbelsäule am besten, dann jeweils mit Platten-Hand-Elektroden oder Magnetring auf dem Solarplexus. Zur besseren Haltung eignet sich ein Knie-Stuhl.

Jede Behandlung sollte mit Blau begonnen werden, da es die Aufnahmebereitschaft für die Therapie-Signale fördert. Rot und Blau sind polar. Während Rot vorwiegend im oberen Bereich wirkt, ist Blau mehr im unteren Teil aktiv. Durch Beimischung von Grün zu Blau (z.B. Blaugrün) entsteht eine absteigende Bewegung der Energie, wodurch die Verbindung zwischen Rumpf und Beinen hergestellt wird. Auf diese Weise wird die „Erdung" unterstützt, und es kann wiederum Erdenergie von unten aufsteigen.

Durch die Beimischung von Gelb (z.B. Gelborange) zu Rot kommt es zu einer aufsteigenden Bewegung der Energie in den Kopf (**cave**: Apoplex, Hypertonie, Plethora!).

Grün steht als neutrale Farbe dazwischen. Es schafft die Verbindung zwischen Oben und Unten (Himmel und Erde) und sollte bei Blockaden im Bauchraum mit zugeschaltet werden.

Es bietet sich als allgemeine Vorgehensweise an, nachdem Blau gegeben wurde, die Farbspirale mit Grün zu beginnen (ca. drei Minuten), dann auf Gelborange umzuschalten (leitet die durch die Grün-Behandlung freigewordene Energie aus dem Bauchraum nach oben ab, was zu einer Befreiung führt). Gelborange ist besonders für Patienten geeignet, die auf psychischer Ebene aufsteigende Energien brauchen (Kundalini).

Die Farbe sollte nie länger als 5-7 Minuten gegeben werden, da sich sonst Benommenheit einstellt. Lieber öfter wiederholen.Für Patienten, die zu schnell abheben, die zuviel Veränderung „wollen" (oft auch Verdrängung), also da, wo die Erdung fehlt, ist statt Gelborange Blaugrün geeignet. Auch hier nie länger als 5-7 Minuten therapieren, da sonst Schwere eintritt. Erst im 4. Schritt wird die Individualfarbe eingesetzt, da nun schon der Weg für das Fließen der Energie gebahnt wurde. Die Oktaven wirken im somatischen Bereich. Oktave 1 ist bei Yin-Zuständen geeigneter, Oktave drei mehr bei Yang-Zuständen angezeigt. Durch die Verstärkung (1-10) kann die unterstützende Wirkung auf die

Stimmung reguliert werden. Emotionale Reaktionen (Lachen, Weinen) können bei höheren Verstärkungen vermehrt auftreten. Deshalb Vorsicht bei labilen Patienten.

Die für alle Bereiche günstigste Verstärkung liegt bei 3-4. Über 6 sollte möglichst nicht hinausgegangen werden. Es sei denn, daß eine andere Verstärkung ausgetestet wird. Verstärkung 8 kann bei Gesunden zur allgemeinen Belebung und Stimmungsaufhellung eingesetzt werden, aber nur sehr kurz!

10.7.2 Automatikdurchlauf

Der Automatikdurchlauf dient dem allgemeinen Energieausgleich (auch bei Gesunden). (S.a. Kapitel 10.3, Farb-Ton-Spirale.)

Der *Vorlauf* unterstützt die Extroversion, geeignet für Personen, die Schwierigkeiten haben, sich auszudrücken; wirkt bei Blockaden im Bauchraum.

Der *Rücklauf* unterstützt die Introversion und die Emotionsfähigkeit, geeignet für Menschen, die vorschnell nach außen reagieren (z.B. Choleriker), die Verantwortung haben.

Richtig angewandter *Vorlauf wie Rücklauf* wirken ausdehnend (= harmonisierend) auf das jeweilige Individuum (Aura dehnt sich aus), was einen wichtigen Prozeß für jeden Menschen darstellt.

10.7.3 Behandlungsschritte für manuelle Therapie

Fünf Einstellungen sind bei Problemfällen sinnvoll:
- Einzelfarbe **Blau** 1-2 Minuten
- 1 Vorlauf oder 1 Rücklauf mit **Grün** (Solarplexus)
- Einzelfarbe **Gelborange** oder **Blaugrün** 2-3 Minuten (vgl. Kapitel 10.7.1)
- **Individualfarbe** (LF) 3-5 Minuten allein
- Erneut 1 Vorlauf oder 1 Rücklauf, evtl. mit Metall nach Konstitution.

Gesamtzeit: ca. 15 Minuten

Daran kann sich eine Meridiantherapie mit dem Laser, oder eine lokale Störfeldbehandlung mit dem Strahler anschließen.

10.7.4 Einzelfarben

Purpur

wirkt durchblutungsfördernd und geht direkt in die gesamte Muskulatur; entspannt im Schulter-Nacken-Bereich und bei anderen Verspannungen; Energie steigt auf. (Farbe des Kronen-Chakras.)

Rot

„fördert" die Selbstheilungskräfte, die durch die Aktivierung des Solarplexus, des eigenen Willens zum Gesundsein, ausgestrahlt werden. Die Energie breitet sich vom Solarplexus dreiecksförmig nach unten auf die Nieren aus. Es beschleunigt die Ableitung der Giftstoffe über Niere und Blase.

Rotorange

wirkt aufbauend, aufrichtend, ausdehnend und aufsteigend, anregend auf inneres Feuer; wirkt auf Solarplexus und Herz (nicht anwenden bei Krampfbereitschaft und Angina pectoris!). Hirndurchblutung wird gefördert; Blockaden im Bauchraum zwischen unten und oben gelöst.

Gelborange (Lunge/Thymus – Verbindung zur Sonne)

wirkt erweiternd, ausdehnend, ausstrahlend, harmonisierend, geht von innen nach außen. Steigert Aufnahmefähigkeit von Licht. Beschleunigt O_2-Zufuhr zum Gehirn, CO_2 wird verstärkt über die Lunge abgegeben. Gelborange wirkt somit besonders im Brustraum und der Lunge; hat auch stark entgiftenden Effekt. Anwendung bei körperlichen Beschwerden im Brust-, Herz- und Halsbereich, Arteriosklerose, bei Patienten mit niedrigem Selbstwertgefühl und Lebenswillen, suizidgefährdeten Personen, Depressionen, Melancholie (3. Oktave). Aber auch bei allen anderen Patienten angezeigt, da es Selbstheilungskräfte fördert. Zurückhaltung ist geboten bei Tetanieneigung (Hyperventilation), starken Angstzuständen, kann zu Kontraktionen und Verkrampfungen führen.

Gelbgrün (Leber/Galle)

wirkt ausdehnend, erleichternd. Die Energie dehnt sich spiralförmig von innen nach außen aus. Zusammen mit der Farbe Grün kann die Behandlung aller Oberbauchorgane erfolgen. Die Kombination unterstützt das Aufrichten vom Oberkörper durch Erleichterung der Oberbauchorgane und tiefes Atmen in den Solarplexus hinein. Es schafft damit Verbindung zwischen Herz und Bauch (Oben und Unten).

Grün

wirkt ausgleichend, vermittelt zwischen Oben und Unten; wirkt ähnlich wie Gelbgrün bei Blockaden im Bauchraum günstig auf die großen Organe (Leber, Magen, Milz, Pankreas) und setzt dort gestaute Energie frei.

10.7.5 Polares Therapieprinzip

Wie bereits in Kap. 3.3.2. ausgeführt, beherrscht die Polarität unsere gesamte materielle Welt und damit auch den kranken Menschen. Um erfolgreich zu therapieren, muß sich dieses Denken auch in der gewählten Behandlungsart niederschlagen. Wir hatten bereits festgestellt, daß die Matrix die Polarität zur Organzelle darstellt und daß ein Organ nur erkranken kann, wenn die Schutz-, Nähr- und Entsorgungsfunktion des Grundsystems nicht mehr gewährleistet ist. Unser Therapieansatz liegt deshalb immer im Grundsystem. Wenn sich im Organismus beispielsweise eine Entzündung zeigt, dann können wir davon ausgehen, daß das Grundsystem (durch Dauerstreß) geschwächt war und deshalb nicht gegensteuern konnte. Dies kann in Vektoren (vgl. Abb. 65) dargestellt werden. Unsere Aufgabe ist es nun, die Kriterien herauszufinden, nach denen das Grundsystem optimal unterstützt werden kann. Das bedeutet konkret, daß die Abweichung von der gesunden Mitte, die sich in der Länge und der Richtung des Vektors zeigt, durch einen gegenpolaren Vektor korrigiert werden muß. Dazu sind folgende Überlegungen notwendig (vgl. Abb. 66):

Die Richtung des Therapievektors muß dem pathologischen Prozeß genau entgegengerichtet sein. Ein chronisch-degenerativer Prozeß muß deshalb anregend, eine akute überschießende Entzündung dämpfend behandelt werden. Dies darf allerdings nicht mit einer Unterdrückung (Antipyretikum) verwechselt werden! Die Krankheit stellt schließlich die natürliche Heilreaktion dar, die nur bei unkontrolliertem Verlauf korrigiert wird. Für das MULTICOM-Gerät bedeutet das richtige Farbwahl, für BRT mit internen Signalen richtige Frequenzwahl, die durch den Abnahmeort (Geräteeingang) bestimmt wird.

Die Intensität der Behandlung richtet sich nach der Stärke des Krankheitsgeschehens. Eine normal verlaufende Grippe sollte sogar mit Schwitzbädern und heißen Getränken unterstützt werden, denn erst bei hohem Fieber (ab 39 °C) werden die Viren zuverlässig abgetötet. Eine Entgleisung bei vorgeschädigter Matrix benötigt jedoch unsere Unterstützung. Dies wird dann eher ein schleppender, siechender Verlauf sein. Mit der Stärke unseres Eingreifens werden wir uns dem Verlauf anpassen. Dies bezieht sich auch auf die Geräteverstärkung.

Die Zeitdauer wird bei akuten Verläufen kurz sein, bei chronischen eher länger. Sie entspricht der Länge der Vektorabweichung. Im Zweifelsfalle aber lieber zu kurz als zu lang, da Übertherapie das Gegenteil bewirken kann.

Der Ort, an dem wir unsere Therapiesignale applizieren, ist wesentlich und für den Therapieerfolg von ausschlaggebender Bedeutung. Deshalb ist das Erkennen und gezielte Behandeln von Störfeldern so wichtig. Das bezieht sich auf den Geräteausgang. Dieser Punkt beinhaltet aber auch die Priorität von Behandlungsschritten.

Wer die Überlegungen, die diesen vier Punkten zugrunde liegen, konsequent in die Praxis umsetzt, arbeitet immer ganzheitlich und wird damit sehr erfolgreich sein. Es sind die Grundlagen der gesamten naturheilkundlichen Therapie.

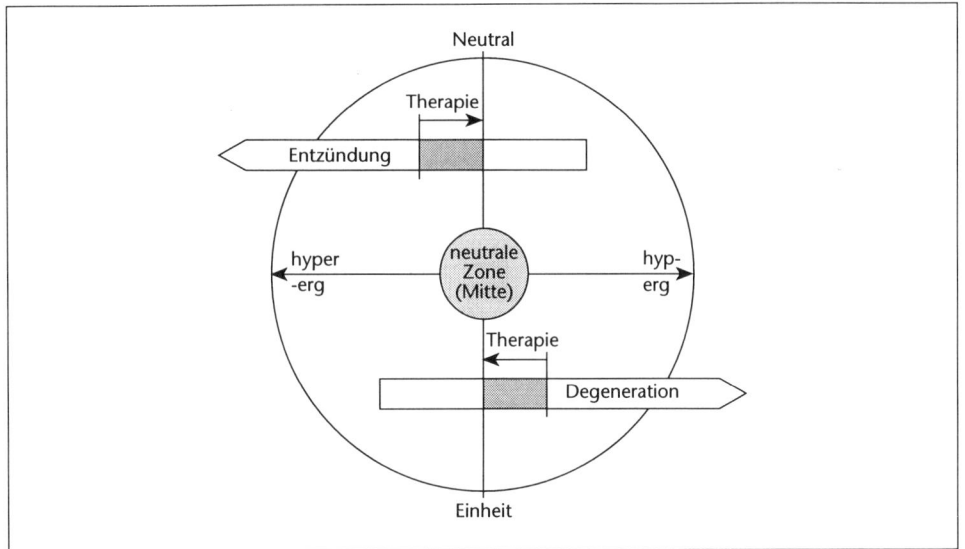

Abb. 65: Polare Betrachtung krankhafter Prozesse

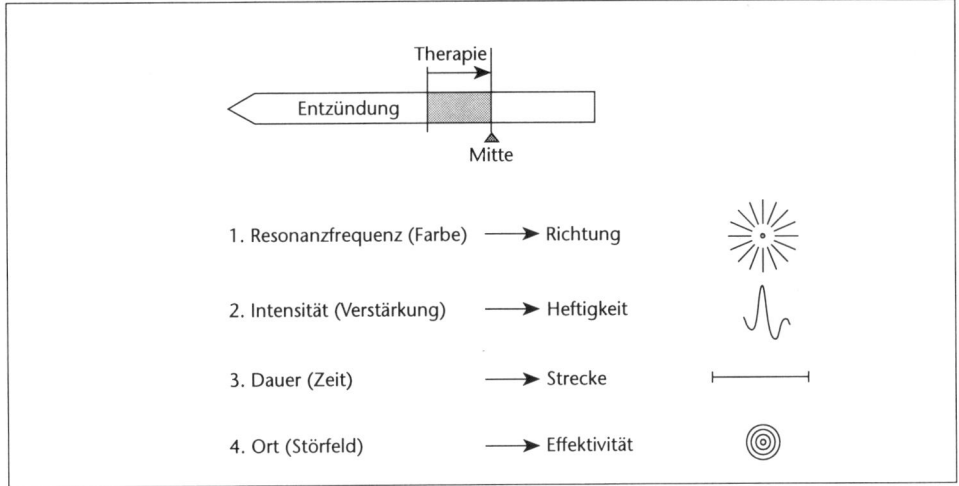

Abb. 66: Individuell abgestimmter Polaritätsausgleich

Farbwahl-Tabelle für MULTICOM-Therapie

Farbe	"Organe" (Meridiane bzw. Gefäße)	Struktur-Aufbau der "Organe" (Komplementär für "Organe")	Keimblätter	Systeme
Gelb-Grün	Dünndarm, Herz	Gallenblase - Gelenke, Leber - Fettgewebe, Pankreas	Epithel des Magen-Darmtraktes, Leber	vegetatives Nervensystem
Orange	Harnblase - Allergie, Nieren - Lymphe	Dickdarm - Haut, Lunge - Bindegewebe	Knochen, Muskeln, Bindegewebe	Kreislaufsystem
Grün	Magen - Nerven, Milz - Pankreas, Organdegeneration	3-E (Drüsen) Kreislauf	Epithel der Luftröhre, Bronchien, Lungenbläschen, Harnblase	Zentralnervensystem
Violett	Gallenblase - Gelenke, Leber - Fettgewebe	Dünndarm, Herz	Herz, Blutgefäße	Hormonsystem
Blau	Dickdarm - Haut, Lunge - Bindegewebe	Harnblase - Allergie, Nieren - Lymphe	Epithel der Haut, Haare, Nägel, Blut, Nervenzellen, Sinnesorgane, Nebennieren-Mark	Verdauungssystem
Rot	3-E (Drüsen), Kreislauf	Magen - Nerven, Milz - Pankreas, Organdegeneration	Epithel von Nieren, Harnleiter, Nebennieren-Rinde, Sexualorgane	Atmungssystem

Die Yin-Meridiane stehen jeweils unter dem Bruchstrich im "Nenner",
die Yang-Meridiane stehen jeweils über dem Bruchstrich im "Zähler".

Bei der Farbwahl treten oft Mißverständnisse auf. Gegenfarbe und polare Farbe sind nicht das gleiche! Die richtige Zuordnung ist aus Abbildung 67 ersichtlich.

Zusammenfassend kann gesagt werden, daß eine vielfältige Beeinflussung des Organismus über externe Signale möglich ist. Dies wurde hier an Hand der einzelnen Therapiekomponenten des MULTICOM-Gerätes dargestellt. Die Ausführungen beziehen sich allerdings auf die Originalversion, die nur bis etwa 1989 gebaut wurde. Die Wirkprinzipien der Behandlung mit Farben, Tönen, Edelsteinen und Metallen gelten auch für andere Gerätetypen und Verfahren. Sie müssen dafür nur entsprechend abgewandelt werden.

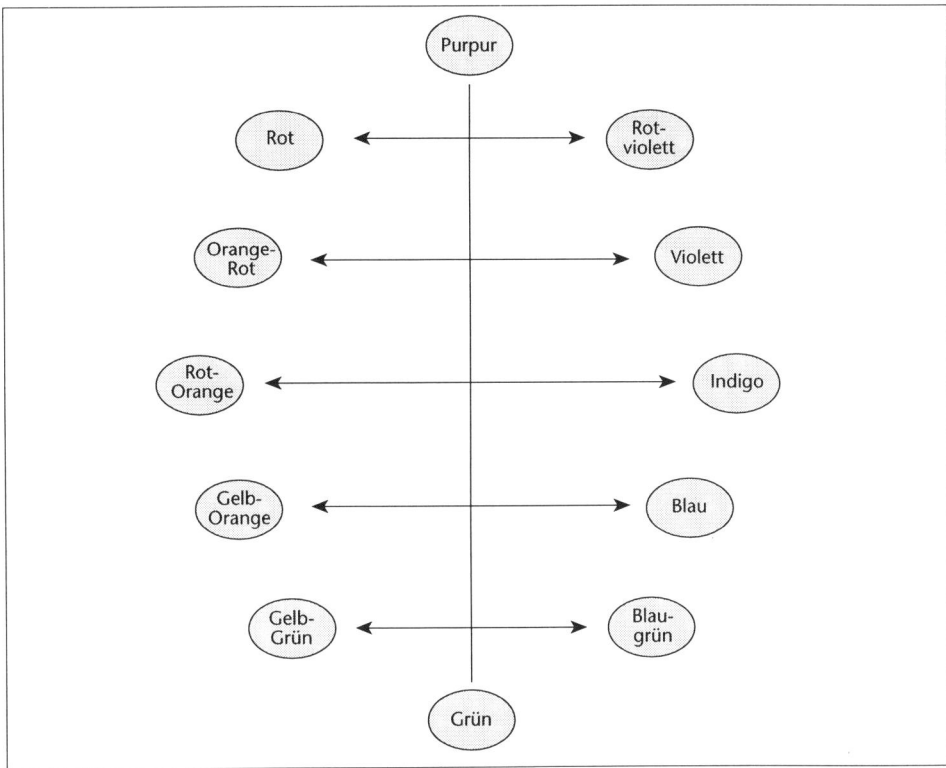

Abb. 67: Polarität der Farben

10.8 Stoffwechselregulations-Therapie

Auf dem Boden der Dreikomponenten-Therapie von Schole, die in Kap. 4.5.1 ausführlich dargestellt wurde, konnte eine technische Lösung realisiert werden in Form des VEGA-STT, mit deren Hilfe die aktuelle Stoffwechselsituation des Patienten gemessen und anschließend korrigiert werden kann. Diesem Gerät wird als Indikator eines der bekannten Testverfahren vorgeschaltet. Nach dem Resonanzprinzip wird damit die einer Krankheit zugrundeliegende Stoffwechsellage ermittelt. Das Stoffwechseltest- und Therapiegerät besitzt einen Drehknopf und eine Gradeinteilung von + 90 über „0" zu - 90, nach der eine genaue Zuordnung der Stoffwechselsituation möglich ist. Es kann damit jetzt nicht nur zwischen anaboler und kataboler Reaktionslage unterschieden werden, sondern auch eine sehr genaue Bestimmung der jeweiligen Abweichung von der Norm erfolgen.

Beim VEGA-STT handelt es sich um ein kleines tragbares Gerät, das entweder allein oder in Verbindung mit einem anderen Bioresonanzgerät eingesetzt wird. Auf der Frontseite wird eine farbige Meßkarte mit Skala aufgesteckt, wo mehrere Meßergebnisse an verschiedenen Tagen eingetragen werden können. Mit diesem Gerät wird aber nicht nur gemessen, sondern sofort im Anschluß therapiert und damit der Stoffwechsel von außen zur Norm korrigiert. Die Therapiedauer beträgt nur wenige Minuten. Die Stoffwechselumstellung erfolgt über die Funktion des Zellkerns, der mit seiner Resonanzfrequenz angesteuert wird, wobei gleichzeitig Steuersignale des Stoffwechsels eingeschleust werden. Die Korrektur des Stoffwechsels von außen ist meßbar (z.B. Blutdrucknormalisierung) und subjektiv deutlich spürbar. Dies kann in einer raschen Verbesserung des Wohlbefindens bestehen, aber auch in der Beschleunigung von Heilungsprozessen. Um den normalisierten Zustand zu halten, sollte sich eine Ernährungsumstellung anschließen bzw. eine gezielte Behandlung des zugrundeliegenden Dauerstresses.

Das Gerät findet sein Hauptanwendungsgebiet vor jeder weiteren Behandlung, kann entweder allein eingesetzt werden oder in Kombination mit anderen Bioresonanz-Therapien und setzt neue Maßstäbe:
- exakte Bestimmung der Stoffwechsellage, damit Therapieauswahl und Verlaufskontrolle möglich
- direkte Korrektur des entgleisten Stoffwechsels, damit Umgehung von zugrundeliegenden Regulatorblockaden
- Grundlage jeder gezielten Ernährungsberatung, damit kann eine noch individuellere Ernährungsberatung erfolgen
- schnelle, sichere und kostengünstige Anwendung.

Eine ausführliche Darstellung der praktischen Anwendung erfolgt in Kap. 11.6.

11. Bioresonanz-Therapie in der täglichen Praxis

Das Schema „Anwendung der BRT in der täglichen Praxis" (s. Kapitel 21.1) kann uns helfen, die bei jeder Therapie notwendigen logisch-didaktischen Schritte leichter nachzuvollziehen. Vor der Behandlung müssen aber noch einige diagnostische Punkte geklärt werden:

11.1 Diagnostische Überlegungen

11.1.1 Die allgemeine Reaktionslage

Sie gibt zunächst einmal Auskunft über das vorhandene Energieniveau (Reserven). Die allgemeine Energielage ist wichtig für die Gesamteinschätzung des Krankheitsbildes und die Reihenfolge der Therapieschritte. Sie kann gemessen werden durch EAV, Decoder (mißt den Hautwiderstand während der Patient mit einem definierten elektrischen Reiz belastet wird und erlaubt damit, degenerative und entzündliche Prozesse in bestimmten Körperabschnitten zu beurteilen), SEG (Segmentelektrogramm) usw. Aufgezeigt wird hierbei, wieweit sich der Organismus von seinem Normverhalten (Yin-Yang-Ausgleich = Mitte) entfernt hat und nach welcher Richtung (Yin = chronisch-degenerativ, Yang = überschießend, entzündlich). Neben den Messungen sollten noch Allgemeinsymptome zur Gesamtbeurteilung berücksichtigt werden: Schwitzen oder Frieren, feuchte oder trockene Haut, tachykard oder bradykard, motorisch unruhig oder wie gelähmt usw.

11.1.2 Das aktuelle Regulationsvermögen

Bekanntermaßen bekommen wir vom Organismus auf alle äußeren Reize eine Reizantwort (s.a. Kapitel 4.3). Sie besteht darin, daß der Körper mit einer gesteigerten Abwehrbereitschaft, mit einem höheren Energieniveau reagiert. Bei chronischer Krankheit ist die Regulation (durch Störfelder) blockiert, was wir messen können. Dazu wird eine Grundmessung vorgenommen (Terminalpunkte, 3-E 20, Decoder, SEG, Thermogramm), dann ein Reiz gesetzt (Grundtherapie, Reizstrom, Kälte) und nachgemessen. Die tiefen Meßwerte sollten deutlich angestiegen sein, aber nicht überschießend!

Jede zu starke Reizantwort spricht für einen Entzündungs-Reiz-Zustand (Hyperergie), was mit einem allergischen Geschehen gleichzusetzen ist. Hierbei wird sehr viel Energie vergeudet, sodaß es in der Folge zu einem Yin-Zustand (mit Abwehrschwäche) kommen wird. Auch die Messungen nach der Therapie lassen Blockaden erkennen, wenn an einzelnen Meridianen keine Veränderung eingetreten ist.

Beachte: auch normale Meßwerte können durch Blockaden vorgetäuscht werden. Nach Lösung dieser Regulationsstarren zeigen sich dann die wahren pathologischen Werte.

Das aktuelle Regulationsvermögen ist unbedingt bei der chirurgischen Störfeldsanierung zu beachten! Ohne ausreichende Regulation kann der Organismus sich auf die veränderte Situation nach der Operation nicht einstellen, was unangenehme Folgen haben kann (s.a. Kapitel 4.5). Alle starken Erstreaktionen nach unserer Therapie sind ebenfalls in der unzureichenden Regulationsfähigkeit begründet.

11.1.3 Chronische Störfelder

Alle durchgemachten Krankheiten hinterlassen ihre Spuren. Darüber gibt uns eine *umfassende Anamnese* Auskunft. Besonders interessieren wir uns für antibiotisch behandelte Infektionen, für unterdrückte Verläufe (Fieberzäpfchen!), für Impfungen, die mit Reaktionen einhergegangen sind und für Narben und Traumata oder Operationen, vor allem, wenn sie erst sekundär geheilt sind. Dies alles sind potente Störfelder, die in der Tiefe schlummern und chronische Verläufe begünstigen. Es ist das berühmte Faß, das irgendwann einmal voll ist.

Diese Störfelder sind im Normalfall symptomlos, weil sie *kompensiert* sind. Sie können jedoch durch neu erworbene Krankheiten, Verletzungen usw. dekompensieren und gehören dann zu Punkt 11.1.4.

11.1.4 Leitsymptom

Hierunter fällt die *derzeitige Erkrankung*, die sich jetzt zeigt, weil das Abwehrsystem diesem letzten Ereignis nicht mehr gewachsen ist (s.a. Kapitel 4.5). Es ist unser Schwachpunkt, unser locus minoris resistentiae, an dem die Krankheit ausbricht. Es ist aber (meist) *nicht die Ursache!* Diesem aktuellen Schwachpunkt entspricht bei der 5-Elementen-Lehre das gestörte Element. Das *Auslösende, Störende* liegt aber verborgen (s. Kapitel 5).

11.1.5 Wo liegt die eigentliche Krankheitsursache?

Hier hilft uns eine gute Anamnese weiter. Oft sagen uns die Patienten selbst, wann und unter welchen Umständen die Erkrankung begann. Wenn dies nicht spontan geschieht, müssen wir durch eine gelenkte Anamnese nachhelfen. Die Frage nach den *genauen Umständen* der Krankheitsentstehung, oder was diesem Beginn *direkt vorausgegangen* ist, muß gestellt werden. Dazu gehören seelische Belastungen, vorausgegangene Krankheiten, Unfälle usw. Die gesamten Daten werden dann in die 5-Elementen-Lehre eingebaut, was für uns der Schlüssel ist.

Wenn wir nun alle fünf Punkte beantwortet haben, können wir uns der Therapie zuwenden, die wiederum in Einzelschritten erfolgt. Nach einer Übersichtsvormessung (Terminalpunkte, 3-E 20) kann es losgehen.

11.2   Therapeutische Überlegungen

Achtung: Zur besseren Übersichtlichkeit werden die zwei Arten der Bioresonanz-Therapie bei allen Einzelschritten immer gegenübergestellt. Die Therapie mit körpereigenen Signalen wird mit „K", die Therapie mit externen Signalen mit „X" gekennzeichnet.

Wer beide Verfahren gleichzeitig anwendet, sollte bei chronisch Kranken immer erst anregend, dann erst mit der Löschung arbeiten.

Zu Anfang jeder Behandlung wird immer eine **Grundtherapie** durchgeführt. Sie dient der Verbesserung der allgemeinen Reaktionslage und des Regulationsverhaltens des Organismus. Er kann dann auf weitere, gezielte Schritte besser reagieren. Es handelt sich bei diesem Schritt um eine **unspezifische** Therapie, die dem gesamten Grundsystem zugute kommt. Oft ist auch nur eine Grundtherapie nötig, da schon allein dadurch der Körper in die Lage versetzt werden kann, sich selbst zu helfen. Die praktische Durchführung richtet sich nach dem Gerätetyp.

Ab der zweiten Therapiesitzung können bei unzureichendem Therapieerfolg **Folgetherapien** eingesetzt werden. Jetzt läßt sich das Ansprechverhalten des Patienten auf die BRT besser beurteilen. Die Möglichkeit von Überreaktionen bei sehr empfindlichen Patienten hätte sich dann schon gezeigt. Aber auch ein unzureichendes Regulationsvermögen mit der Gefahr einer iatrogenen Blockierung kann erkannt werden.

11.2.1   Wo werden die Elektroden angelegt?

Grundtherapie

K   Der Schwachpunkt des Organismus, an dem sich das Symptom zeigt, sollte immer *zwischen* Eingangs- und Ausgangs-Elektrode liegen. Bei Prozessen oberhalb des Nabels werden zwei Handelektroden, bei Prozessen unterhalb des Nabels zwei Fußelektroden, bei linksseitigen Erkrankungen Elektroden an linken Fuß und linke Hand, und bei rechtsseitigen Erkrankungen Elektroden an rechten Fuß und rechte Hand angelegt. Bei Anwendung des „Subtraktions-Lösch-Verfahrens" (SL-Prinzip) erübrigen sich diese Überlegungen, da ausschließlich mit zwei Hand- und zwei Fußelektroden gearbeitet wird.

Beim Vegaselect wird das Eingangssignal immer seitlich an der Schilddrüse abgenommen, wodurch eine Information über
– das Blut
– den Lymphfluß
– das gestreßte Endokrinium
erhalten wird. Darüber wird der Thymus „informiert", indem das Ausgangssignal über die Magnetköpfe *nicht invertiert* hingeleitet wird.

X Beim MULTICOM oder vergleichbaren Geräten wird bei der Grundtherapie mit der Magnetschleife über den Bauchraum therapiert. Bei Anwendung kombinierter Verfahren (K und X) ist die Elektrodenanordnung durch die Gerätekonstruktion vorgegeben.

Folgetherapie

K Bei der gezielten Behandlung von Störfeldern sollte das Störfeldsignal so exakt wie möglich erfaßt werden. Die Auswahl der Elektroden richtet sich deshalb nach der Größe und der Lage der chronischen Entzündung. Tieferliegende Bezirke werden mit der Magnetsonde erfaßt.

X Zur gezielten Störfeldbehandlung wird ein Magnet-Richtstrahler eingesetzt, über den die anregenden (Yin-Zustände) oder dämpfenden Farben (Yang-Zustände) des Meridiansystems appliziert werden, auf dem das Störfeld liegt.

11.2.2 Yang-Störung

Wurde bei Punkt 11.1.1 eine *Yang-Situation* festgestellt, werden unsere Bestrebungen in dämpfenden, d.h. *Yin-betonenden* Schritten bestehen. Dazu gehören:

K Therapie mit invertiertem Signal (Ai)

X Einzelfarben des Blauspektrums
Wellenschaukel, Anwendung des magnetischen Südpols
zusätzlich: Kälteanwendungen

Als weitere diagnostische Überlegung kommt hinzu:
– Allergie? (Test nach Morell, Biotensor, Kinesiologie)
– Intoxikation? (Nosodentest)
– bei Infekten: welcher Erreger? (evtl. Nosoden)

11.2.3 Yin-Störung

Wurde bei Punkt 11.1.1 eine *Yin-Situation* festgestellt, d.h. liegt bei chronischen Krankheiten bereits eine Erschöpfung vor, werden in erster Linie anregende, stärkende und unterstützende, also *Yang-betonende* Maßnahmen erforderlich sein. Dazu gehören:

K Therapie ohne Invertierung, aber auch Ai mit höherer Verstärkung,

X Einzelfarben des Rotspektrums (speziell Rot/Ton G), bzw. die gesamten Möglichkeiten des MULTICOM-Gerätes mit individueller Austestung der jeweiligen
Einstellungen, Anwendung des magnetischen Nordpols,
zusätzlich: Wärmeanwendungen

In zweiter Linie sind *entlastende* Maßnahmen nötig und zwar, Abbau von Dauerstreß
durch:
– Störfeld-Diagnostik und -Therapie, auch unter Einsatz der 5-Elementen-Lehre,
– Entgiftung (evtl. mit Nosoden)
– Meridiandurchflutung (besonders Lymphe, Leber)
– Geopathie? (Drehungstest)
– Suche nach latenten Erregern (Nosoden-Test)
– Allergietest.

11.2.4 Behandlungshäufigkeit

Auch läßt sich durch Punkt 11.1.1 die Häufigkeit der Therapiesitzungen festlegen. Akute
Störungen brauchen manchmal tägliche Behandlung, da sich das Energiefeld sehr schnell
ändert und die im Körperwasser von der letzten Therapie gespeicherten Informationen
bald nicht mehr passen.

Chronische Krankheiten werden normalerweise im 7-Tage-Rhythmus behandelt, oder
auch seltener. Zusätzlich werden Tropfen mit den gespeicherten Informationen mitgege-
ben.

11.2.5 Meridianstörungen

Gab es bei Punkt 11.1.2 Hinweise auf Blockaden, so sollten diese in einem zweiten
Therapieschritt gezielt angegangen werden. Meridiane sind Energiestraßen, die nur bei
Lebenden existieren. Aus diesem Grunde konnten Pathologen nie ein entsprechendes
Substrat finden.

Die „Supraleiter" werden häufig unterbrochen, dann aber sehr rasch wieder neu aufgebaut.
Meridianverläufe sind wahrscheinlich deshalb häufiger kurzzeitig gestört, als bisher
angenommen. Wir wenden uns nur wirklich relevanten, den Organismus beeinträchtigen-
den Störfeldern zu und therapieren diese. Die anderen sind der Stachel im Fleisch, der
das Immunsystem ständig auf der Hut hält.

11.2.6 Störfeld-Beurteilung

Die therapeutischen Überlegungen zu Punkt 11.1.3 stellen wir gemeinsam mit Punkt 11.1.4 an. Hier haben wir das dekompensierte Störfeld vorliegen. Bei *akuten Verläufen* mit klassischen Entzündungszeichen wenden wir uns zunächst dem *Leitsymptom* zu. Dieses wird zuerst behandelt und der Patient zunächst von den akuten Beschwerden befreit. Zum Beispiel werden wir den akuten Schub einer chronisch-rezidivierenden Angina tonsillaris direkt lokal mit dem Eiter im Eingang, als beste Information über das Krankheitsgeschehen und mit einer Rollelektrode (oder Goldfinger) am Ausgang, den schmerzenden geschwollenen Bezirk behandeln (Kieferwinkel). Der Patient ist dabei *nicht* am Eingang angeschlossen!

Nach Abklingen der akuten Erscheinungen werden wir der eigentlichen Ursache, dem verborgenen Störfeld im Organismus mehr Aufmerksamkeit widmen (z.B. Dysbiose des Dickdarms o.ä.) und dann hier gezielt arbeiten.

Das oberste Prinzip für die erfolgreiche Anwendung der Bioresonanz-Therapie lautet: Die Störfeld-Information *so genau* (d.h. so gezielt) *wie möglich* abnehmen, invertieren und wieder gezielt zurückführen oder dem *Gesamtorganismus* zur Reaktion anbieten. In die Gesamtüberlegung wird gleich Punkt 11.1.5 einbezogen, da es darum geht, eine chronische Krankheit zu behandeln (d.h. Anwendung der 5-Elementen-Lehre).

Haben wir Erfolg mit der Behandlung des chronischen Störfeldes, wird es zu einem akuten Verlauf kommen, denn keine chronische Krankheit kann stillschweigend verschwinden. Nur über die Reaktivierung der alten Störung im Sinne einer Entzündung ist eine Ausheilung möglich! Dies sollte dem Patienten mitgeteilt werden, damit er darauf vorbereitet ist. Wir können mit unserer Therapie die „Krankheitsuhr" genauso zurückdrehen, wie es in der Homöopathie mit dem Simile gelingt.

Alle vom Patienten während und nach der Therapie registrierten Reaktionen sollten (zunächst vom Patienten) mit Datum und Uhrzeit vermerkt werden, um daran den Krankheitsverlauf studieren zu können. Dazu kann die Organuhr zu Hilfe genommen werden. Dies kann für weitere Therapieschritte wichtig sein.

Durch Punkt 11.1.3 sind wir auf alle potentiellen Störfelder aufmerksam geworden. Wir werden aber auf keinen Fall Übereifer entwickeln und versuchen, den Körper von allem Ballast zu befreien. Dieses Bestreben ist leider heute noch bei einigen EAV-Ärzten zu beobachten.

11.3 Praktisches Vorgehen

Wir wissen nun, *was* wir behandeln, *wo* wir behandeln und *wie* wir therapieren, außerdem noch, *wie oft.*

Wer genügend Zeit hat und nicht auf feste Programme zurückgreifen will, kann die Grundtherapie ganz individuell austesten (Kinesiologie, EAV, Biotensor). Besser ist aber, wenn mehr und mehr Intuition ins Spiel kommt und weniger gemessen wird. Das ist eine Frage der Erfahrung und der persönlichen Sensitivität. Wer noch nicht so erfahren ist, sollte folgende Regeln beachten:

11.3.1 Verstärkung

K   Wir wollen, daß der Therapieeffekt lange anhält. Deshalb muß die Information, die wir durch unsere Therapie geben, im Körperwasser Clusterstrukturen verändern. Dazu sind der Situation angepaßte Verstärkungen nötig. Die Stärke richtet sich nach der Chronizität. Ältere Prozesse, die stärker im Yin sind, brauchen höhere Verstärkungen (häufig 4- bis 10-fach), akute Prozesse müssen oft abgeschwächt werden (Verstärkung unter 1). Ist der Patient nur am Ausgang angeschlossen, können (z.B. bei der Amalgam-Ausleitung) sehr hohe Verstärkungen gegeben werden (bis 40-fach). Zur Punkttherapie werden niedrige Verstärkungen (2- bis 4-fach) oder Abschwächungen angewendet. Beim Vegaselect entfallen diese Überlegungen.

X   Beim MULTICOM-Gerät haben sich die Verstärkungen 3 und 4 am besten bewährt. Höhere Verstärkungen sollten unbedingt ausgetestet und wenn, dann nur kurz gegeben werden. Sie wirken verstärkt auf psychische Symptome. Verstärkung 8 kann beim Gesunden zur allgemeinen Belebung, aber nur 1/2 bis 1 Minute eingesetzt werden, und zwar zusammen mit Rotorange.
An dieser Stelle sollte noch einmal deutlich herausgestellt werden, daß Gesunde oder Leichtkranke fast jeden Reiz vertragen, weil sie ihn gut ausregulieren können. Schwerkranke weisen aber nur noch eine Restregulation auf, weshalb sehr behutsam therapiert werden muß.

> « Grundsätzlich gilt: je besser die Regulationsfähigkeit des Patienten ist, umso höher darf verstärkt werden. »

Hier gilt wieder die Arndt-Schulzsche Regel.

Abgeleitet vom Grundregulationssystem nach Pischinger läßt sich durch die BRT ein unterschiedliches Reaktionsverhalten des Organismus herbeiführen. Bei schwachen Verstärkungen passen wir uns dem gerade vorherrschenden Zustand, in dem sich das erkrankte Grundsystem befindet, am besten an. Die Respons wird in diesem Falle eine sanfte, aber nachdrückliche Reaktivierung sein, ohne Auslösung einer Schockphase.

Bei hohen Verstärkungen setzen wir einen starken Reiz, der vom Organismus ausreguliert werden *muß*. Wenn er dazu nicht mehr in der Lage ist, d.h. das Eigenschwingungsverhalten des Grundsystems durch Blockaden völlig gestört ist, kann es zu unerwünschten Verschlimmerungsreaktionen kommen, die *nicht* innerhalb weniger Tage abklingen. Diese sind zu unterscheiden von den gewünschten Aktivierungen bei chronischen Verläufen (letztere klingen schnell ab und leiten zu einer allgemeinen Besserung über).

11.3.2 Grundtherapie

K   Je nach Gerätetyp sind mehrere Möglichkeiten gegeben, eine vorprogrammierte Grundtherapie ablaufen zu lassen. Sie dient dem allgemeinen Energieausgleich, was für leichtere Erkrankungen oft ausreicht. Bei chronischen Krankheiten dient sie dem besseren Ansprechverhalten für Folgeschritte.

X   Der Automatikdurchlauf des MULTICOM-Gerätes wird *immer* als ein wichtiger Therapieschritt eingesetzt. Gleichzeitig kann dabei die Individualfarbe oder eine andere Einzelfarbe, ein ausgetestetes Metall oder ein Edelstein mitlaufen.

11.3.3 Therapiedauer

Die *Behandlungsdauer* ist sehr wichtig! Ist der Umschlag von Yin zu Yang oder umgekehrt erfolgt (erkenntlich an Körperreaktionen und Punkt 3-E 20), bedeutet dies das Therapieende. Auch der Biotensor (Indikator nach Oberbach zur Feststellung von Verträglichkeit und Unverträglichkeit verschiedener Stoffe) kann hier weiterhelfen. Akute Erkrankungen werden kürzer und häufiger, chronische länger und seltener (meist 1x pro Woche) therapiert.

11.3.4 Optimierte Therapie-Einstellung

Wer lieber testet, kann die folgenden Methoden für eine optimale Geräte-Einstellung anwenden:
Es wird eine Testmethode angewendet, die gut beherrscht wird. Dies kann Kinesiologie, EAV, Biotensor oder der RAC (arterieller Reflextest nach Nogier) sein. Das Gerät wird eingeschaltet und der Patient (nur!) am Geräteausgang angeschlossen. Nun werden Schritt für Schritt alle in Frage kommenden Geräteeinstellungen eingestellt und immer die Wirkung jeder Einstellung am Patienten getestet. Die optimale Einstellung zeigt das beste Testergebnis. Auf diese Weise lassen sich ganz individuelle und damit hochwirksame Geräteeinstellungen herausfinden. Das Gerät muß dazu aber jedesmal neu gestartet werden.

Das Vorgehen ist für alle Gerätetypen im Prinzip gleich. Voraussetzung ist allerdings, daß sowohl die Testmethode, als auch die Technik des Gerätes beherrscht wird.

11.3.5 Weitere Behandlungsschritte

Die erste Sitzung sollte bei chronisch Kranken nur aus der Grundtherapie bestehen. Es müssen erst einmal die Reaktionen abgewartet, und der Organismus darf (nach langer Krankheitsdauer) nicht gleich überfordert werden. Bei der zweiten Sitzung richten wir uns dann nach den eingetretenen Reaktionen, bzw. Meßergebnissen.

Störfeldbehandlung

(vgl. hierzu Abb. 39)

Hier ist zu unterscheiden zwischen akutem Entzündungszustand mit allen klassischen Zeichen der Entzündung (Rubor, Tumor, Calor) und einem chronischen Störfeld, das symptomlos in der Tiefe schlummert. Die Behandlung der Akutkrankheit hat Vorrang und wird therapiert, indem vom Ort des Geschehens entweder ein Abstrich gemacht wird (z.B. eitrige Angina tonsillaris) und dies als Eingangsinformation verwendet wird. Der Patient wird dann nur mit dem Geräteausgang verbunden. Oder es werden Eingangselektroden auf dem akuten Geschehen plaziert. Das Signal wird invertiert und *direkt* auf den kranken Bereich zurückgeleitet.

Bei chronischen Störfeldern würde dies wenig Sinn machen, da diese meist kompensiert sind und wir mit diesen Applikationen keine Veränderung bewirken können. Deshalb werden wir das vom Störfeld angegriffene Signal dazu benutzen, um den übrigen gesunden Organismus und das Abwehrsystem darüber zu informieren, was an dieser Stelle los ist. Durch das Prinzip des „Mauerns" werden die pathologischen Prozesse nach Möglichkeit eingegrenzt, so daß der übrige Organismus meist keine Information darüber erhält. Das ändern wir, indem wir dieses Störfeldsignal *nicht invertiert* peripher an gesunde Bereiche hinleiten, und zwar entweder zur gesunden Gegenseite oder an Hände und Füße oder zum Thymus. Die günstigste Elektrodenlage kann ausgetestet werden.

Wenn der Patient Krankheitssymptome aufweist, denen ein Störfeld zugrunde liegt, z.B. Schmerzen, dann kommt eine besondere Behandlung zum Einsatz, die

Streßprojektions-orientierte Störfeldtherapie (SPO)

Die vom Störfeld ausgehende pathologische Information, die hochkohärent sein kann, stellt einen Streß dar, der über die von Bergsmann gefundenen Projektionswege fortgeleitet wird (Kausalketten) und sich auf die Oberfläche projiziert. In diesem Verlauf werden verschiedene Organstrukturen, Hormondrüsen u.a., tangiert und in ihrer Funktion beeinträchtigt. Diese Projektion der pathologischen Information bedeutet die Fortleitung des am Focus herrschenden lokalen Stresses. Es bedeutet auch, daß der Organismus das Herdproblem nicht ausreichend unter seine Kontrolle gebracht hat.

Ein Punkt ist noch zu beachten:

Für unsere BRT brauchen wir immer eine möglichst genaue pathologische Information. Es muß aber unterschieden werden zwischen expliziter (entschlüsselter) und impliziter (verborgener) Form. Mit einer impliziten Information können wir nichts anfangen. Für die BRT brauchen wir die explizite Form.

Der Focus strahlt mit seiner Umgebungsentzündung starke entschlüsselte Signale ab, die wir verwerten können. Ebenso interessant sind für uns die Projektionen der Fortleitung des Stresses auf die Haut (einem Sinnesorgan!), die den verschlüsselten Projektionsstrahl wieder entschlüsseln, was meist als Schmerz spürbar ist. Den Schmerz, das Symptom also, bezeichnen wir deshalb als Ort der Streßprojektion. Von dort erhalten wir wichtige Informationen (kohärente Signale), die vom zugrundeliegenden Herdgeschehen kommen. Diese werden wir bei der SPO als *Eingangssignal* verwenden. Die Frage stellt sich nun, wo wir diese Information – und in welcher Form – hinleiten.

Es gibt zwei Möglichkeiten:
– bei *unbekanntem* Focus leiten wir das Signal *nicht* invertiert zum Thymus, um damit das Immunsystem zu informieren.
– bei *bekanntem* Focus leiten wir das Signal *invertiert* zum Herdgeschehen, um damit einen Kreislauf zu schließen. Das ist die eigentliche SPO-Therapie.

Bei der SPO wird nun das invertierte Signal des Schmerzortes durch den „Streßprojektions-Kanal" geschickt und erfaßt damit alle Bereiche, die durch die Fortleitung des Störfeldsignals in Mitleidenschaft gezogen worden sind. Beim ersten „Durchgang" erfolgt bereits eine Teillöschung, beim zweiten erneut usw., so daß sich in kurzer Zeit der Prozeß selbst limitiert.

Bestehen die Schmerzen noch nicht so lange, wird damit auch eine sofortige Schmerzfreiheit eintreten. Bei älteren Prozessen dauert es gewöhnlich länger, da an dem Ort der Streßprojektion bereits pathologische Gewebsveränderungen eingetreten sein können. Die Frage stellt sich nun, wie der auslösende Focus identifiziert werden kann.

Wer kinesiologisch testet, hat es sehr einfach. Das Berühren des Symptoms durch den Patienten führt zu einer Schwächung des Testmuskels. Berührt die Hand des Therapeuten den Bereich des Focus, testet der Muskel stark. Um nun möglichst schnell und sicher den Ursprungsort der Streßprojektion zu finden, sollten die Regeln der Projektion beachtet werden:

> **« Einseitige Kopfherde können sowohl auf die linke wie auch die rechte Körperseite streuen. Periphere Herde können nach zentral nur streng einseitig streuen (gleiche Seite). »**

Kann der Herd möglicherweise nicht ganz genau lokalisiert werden, so sollte aber unbedingt eine Zuordnung dahingehend erfolgen, ob der Herd zentral oder peripher sitzt. Dann ist es nämlich nicht mehr so wichtig, ganz genau die Ausgangselektroden auf dem Herd zu plazieren. Es genügt dann durchaus, diese in der Nähe aufzulegen, denn nach dem Resonanzgesetz können nur ähnliche oder gleiche Schwingungen miteinander interferieren. Die Fortleitung im Gewebe geschieht ohnedies sehr rasch, so daß der Herd trotzdem sicher von den Therapieschwingungen erreicht wird.

Es sei noch erwähnt, daß vor der Behandlung wie üblich eine abgekürzte Grundtherapie erfolgen sollte. Wichtig ist allerdings (wie bei allen sonstigen Behandlungen mit der BRT), daß der Patient während der Behandlung unter den Streß seines Leitsymptoms gesetzt wird. Er hält dazu die Hand auf sein Symptom, oder es wird durch Beingrätschen abgespeichert.

Die Therapiekontrolle nach durchgeführter Behandlung erfolgt dadurch, daß trotz Berühren (oder Streßspeicherung) des Symptoms keine Schwächung des Muskels mehr nachweisbar ist, bzw. bei anderen Testmethoden kein pathologischer Meßwert mehr vorliegt.

Zur besseren Übersichtlichkeit eine bildliche Darstellung der Elektrodenlage und der Geräteeinstellung am Beispiel der Periarthritis humeroscapularis rechts, ausgelöst durch eine chronische Gallenblasenentzündung:

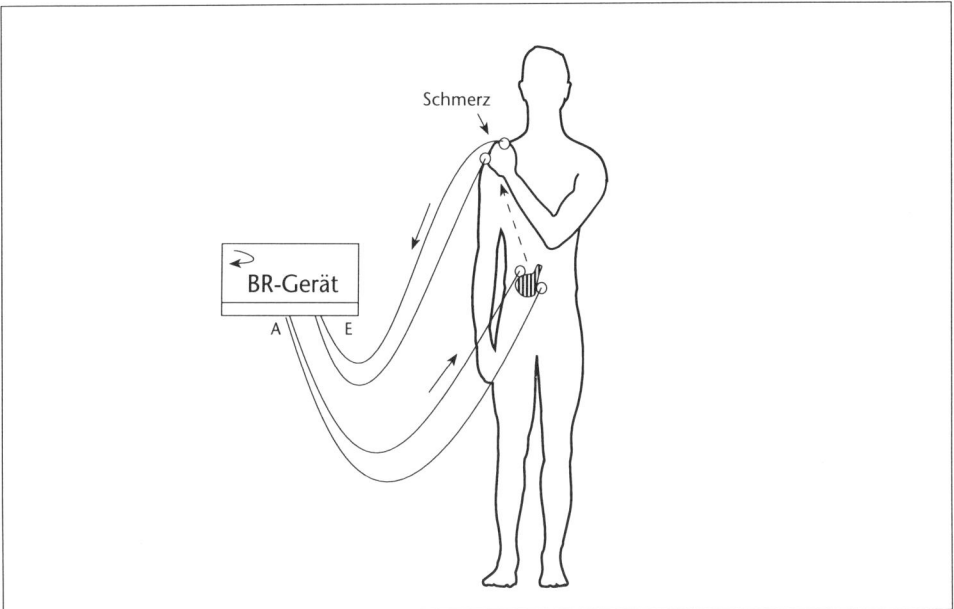

Abb. 68: Elektrodenlage bei SPO-Therapie am Beispiel der Periarthritis mit Ursache Galle

Meridiantherapie

Es kann nun eine gezielte *Meridiantherapie* erfolgen (auf dem das vermutete Störfeld liegt). Dafür haben wir drei Möglichkeiten:

X   Wir können die Meridiane gezielt sedieren oder tonisieren. Dies erfolgt mit den jeweiligen Meridianfarben (s.u.), wie sie auch in der erweiterten 5-Elementen-Lehre dargestellt sind. Dazu wird der MULTICOM-Laser benutzt, die entsprechende Einzelfarbe zusätzlich zum Farbdurchlauf gedrückt, und 15 Sekunden lang der entsprechende Terminalpunkt behandelt. Zusätzlich werden Kippschwingungen appliziert, wozu der Patient die Gegenelektrode in der Hand halten muß. Die angegebenen Sedierungs- oder Tonisierungspunkte brauchen nicht beachtet zu werden; sie gelten nur für die Punktbehandlung mit körpereigenen Signalen. Der Laserstrahl bringt die Information an alle Punkte, da das Laserlicht in den Meridianen fortgeleitet wird. Die Behandlung eines gestörten oder blockierten Meridians ist besonders effektiv, wenn man mit der Gegenfarbe den Yin-Yang-Partner mitbehandelt. Das heißt beispielsweise, bei einer Störung des Lungenmeridians, wenn dieser stark im Yin ist, wird mit Indigo am Terminalpunkt Lunge tonisiert und anschließend der Yang-Partner Dickdarm mit Orangerot am Terminalpunkt sediert. Der Ausgleich gelingt dadurch besser. Die Kontrolle erfolgt durch das Nachmessen der Terminalpunkte und des Punktes 3-E 20.

Gezielte Meridian-Therapie

Yang	-Meridiane	Farbe, Gegenfarbe	Yin	-Meridiane
GBL	43 38	+ Rotviolett – – Gelbgrün +	HE	7 9
DÜ	3 8	+ Gelborange – – Violett +	LE	2 8
BL	67 65	+ Rotorange – – Indigo +	LU	5 9
DI	11 2	+ Blau – – Orangerot +	NI	1+2 7
MA	41 45	+ Blaugrün – – Rot +	KS	7 9
3-E	3 10	+ Purpur – – Grün +	MP	5 2

Komplementäre Stellung von Meridianen und ihre Beeinflussung durch Farben (Tonisieren +, Sedieren -).

K   Mit dem Griffel führen wir eine *Punkttherapie* am Sedierungs- bzw. Tonisierungspunkt durch. Weiterhin können wir eine *Meridianberollung* (gleiche Einstellung) mit der Rollelektrode durchführen. Vorteil hierbei: man erkennt Blockaden des Meridians oft am Ausbleiben der Hautrötung nach dem Rollen. Diese weißen Stellen werden solange berollt, bis auch sie sich röten. Der Patient legt seine Hand auf die Handelektrode, wenn einer der oberen Meridiane berollt werden soll. Für die unteren Meridiane werden Fußelektroden benutzt. Diese sind jeweils der Eingang. Die Rolle ist an den Ausgang angeschlossen. Als dritte Möglichkeit können wir eine Meridiandurchflutung (gleiche Einstellung) durchführen. Dabei wird der Geräte-*Ausgang* auf den *Beginn des Meridians* (Nr. 1) gesetzt, das Ende des Meridians (hohe Nummer) mit dem Geräte-*Eingang* verbunden. Die Meridiandurchflutung ist neben der Lasertherapie das effektivste Verfahren. Mit der Meridiantherapie allgemein nähern wir uns dem Störfeld schon indirekt (denn jedes Störfeld hat Beziehung zu irgendeinem Meridian). Die Behandlungsdauer einzelner Punkte sollte 15-20 Sekunden nicht überschreiten. Die Durchflutung kann auf drei Minuten ausgedehnt werden.

Schmerztherapie

K In besonderen Fällen ist eine direkte, lokale Schmerztherapie erforderlich. Dafür haben wir drei Möglichkeiten:
  - Die Information wird so gezielt wie möglich, d.h. eng umschrieben vom Schmerzbereich abgenommen und mit A (Verstärkung 10, Dauer, alle Frequenzen) genau spiegelbildlich zur Gegenseite geleitet (Bruder-Schwester-Regel der Akupunktur). Die Schmerzen werden dadurch auf der Gegenseite spürbar und verschwinden auf der kranken Seite. Beim Vegaselect entfällt die Verstärkung.
  - Die Information wird mit Ai (sonst gleiche Einstellung) *ganz in die Nähe* des Schmerzbezirkes geleitet (kurzer Weg)
  - Sie wird mit A *weit entfernt* hingeleitet (z.B. bei Migräne an die Füße = langer Weg). Der Eingang liegt jeweils am Schmerzort.

Beachte: Eingang und Ausgang müssen sofort vertauscht werden, falls unter der Therapie die Schmerzen schlimmer werden!
Überhaupt richtet sich die Anwendung eines der drei Vorgehensweisen direkt nach den beobachteten Reaktionen des Patienten *während der Behandlung*. Diese treten *sofort* auf. Man muß also anfangs dabeibleiben. Während der Therapie sollte der Patient durch bestimmte Bewegungen seinen Schmerz *ständig leicht provozieren*. Dadurch wird die Abstrahlung der EM-Wellen verbessert, was sich auf den Therapie-Effekt positiv auswirkt.

X Mit dem MULTICOM-Gerät bieten sich ebenfalls drei Vorgehensweisen an:
  - Mit dem Lasergriffel wird die Farbe „Blau" bei akuten, die Farbe „Rot" bei chronischen Beschwerden direkt auf den schmerzenden Bezirk aufgestrahlt, wobei die Kippschwingungen mitlaufen sollten
  - Der Magnetring oder der -strahler wird auf den Schmerzbereich gelegt. Dann kommt entweder ebenfalls „Blau" bzw. „Rot" , oder die Sedierungsfarbe des Meridians, der das Schmerzgebiet durchläuft zur Anwendung (evtl. auch die Lieblingsfarbe)

– Es werden flexible Elektroden im Schmerzbereich angelegt. Sonst gilt die gleiche Vorgehensweise wie im vorhergehenden Punkt.

Es kann uns auf diese Weise gelingen, den Patienten schnell und anhaltend von seinen Schmerzen zu befreien. Nicht vergessen werden sollten allerdings diagnostische Überlegungen, denn es ist kein Zufall, daß gerade an dieser oder jener Stelle der Schmerz auftritt. Wir sollten immer einen Akupunktur-Atlas zur Hand nehmen und den zugehörigen Meridian aufsuchen.

« Schmerz ist der Schrei des Gewebes nach fließender Energie. »

BRT im Rahmen von operativen Eingriffen

Zur OP-Vorbereitung, oder möglichst rasch nach erfolgtem Eingriff und zur Nachentgiftung läßt sich die BRT ebenfalls mit sehr guten Ergebnissen einsetzen. Zur Vorbereitung genügt die Grundtherapie direkt vor dem Eingriff.

K   Nach dem Eingriff wird wieder eine Grundtherapie durchgeführt. Dann verwenden wir im zweiten Schritt operatives Material (Patient vorher darauf hinweisen). Bei Kieferhöhlen-Ausräumung verwenden wir bespielsweise das pathologische Substrat, vom Zahnarzt den extrahierten Zahn samt Kürettagematerial usw. Dies wird in den Eingangsbecher gegeben. Der Patient befindet sich nur am Ausgang! Therapie mit Ai. Bei Zahnextraktionen berollt der Patient mit einer Rollelektrode (Ausgang) die jeweilige Wange, sonst das Operationsgebiet. Die Folge sind schnelle, komplikationslose Wundheilungen, kaum Schwellungen oder Schmerzen und eine echte, vollständige Störfeld-Sanierung (da alles noch akut ist).

Narbenentstörung mit MULTICOM-Laser

Oberflächliche Narben lassen sich auch mit dem MULTICOM-Laser sehr gut entstören. Dabei wird die Narbe 2-3 Minuten mit dem Laserstrahl bestrichen, wobei der Laser am Griffel immer wieder neu gestartet wird. Meistens vom Patienten selbst.

Hilfsorgane

Ein weiterer Therapieschritt ist die Mitbehandlung der sogenannten „Hilfsorgane". Wie bereits im Allgemeinen Teil ausgeführt, machen die schadstoffbelasteten Organe andere Gewebe zu Müllhalden. Dort werden die nicht ausgeschiedenen Toxine zwischengelagert. Diese Gewebe sind nun besonders reich an pathologischen Informationen und können sehr erfolgreich mittherapiert werden. Das heißt, wir führen nicht nur eine Meridianbehandlung oder auch Flächentherapie des störenden Organs durch, sondern behandeln in einem weiteren Schritt das jeweilige Hilfsorgan lokal, oder über dessen Meridian. Dies erfolgt in gleicher Weise wie die Behandlung des Hauptorgans.

Direkter Yin-Yang-Ausgleich

K   Sehr hilfreich kann auch ein direkter Yin-Yang-Ausgleich sein. Dazu schließen wir am Eingang und Ausgang je eine Punktelektrode an. Mit dem Eingang gehen wir auf den Punkt „Meer der tausend Energien", ca. 2 Querfinger unter dem Nabel in der Mittellinie (= KG6). Der Ausgang wird auf den „Punkt der hundert Mühen", wo das Joch getragen wird (= Gouverneur 13) gesetzt. Er befindet sich zwischen 6. und 7. HWK hinten in der Mittellinie (der 6. HWK rutscht bei der Retroflexion des Kopfes nach vorne). Das Signal wird invertiert; Therapiedauer 2-3 Minuten.

Behandlung mit Körpersekreten

K   Zur Intensivierung der Therapie ist der Einsatz von Körpersäften oder Sekreten geeignet, weil weitere pathologische Informationen hinzugezogen werden. Dazu eignen sich Speichel, Urin, Eiter, Stuhl u.a.

BRT mit Eigenblut

K   Dies ist zwingend erforderlich bei allen Autoaggressions-Krankheiten. Es unterstützt aber auch bei allen anderen Störungen den Heilungsprozess. Hierzu wird ein Tropfen Blut vom Schulter-Nacken-Bereich mit Kaffeefilter-Papier abgetupft und in den Eingangs-Becher gegeben. Der Patient ist entweder *nur am Ausgang* angeschlossen (Hand- oder Fußelektrode), oder das Blut läuft während der Grundtherapie mit.

K   Bei Allergien wird Ai verwendet. Bei Kindern kann die Information des Blutes mit dem Goldfinger an der Cubitalvene abgenommen werden, um das Stechen zu vermeiden.

BRT mit Eigenharn

K   Dieses Vorgehen sollte immer dann erfolgen, wenn damit gerechnet werden kann, daß im Urin krankheitsspezifische Informationen enthalten sind.
Dies findet sich in erster Linie bei Nieren-Blasenerkrankungen, aber auch bei einer Übersäuerung des Gewebes (Rheuma, Gicht), bei Autoimmunleiden (zirkulierende Antikörper werden ausgeschieden) und bei Störungen des Hormonsystems.
Ein Reagenz*glas* wird zur Hälfte mit Urin gefüllt, den der Patient auf der Toilette läßt. Dies wird in den Eingangs-Becher gegeben und läuft entweder bei der Grundtherapie mit, oder es wird mit hoher Verstärkung aufgestrahlt, ohne daß der Patient am Eingang angeschlossen wird, und zwar invertiert.

BRT mit pathologischem Abstrichmaterial

K   Bei allen Hauterkrankungen, aber auch Abszessen, Zahneiterungen, Ohrerkrankungen, Tonsillitiden usw. kann *direkt* die pathologische Information gewonnen werden.

Es genügt eine kleine Menge Material am Wattestäbchen oder Tupfer, das dann wie bei der BRT mit Eigenharn in den Eingangs-Becher gegeben und in gleicher Weise eingeschwungen wird.

Bei konsequenter Anwendung dieses einfachen Verfahrens lassen sich die besten Therapie-Resultate erzielen.

Provokation

K Es kommt immer wieder vor, daß Patienten sichtlich krank sind, die EAV-Messungen jedoch unauffällig sind. Diese diagnostische Falle kann überwunden werden, wenn der Patient mit allen Frequenzen und hoher Verstärkung einige Minuten „aufgeladen" wird. Durch diese Provokation melden sich Störfelder entweder spontan, oder die anschließende EAV-Messung zeigt dann reale Werte.

Auch eine anschließende Therapie verläuft effizienter, da die EM-Abstrahlung verbessert wurde.

▲ Was wollen wir insgesamt mit unserer Therapie erreichen?

Es liegt in der Methode begründet, daß wir nicht direkt heilen, sondern nur für den Organismus und speziell für das Immunsystem *optimale Bedingungen* schaffen können, um durch aktive Immunleistungen die Heilung herbeizuführen.

« **Medicus curat - natura sanat!** »

11.4 Konstitutionelle Streß-Entlastungs-Therapie

Die Anwendung der alten chinesischen 5-Elementen-Lehre ist für eine tiefgreifende, konstitutionelle Therapie eine große Hilfe, bereitet aber dem Ungeübten oft große Schwierigkeiten.

Aber auch der richtige Einsatz derselben kann zu unbefriedigenden Therapieresultaten führen. Aus diesem Grunde wurde von mir 1991 die Konstitutionelle Streß-Entlastungs-Therapie (KSET) entwickelt, die auf der Vorstellung basiert, daß der Organismus unter Streßbelastung direkter und tiefgreifender reagieren wird, da durch Streß die Nebennieren und damit das endokrine System aktiviert werden, so daß auch Blockaden leichter „überspielt" werden können. Weiterhin erfolgt während der Streßbelastung eine Labilisierung des Energiefeldes, was dann empfindlicher auf Therapie-Impulse reagiert. Die Idee dazu lehnt sich direkt an die physiologischen Vorgänge im Organismus an, die mit der 5-Elementen-Lehre erfaßt werden (vgl. Kapitel 5).

Aufgrund einer konstitutionellen Besonderheit kann von einem Element zu verschiedenen Körperarealen eine Belastung ausgehen, die für diesen Bereich Streß bedeutet und zu Krankheitssymptomen führen kann. Der Streß „bahnt" sich sozusagen einen Weg durch die verschiedenen Gewebeschichten und löst individuell und konstitutionsabhängig bestimmte Krankheitszeichen als Gegen(Heil-)reaktion an bestimmten Körperarealen aus. Diese zeigen sich immer am jeweils schwächsten Punkt des Organismus.

Die moderne Auffassung von Krankheiten, die von einer ganzheitlichen Betrachtung des Organismus ausgeht, sieht die Krankheitszeichen nur als Symptom einer tieferliegenden Ursache an. Diese gilt es zu finden und zu therapieren. Das Symptom wird dabei nur beobachtet und nicht direkt therapiert. Es sollte verschwinden, wenn (oft weit entfernt davon) sozusagen an der Quelle behandelt wird. Mit der 5-Elementen-Lehre erkennen wir den Ursprung für den Streß, also den konstitutionellen Auslöser. Hier setzen wir mit unserer Therapie an, und zwar **während** der Streß wirksam ist. Das ist das Besondere. Das Vorgehen muß genau chronologisch erfolgen. Die einzelnen Schritte werden hier aufgeführt.

11.4.1 Überprüfung der Körperantwort ohne und mit Streß

Dazu wird kinesiologisch die Kraft des Deltamuskels geprüft. Anschließend wird durch seitlichen Druck mit den Fingern auf die Kalotte künstlich Streß erzeugt und die Schwächung des Deltamuskels überprüft. Zwischen erstem und zweitem Test muß ein signifikanter Kraftunterschied bestehen! Dies gilt als Vortest. Sollte hier allerdings kein Unterschied festzustellen sein, befindet sich der Patient bereits im Streß, der zuerst durch geeignete Maßnahmen abgebaut werden muß.

11.4.2 Das Leitsymptom wird als Streßantwort verifiziert

Nun legt der Patient seine freie Hand (oder den Finger bei kleinen Arealen) genau auf seinen Symptombereich (Kardinalsymptom!). Jetzt muß der Deltamuskel wieder schwach testen. Wir können so sicher sein, daß wir die Auswirkungen des inneren Stresses richtig erfaßt haben. Der Ort der Streßauswirkung liegt auf dem Funktionskreis des „gestörten" Elements.

11.4.3 Einordnung des psychischen Korrelats

Jetzt muß uns der Patient Auskunft geben, wie er mit Psychostreß umgeht, ob er seine Aggressionen herauslassen kann, oder ob er sie innerlich in typischer Weise, wie es aus der 5-Elementen-Lehre hervorgeht, verarbeitet. Streßverarbeitung durch **Aggression, Wut** und **Zorn** weisen auf das Holz-Element und damit auf Galle/Leber hin. Innere Verarbeitung durch **Grübeln, Sorge** und **Mitleid** führen zum Erde-Element und damit zu Magen/Milz-Pankreas. **Resignation** und **Trauer** gehören zum Metall-Element und damit zu Dickdarm/Lunge. Tiefsitzende (Existenz-)**Angst** gehört zum Wasser-Element und damit zu Blase/Niere. **Streß, Furcht** und **Freude** stellen die Beziehung zum Feuer-Element und damit zu Dünndarm/Herz, bzw. 3-E/Kreislauf her. Dies führt uns zum „störenden"

Element. Eine zusätzliche Überprüfung kann anhand der Lieblingsfarbe oder mit der EAV-Testung erfolgen. Läßt sich jedoch ein eindeutiges psychisches Korrelat finden, so ist dies vorrangig.

11.4.4 Ursache im Yang- oder im Yin-Partner

Wenn das störende Element feststeht, wird kinesiologisch überprüft, ob der vorhandene Streß über das Yang- oder das Yin-Organ abgebaut werden muß. Dazu zeigt die freie Hand des Patienten wieder auf sein Leitsymptom, die Hand des Therapeuten weist nun auf das Yang-Organ und nennt dies laut beim Namen, z.B. „Magen". Anschließend wird es genauso beim Yin-Organ gemacht. Der Deltamuskel wird eindeutig „stark" testen, wenn das richtige Organ gefunden wurde (was in der Lage ist, den Streß aufzuheben).

11.4.5 Anregen oder Dämpfen

Diese wichtige Frage erlaubt nur zwei Antworten, die sich aus dem 5-Elementen-Schema selbst ergeben. Die anregende Farbe steht unten (blaue Schrift), die sedierende oben (rote Schrift).

Auf den bereits identifizierten Organschwachpunkt (störendes Element) wird nun der MULTICOM-Strahler gerichtet, eine von beiden Farben eingestellt und nun die Kraft des Deltamuskels überprüft, *während* der Patient mit der anderen Hand auf sein Symptom zeigt, also Streß provoziert. Es gibt dabei nur eine klare Antwort, und wir wissen, ob wir sedieren oder tonisieren müssen. Dies zeigt sich in einer Stärkung des Deltamuskels.

Um auch mit der BRT ohne das MULTICOM arbeiten zu können, werden mit einem Finger der Tonisierungspunkt gehalten und dabei getestet (während der Patient eine Hand auf sein Symptom hält). Anschließend erfolgt das gleiche Vorgehen beim Sedierungspunkt. Derjenige Punkt, der „stark" testet, muß auch therapiert werden.

11.4.6. Therapie

X   Die eigentliche Therapie besteht aus drei Schritten:
   - Ein Rücklauf, oder falls zeitlich möglich eine kurze Chakra-Therapie
   - Fünf Minuten ausgetestete Farbe auf den konstitutionellen Schwachpunkt mit dem Strahler (störendes Organ)
   - 15 Sekunden Laser auf den zugehörigen Meridian mit der gleichen Farbe.

K   Fünf Minuten Grundtherapie:
   - Fünf Minuten Lokalbehandlung mit der Magnettiefensonde auf das störende Organ mit der Einstellung des Meridianprogramms, zu dem dieses Organ gehört
   - Eine Minute Punkttherapie mit gleicher Einstellung am Tonisierungs- oder Sedierungspunkt (laut Tabelle) je nach Testergebnis.

Beachte:Während dieser Zeit hält der Patient ständig eine Hand auf seinen Symptombereich, um Streß zu erzeugen!

Die Behandlung wird nur alle 3-4 Wochen durchgeführt. Dazwischen können andere Sitzungen erfolgen. Es sind oft nur wenige Behandlungen erforderlich.

Indikationen für diese besondere Therapie: alle schweren Erkrankungen.

Der Kern dieses Therapieverfahrens besteht darin, daß der provozierte Streß gleichzeitig zur Leitschiene für unsere heilenden Therapieschwingungen wird. Außerdem wird nicht das Symptom, sondern die tieferliegende versteckte Ursache, nämlich der konstitutionelle Auslöser direkt behandelt.

Diese sehr tiefgreifende Behandlungsmethode kann noch mit einer Tonbehandlung gekoppelt werden, und zwar mit dem individuellen Grundton. Ich nenne dieses kombinierte Verfahren **SAB** (sound added bioresonance-therapy). Auf diese Weise kann die Effizienz erheblich gesteigert und die Therapieintervalle können vergrößert werden. (S.a. Kapitel 16.)

11.5 Streßspeicherung zur Optimierung sämtlicher Testverfahren; Testung mit Streßfilterung (TSF)

Unsere bisherigen Testmethoden (EAV, Biotensor, RAC) orientierten sich immer an der positiven oder negativen Reizantwort des **Gesamtorganismus.** Es kam dadurch zu sehr vielen positiven Resultaten, was aber insbesondere den Unerfahrenen verunsicherte. Denn eines steht fest: Nicht alles, was beim Test anspricht, ist tatsächlich für die vorliegende Krankheit verantwortlich!

Wenn wir heute davon ausgehen, daß bei jedem Patienten ein **labiles** Gleichgewicht zwischen Konstitution und vorliegendem Dauerstreß besteht, wobei **geringe** Auslöser ausreichen, um eine Krankheit zu erzeugen, dann wird beim Test auch vieles ansprechen. D.h. jede oftmals noch so kleine Noxe könnte beim Patienten als Auslöser wirken. Das sollte uns klar sein. Demzufolge interessieren uns im Prinzip gar nicht 20 oder 30 Nahrungsmittelallergene, 15 Gifte, 23 Nosoden usw., sondern es interessieren uns nur der oder die Auslöser, die für die **vorliegende** Krankheit hauptverantwortlich sind.

Um dies herauszutesten, benutzen wir eine neue Methode, die „Testung mit Streßfilterung" **TSF.** Dazu benutzen wir das **Leitsymptom** als das vorherrschende Krankheitszeichen und testen alle Noxen nur an diesem Symptom, an dieser Lokalisation aus (z.B. schmerzende Schulter). Dazu berührt der Patient diesen Bereich und konzentriert sich dabei voll auf seine Beschwerden. Unter dieser „Einstellung" erfolgt nun der übliche Test. Die Folge ist eine ganz geringe Anzahl positiv getesteter Substanzen. Weiterhin kann nun klar unterschieden werden, wo die Priorität liegt. Ob beispielsweise eine Allergie

Folge oder Ursache ist. Es kann deshalb passieren, daß bei einem bekannten Allergiker mit Knieschmerzen bei der TSF gar keine Allergene ansprechen, da sie mit dem Knie nichts zu tun haben. Hätte man nun hier eine Allergieausleitung durchgeführt, dann wäre der Therapieerfolg ausgeblieben. Mit der TSF lassen sich somit Behandlungserfolge vorprogrammieren und fast schon vorhersagen, gleichzeitig aber frustrane Therapieversuche von vornherein vermeiden.

11.6 Stoffwechselregulation mit dem VEGA-STT

Praktische Handhabung

Folgende Testanordnungen sind möglich:
Der Patient berührt sein Leitsymptom (oder es wird durch Beingrätschen abgespeichert) und wird damit unter Streß gesetzt. Der Muskel testet nun schwach. Er umfaßt eine Handelektrode, die an der seitlichen Buchse des Gerätes angeschlossen ist. Kinesiologisch wird jetzt geprüft, bei welcher Stellung des Drehknopfes der Muskel „stark" testet.

An die Buchse kann auch ein Vegatest- oder EAV-Gerät angeschlossen werden. Damit wird am 3-Erwärmer gemessen. Die eindeutige Meßwertverbesserung spiegelt das richtige Resultat wider.

Statt elektronischem Meßgerät kann der Biotensor eingesetzt werden. Dort wo der senkrechte Ausschlag in einen waagerechten übergeht, ist der richtige Meßwert erreicht.

Es läßt sich sogar direkt die Stoffwechsellage einzelner Organe ermitteln. Dazu wird die Handelektrode vom Patienten auf den zu untersuchenden Bereich gelegt bzw. Klebeelektroden verwendet und dann kinesiologisch getestet.

Meßvorgang

Der Zeiger des Stoffwechseltesters wird auf 0°, also senkrecht gestellt. Dieser eingestellte Wert sollte im Normalfall vorliegen, wenn der Patient gesund ist (positive Belastungsadaptation). Für die EAV heißt das 50, für den Biotensor starker waagerechter Ausschlag.

Jeder Input, der unser offenes System erreicht, muß verarbeitet, d.h. in unserem Vokabular „ausreguliert" werden. Sind die Regulatorkapazitäten erschöpft, kann der Normzustand, die „positive Belastungsadaptation" nicht mehr aufrechterhalten werden, und es kommt zu Abweichungen des Basisstoffwechsels.

Um Art und Stärke der Abweichung zu ermitteln, wird nun der Drehknopf langsam nach links (anabole Stoffwechsellage) gedreht und laufend gemessen. Wenn eine Resonanz eintritt, wird noch leicht hin- und hergedreht, bis die optimale Stellung erreicht ist. Ist keine Meßwertveränderung feststellbar, wird der gleiche Vorgang auf der rechten (katabolen) Seite durchgeführt. Bei richtig gefundener Einstellung schwingt der Biotensor waagerecht. Der EAV-Wert ist 50. Wenn dies beispielsweise bei + 60 ° der Fall ist, so haben wir eine chronische Krankheit mit anaboler Stoffwechsellage vorliegen, die bereits mit einer Abwehrschwäche einhergeht.

Auswertung

Das Ergebnis des Testes wird mit Datum in die aufsteckbare Karte eingetragen und mit einer Tabelle verglichen (siehe Anhang).

Nun wird es richtig spannend. Aus dieser kann die **Zuordnung einzelner Krankheitsbilder** (nach Schole/Lutz) entnommen werden. Daran sieht man, in welchem Bereich sich die Krankheit abspielt. Also z.B. chronisch degenerativ, Autoimmunleiden, Allergie, Regeneration usw. Diese kann mit zunehmender Erfahrung für bestimmte Krankheitsbilder vervollständigt werden.

Weiterhin ergeben sich daraus **Hinweise auf die Konstitution**, was gleichzeitig auch die Richtigkeit des ermittelten Meßwertes bestätigen sollte.

Steht ein Patient unter Cortison, kann sogar festgestellt werden, ob die Tagesdosis stimmt. Hat der Meßwert ein positives Vorzeichen (linke Skala), reicht die Dosis nicht aus; ist der Wert rechts auf der Skala ermittelt worden, dann wurde überdosiert. Es kann auch abgelesen werden, ob Cortison überhaupt indiziert ist.

Soll beim Patienten die Matrix-Regenerations-Therapie angewandt werden, so zeigt uns der Meßwert, welche **Einstellung für den Gleichstrom** gewählt werden muß. Ein „positiver" Meßwert heißt, der Patient braucht Minuspolarität, d.h. der Drehschalter des MRT-Gerätes muß nach rechts auf „Degeneration" geschaltet werden. Umgekehrt verhält es sich bei einem „negativen" Meßwert.

Auch ergeben sich durch die Testergebnisse ganz klare **Richtlinien für die Ernährung.** Ein „positiver" Meßwert bedeutet, daß vorwiegend vegetarisch und kohlenhydratreich gegessen werden sollte. Ein „negativer" Meßwert heißt hingegen, daß die Stoffwechsellage durch eine konsequente Kohlenhydratrestriktion wesentlich verbessert werden kann.

Weitere wichtige Hinweise ergeben sich aus der Tabelle auch dadurch, daß auf die **psychische Ursache** geschlossen werden kann. Meßwerte mit negativem Vorzeichen sprechen für eine anhaltende psychische Belastung. „Positive" Meßwerte deuten auf mehr oder weniger starke Schockerlebnisse hin.

Selbst für die **medikamentöse Therapie** erhält man wichtige Informationen. Meßwerte auf der rechten Skala mit negativem Vorzeichen lassen hohe Radikalkonzentrationen erkennen, die eine Verordnung von „Squavengern" notwendig machen können. Dazu gehören alle Stoffe, die das Redox-Potential stärken, also Zink, Selen und die Vitamine A, C, E.

Aber auch die **Anwendung von Ozon** kann nach dem Test viel differenzierter erfolgen. Meßwerte der linken anabolen Skala bedeuten, daß durchaus höhere Dosen gegeben werden können. Auf der rechten Seite ist dagegen eher Zurückhaltung geboten.

Es lassen sich auch für die **Bioresonanz-Therapie konkrete Hinweise** ableiten. Liegt der Stoffwechsel im anabolen Bereich, muß gewöhnlich intensiver und länger therapiert werden. Außerdem wird hier die BRT mit externen Signalen mehr erreichen können, als wenn nur mit patienteneigenen Frequenzen behandelt wird. Entsprechendes gilt mit anderen Vorzeichen für die katabole Seite. Hier ist zusätzlich mit stärkeren Reaktionen, evtl. auch mit Erstverschlimmerungen zu rechnen.

Eine Besonderheit ist die doppelte Konzeption des Stoffwechseltesters. Das Gerät kann mit der gefundenen Einstellung (wie eine Nosode) **direkt** zur Therapie eingesetzt werden. Ausgang ist eine Hand- oder Fußelektrode bzw. eine lokale Elektrode direkt auf einem Organbereich.

Damit wird es erstmals möglich, den Stoffwechsel bei jedem einzelnen Patienten auf direktem Wege auszugleichen!

Damit sind wir unserem Ziel einer **möglichst exakt adaptierten, individuellen Behandlungsform** einen wesentlichen Schritt nähergekommen.

Das bedeutet nun, daß wir unser Testgerät an die gerade vorherrschende Stoffwechsellage anpassen und die Stoffwechselsituation durch diese Einstellung ausgeglichen und damit zur Norm gebracht wird (SAT). Dieser Umschlag in die Normergie und damit in die positive Belastungsadaptation geschieht aufgrund der immens hohen Stoffwechselgeschwindigkeit (30.000 bis 100.000 chemische Reaktionen pro Sekunde in jeder Zelle!) in Sekundenschnelle, so daß maximal nur 1 bis 2 Minuten behandelt werden muß.

Wir wissen, daß die Ausgangslage des Grundsystems für den Effekt der BRT von ausschlaggebender Bedeutung ist. Aus diesem Grunde wird heute bereits bei der MRT ein schwacher Gleichstrom, parallel zur BRT, eingesetzt, um die Matrix umzupolen - von Degeneration zu Regeneration.

Dieser Ansatz erscheint auch unter dem Blickwinkel der Dreikomponenten-Theorie völlig richtig, nur wird hier die Bedeutung viel klarer. Durch den Gleichstrom wird nämlich - in Abhängigkeit von der Polung - der ständige Elektronenfluß in der Zelle und damit die Radikalbildung direkt beeinflußt. Somit bedeutet Umpolung auch direkte Einflußnahme auf die Basisregulation der Zelle und kann als Antidot bei überschießender Radikalbildung oder als Aktivator bei chronisch anaboler Stoffwechsellage angesehen werden.

Die Anwendung des Stoffwechseltesters als Therapieinstrument bringt nun gezielte Informationen in die Zelle, und zwar über die Steuerungsebene der Regulatoren.

Mit der Korrektur des Stoffwechsels vor jedem weiteren Therapieschritt wird eine Kopplung Gerät - Patient erreicht, die für eine reproduzierbare Wirkung der BRT absolut notwendig ist. Andernfalls werden die Auswirkungen der BRT nicht kalkulierbar, so wie wir es in der Vergangenheit immer wieder erleben mußten.

Es besteht außerdem noch die Möglichkeit, bei festgefahrenen anabolen Stoffwechselsituationen die notwendige Cortisonwirkung im Zellkern, die wegen der bereits demontierten Rezeptoren nicht mehr möglich ist, über die Einschleusung der Information „Cortison" durch die BRT zu imitieren. Dies ist bei der Stellung + 90 ° des Stoffwechseltesters möglich. Dies sei als Spezialfall noch erwähnt und wird in Zukunft sicher noch an Bedeutung gewinnen.

Therapie

Der Stoffwechseltester wird wie ein Medikament oder eine Nosode eingesetzt, d.h. dort, wo eine Übereinstimmung bzw. der beste Meßwert vorliegt, haben wir auch gleichzeitig die richtige Therapieeinstellung gefunden.

Nach der Messung wird nun die ausgetestete Stoffwechselinformation zum Patienten „überspielt". Die Zeitdauer beträgt üblicherweise nur 1 bis 2 Minuten (*Cave* Übertherapie!). Er ist dabei an eine Hand- oder Fußelektrode angeschlossen. Soll ein Organ direkt therapiert werden, eignen sich Klebeelektroden sehr gut.

Kontrolle

Nach der Behandlung wird nachgemessen. Bei erfolgreicher Therapie sollte der Zeiger nun auf Null, d.h. senkrecht stehen. Manchmal pendelt der Meßwert auch kurzfristig zur anderen Seite durch, um nach kurzer Zeit dann den Normwert zu erreichen.

Um sowohl die Richtigkeit der Testung als auch den Erfolg der Therapie zu verifizieren, wird nun der Patient erneut unter den Streß seines Leitsymptoms gesetzt und getestet. Kinesiologisch muß nun der Muskel trotz Streß „stark" testen. Bei den energetischen Meßverfahren sollten sich analog dazu die Werte im Normbereich bewegen.

Der Stoffwechseltester eignet sich in besonderer Weise auch für die Verlaufskontrolle und erlaubt in einem gewissen Maße eine prognostische Aussage.

Praxiserfahrungen

Die Ergebnisse sind übereinstimmend folgendermaßen zu werten:
- bei allen Patienten konnte eine exakte Bestimmung der Stoffwechsellage erfolgen
- die gestörte Situation konnte in allen Fällen sofort ausgeglichen werden
- bei bestimmten Krankheitsbildern konnten langanhaltende, spürbar positive Effekte erzielt werden
- bei Nachkontrollen ergaben sich zunehmende und anhaltende Verbesserungen der Meßwerte.

Besonders günstig auf die Behandlung sprachen bisher neben MS auch Colitis ulcerosa, metastasierendes Mamma-Carcinom, Rheuma-Patienten, Immunschwächen, Asthma bronchiale und Nierenerkrankungen an. Verblüffend waren auch die Resultate bei akuten Schüben von Neurodermitis. Unter anfangs täglicher (!), später seltenerer Korrektur des Stoffwechsels konnten diese hochgradigen Allergiker alles problemlos vertragen, und die Effloreszenzen heilten spontan ab.

Einige Patienten spüren allerdings gar nichts, was eher dafür spricht, daß hier der Stoffwechsel und damit der körperliche Aspekt der Krankheit gegenüber dem nicht-stofflichen psychischen stark in den Hintergrund tritt.

Ein ganz neuer Weg, der mit dem VEGA-STT beschritten werden kann, besteht darin, die sich verändernde Stoffwechsellage als Einstellungshinweis für die zu wählenden Therapieschritte, für das Therapieende oder die Notwendigkeit weiterer Therapiemaßnahmen heranzuziehen. Es kann damit auch eine neue Art von Medikamententest durchgeführt werden, denn am Stoffwechsel sollte sich schließlich die Wirksamkeit eines Medikaments zeigen. Weiterhin läßt sich damit in zuverlässiger Weise auch die Dosis bestimmen.

Aber nicht nur Medikamentenwirkungen, sondern überhaupt alle Therapiemaßnahmen können so auf ihre Effizienz hin kontrolliert werden, wodurch das VEGA-STT zum unentbehrlichen Praxishelfer avanciert.

Die Erkenntnisse dieser völlig neuen Art der Therapie wachsen von Tag zu Tag, so daß dieser Abriß nur als ein bescheidener Anfang, allerdings mit den besten Ausblicken für die Zukunft gewertet werden kann.

Das Bemerkenswerte an diesem völlig neuen Weg, den wir hier mit der BRT einschlagen, ist dabei, daß die wissenschaftlichen Grundlagen schon mehr als 15 Jahre vorhanden waren, aber erst jetzt durch die Bioresonanz-Therapie voll genutzt werden können.

Eine bessere Symbiose zwischen Wissenschaft und energetischer Medizin läßt sich kaum vorstellen.

11.7 Die kombinierte Konstitutions-Therapie (KKT)

In sehr vielen Messungen mittels DFM oder SEG zeigte sich nach der BRT häufig ein Energieabfall aufgrund der durchgeführten Behandlung. Dieser störende Umstand wird erklärt durch die geringen Energiereserven, die dann durch den hohen Informationsgehalt unserer Therapie vollends verbraucht werden.

Wir müssen uns natürlich darüber im Klaren sein, daß unsere therapeutische Information vom Organismus nicht nur aufgenommen, sondern auch verarbeitet werden muß, und das kostet Energie. Das ist auch der Grund, warum es nach mancher BRT zu einer

Regulationsstarre kommen kann, die mehr oder weniger ausgeprägt sein kann. Dies ist eine notwendige Schutzmaßnahme des Körpers vor weiteren Eingriffen in seine Autonomie.

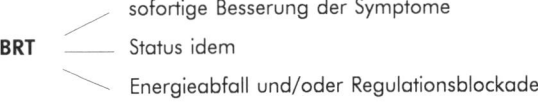

BRT
- sofortige Besserung der Symptome
- Status idem
- Energieabfall und/oder Regulationsblockade

Solche Erkenntnisse konnten wir erst durch die Bioelektronische Funktionsdiagnostik (Decoder, DFM, SEG) erhalten. Sie sind für uns deshalb sehr aufschlußreich. Es ist natürlich nicht in unserem Interesse, daß der Energiehaushalt verringert wird oder eine Blockade auftritt.

Aus dieser Situation heraus entstand die „Kombinierte Konstitutions-Therapie" (KKT). Es handelt sich dabei um BRT im üblichen Sinne, also z.B. Störfeldbehandlung, Giftausleitung, Allergiebehandlung o.ä. Das Besondere daran ist aber, daß diese Schritte nicht allein durchgeführt werden, sondern in Kombination mit einer stärkenden und unterstützenden Konstitutionsbehandlung.

Der Sinn, der dahintersteckt, liegt auf der Hand: während der Organismus über die Therapie des konstitutionellen Schwachpunktes (KSP) auf ein höheres energetisches Niveau gehoben wird, kann mit wesentlich mehr Energiereserven an das eigentliche, den Körper belastende Problem (den Dauerstreß) herangegangen werden.

Die Wirkung der BRT wird damit wesentlich besser, die Behandlungszeit und die Häufigkeit verkürzt, wodurch es sich hierbei um das derzeit effektivste (!) Bioresonanz-Verfahren handelt.

Die Therapie setzt im Normalfalle den Gebrauch von zwei Geräten voraus, nämlich ein SL-Gerät (ist im MRT-Gerät integriert) und ein Vegaselect. Aber auch Anwender anderer Bioresonanz-Geräte können diese neue Methode einsetzen, auch wenn es umständlicher ist und vielleicht nicht ganz an die Erfolge mit o.g. Geräten heranreichen kann. Da aber hier von einem regelrechten Quantensprung gegenüber der früheren Behandlungsmethode gesprochen werden kann, bleibt immer noch genügend Spielraum.

Wie erhalten wir Zugang zu diesen Fehlprogrammen des konstitutionellen Schwachpunktes und was machen wir damit?

Immer wenn Reize auf den Organismus treffen, muß der Körper reagieren. Wir setzen deshalb einen bestimmten Reiz, und zwar spezifisch, indem wir den Schwachpunkt des Patienten mit seinem Leitsymptom oder einem künstlichen Streß konfrontieren. Währenddessen nehmen wir die Reizantwort am Schwachpunkt ab. Damit haben wir das falsche Reaktionsmuster. Mit dieser Reizantwort wird nun der gesunde und kräftige Bereich des Organismus konfrontiert, so daß dieser gezwungen wird, die „richtige", also die neutralisierende Antwort zu geben.

Das bedeutet, daß dieses Frequenzspektrum, das wir jetzt erhalten, genau den konstitutionellen, energetischen Schwachpunkt des Organismus ausgleichen kann, da es die kompensierende Schwingung darstellt. Dieses Frequenzspektrum ist noch besser, noch genauer als die Individualfarbe. Es entspricht dem exakt passenden, homöopathischen Konstitutionsmitteln des jeweiligen Patienten, also seinem Heilmittel in allen Lebenslagen – sprich Krankheitsphasen.

Dieses Frequenzspektrum stellt also gleichzeitig das Similimum für die Konstitution dar. Damit lassen sich (zumindest theoretisch) auch alle Krankheiten erfolgreich behandeln, die in Zukunft noch auftreten können.

Wir können davon Schwingungsampullen herstellen, die katalogisiert und für zukünftige Krankheiten des Patienten aufbewahrt werden.

Um dieses Verfahren richtig anwenden zu können, sind bestimmte logische Schritte notwendig, die hier einzeln dargestellt werden, im Form eines Schemas. Dies muß dann im Einzelfall entsprechend modifiziert werden.

Vorgehensweise bei vorhandenen Symptomen mit Vegaselect und MRT:
- Leitsymptom erfragen und nachtesten (z.B. Kinesiologie)
- Konstitutionellen Schwachpunkt über die 5-Elementen-Lehre herausarbeiten, dabei das psychische Korrelat berücksichtigen. Auch hier nachtesten. Stimmt die Zuordnung, darf der Streß durch das Leitsymptom nicht mehr auslösbar sein, wenn gleichzeitig der Schwachpunkt durch den Tester berührt und gestärkt wird
- Es erfolgt nun eine Streßprovokation des Organismus, indem der Patient sein Leitsymptom berührt oder (bei fehlenden Symptomen) ein künstlicher Streß erzeugt wird
- Applikation der Eingangselektroden des Vegaselect auf den konstitutionellen Schwachpunkt, einmalige Abspeicherung (vgl. Abb. 68)
- Das abgespeicherte Signal wird auf einen entfernteren gesunden Bereich (mit Silberelektroden) und zwar den Unterarm der Gegenseite des Symptoms, geleitet. Geräteeinstellung: einmalige Abspeicherung, nicht invertiert, Modulation und Wellenschaukel aus, Zeitvorwahl 5 Minuten, Silberelektroden
- Gleichzeitig wird die linke Handelektrode des MRT-Gerätes ganz in der Nähe angeschlossen. Die rechte Handelektrode des MRT-Gerätes wird genau symmetrisch am anderen Unterarm angeklemmt (vgl. Abb. 69)
- In die Wabe des MRT-Gerätes wird ein Fläschchen mit Kochsalzlösung gestellt. Das MRT-Gerät wird auf jene Seite geschaltet, auf der der Schwachpunkt liegt
- Exakt gleichzeitig mit dem MRT wir das Vegaselect gestartet. Zeitdauer etwa 1 Minute, danach Fläschchen in der liegenden 8 x 20 kräftig verschütteln.

Nun haben wir das Konstitutionsmittel, das Similimum. Dies wird sofort beschriftet. Um nun sicher zu gehen, daß wir richtig gearbeitet haben, wird die Wirkung am Patienten überprüft.

« Der Patient berührt mit einer Hand sein Leitsymptom. Dabei muß der Kinesiologietest „schwach" anzeigen. Nun legt er das Fläschchen auf diesen Bereich. Der Nachtest muß jetzt „stark" zeigen. »

Als nächstes folgen nun Überlegungen bzw. Testungen, was als Folgeschritt durchgeführt werden muß. Dies kann eine Störfeldbehandlung, eine Giftausleitung oder eine Allergiebehandlung sein.

Jede Testung erfolgt dabei unter dem Streß des Leitsymptoms (TSF). Dies kann abgespeichert werden (Beine grätschen bzw. Oberschenkel spreizen).

Wird nun beispielsweise eine Störfeldbehandlung durchgeführt, so wird der Patient wiederum unter den Streß seines Leitsymptoms gesetzt. Es wird nach den Regeln der SPO (siehe dort) behandelt. Gleichzeitig wird jedoch das „Konstitutions-Fläschchen" vom Patienten auf den konstitutionellen Schwachpunkt gehalten.

Eine wesentlich einfachere Variante der KKT, die bei leichteren Fällen routinemäßig eingesetzt werden kann, besteht in der Anwendung der Konstitutionsfarbe. Wer ein MULTICOM besitzt, kann die (getestete!) Farbe des störenden Elements mit dem Strahler auf den Schwachpunkt applizieren. Er kann im Einzelfall nur dies durchführen und auf die vorhergehende Prozedur ganz verzichten. Das hängt von der Schwere des Falles ab. Die Farbe wird dann stellvertretend für das korrigierte Programm eingesetzt.

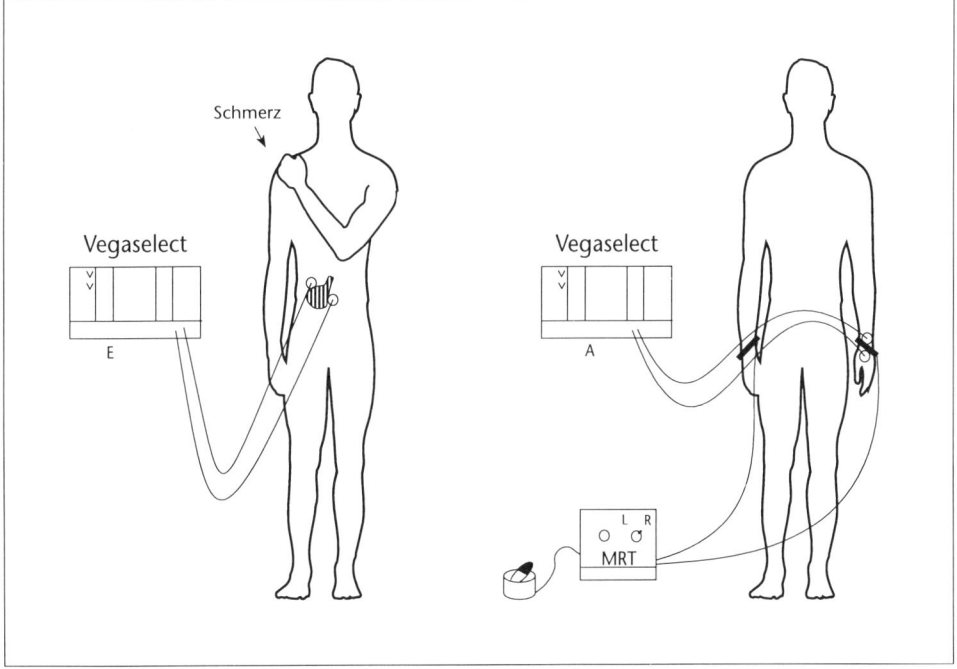

Abb. 69: Durchführung der KKT bei KSP Galle

Ziel der KKT, ob nun in der ausführlichen oder in der vereinfachten Form mit dem MULTICOM ist die energetische Anhebung des Organismus auf ein höheres stabiles Niveau. Wenn das erreicht ist, können nun mit wesentlich mehr Effizienz Folgetherapien (Störfelder, Giftausleitung usw.) durchgeführt werden.

Als Krönung des Ganzen kann nun noch der ursprüngliche Auslöser unter den neuen Bedingungen erneut präsentiert werden, damit sich der Körper auf höherer Warte wiederum damit auseinandersetzen kann.

Wer nun ganz perfekt arbeiten möchte, kann zusätzlich noch GTT, GUT, HAT und SAT einsetzen.

Zur besseren Übersichtlichkeit sind die Anwendungsschritte in Abb. 69 bildlich dargestellt.

12. Therapie-Leitlinien

Dieses Kapitel gehört mit zu den wichtigsten und sollte gewissenhaft durchgearbeitet werden. So mancher Mißerfolg wird ausbleiben, wenn die folgenden Punkte beachtet werden.

12.1 Optimale Therapie-Voraussetzung

Damit ultrafeine elektromagnetische Felder überhaupt eine Reaktion auslösen können, muß der Organismus seine Sensitivität stark erhöhen. Wie im Allgemeinen Teil ausgeführt, ist der Körper in der Lage, unter optimalen Bedingungen sogar schon einige wenige Quanten wahrzunehmen und darauf zu reagieren.

Um das Ansprechverhalten (Respons) in der gewünschten Weise zu erreichen, sind einige Voraussetzungen zu erfüllen:

Therapieplatz

- Zunächst muß sichergestellt sein, daß der Therapieplatz geopathisch unbelastet ist.
- Die Raumtemperatur sollte angenehm, die Luftfeuchtigkeit in der Heizperiode nicht zu niedrig sein.
- Es sollte ein ausreichend hoher Luftdurchsatz gewährleistet sein, also viel lüften, evtl. Ventilator einsetzen.
- Nach Möglichkeit sollte der Gehalt an negativen Ionen ausreichend hoch sein; sonst evtl. Ionengenerator einsetzen (speziell bei Klimaanlagen erforderlich oder bei bestimmten Wetterlagen, z.B. vor einem Gewitter).
- Als Beleuchtung sollten nur normale Glühlampen Verwendung finden (nicht zu grell), möglichst keine Neonröhren oder Dimmer!
- Der Therapieraum sollte ein ungestörtes, geräuscharmes Arbeiten ermöglichen.
- Den Therapieplatz in der Praxis mit Sorgfalt auswählen und evtl. mit Farben und Pflanzen wohltuend gestalten. Das Mikroklima in der Praxis ist dafür sehr entscheidend. Patient und Therapeut sollten sich auf Grund der harmonischen Abstimmung an diesem Platz wohlfühlen.

Verhaltensregeln für die Patienten

- Der Patient sollte die Augen schließen und sich während der Therapie voll auf seine Beschwerden und Probleme konzentrieren. Das erhöht die Abstrahlung pathologischer Frequenzen und verbessert dadurch das Ansprechverhalten auf die Behandlung.

– Er sollte die Veränderungen in seinem Befinden bewußt registrieren, womit wertvolle Hinweise auf Störfelder oder Blockaden gegeben werden können.
– Während der Behandlung sollten keine Unterhaltungen geführt werden, immer erst hinterher.
– Der Patient sollte (außer mit dem Therapeuten) nicht mit Angehörigen oder Bekannten über seine positiven Veränderungen sprechen, die er an sich erfährt, da somit wieder viel positive Energie verströmt wird. Er muß lernen, mit einem „Mehr-an-Energie" hauszuhalten. Er kann sich zunächst auf allgemeine Auskünfte („es geht mir besser") beschränken.
– Der Termin sollte so gelegt werden, daß er nach der Behandlung 1/2 bis 1 Stunde ruhen oder spazierengehen kann. Anschließend soll der Patient nicht gleich wieder in die Hektik des Alltags zurückkehren!
– Sofort nach der Behandlung muß der Patient sehr viel mineralarmes Wasser trinken (z.B. Volvic), um die Schlackenausscheidung zu fördern. Genußmittel wie Kaffee oder Alkohol müssen gemieden werden, um die Entgiftung nicht zu stören.
– In den ersten 24 Stunden sollten starke Reize, intensive Sonnenlichtbestrahlung, oder ähnliches vermieden werden. Es sollte auch in dieser Zeit nicht geduscht, oder ein heißes Bad genommen werden.

In den ersten 24 Stunden finden intensive Neuordnungsvorgänge im Körper statt, die ungestört ablaufen sollten. Am nächsten Tag sollten dann aber durch intensives Duschen die inzwischen ausgeschiedenen Schlacken von der Körperoberfläche abgespült werden.

12.2 Beobachtbare Patientenreaktionen

Für den Therapieerfolg ist die Mitarbeit des Patienten entscheidend. Er sollte vor der Behandlung über mögliche Reaktionen aufgeklärt werden, die wichtige Hinweise auf noch vorhandene Blockaden geben, oder den gewünschten Umschlag von Yin zu Yang und umgekehrt anzeigen. Möglich sind:
– Ein lokales oder allgemeines Wärmegefühl mit Hautrötung
– Feuchtwerden der Haut oder allgemeines Schwitzen
– Innere Unruhe, Patient rutscht auf dem Stuhl hin und her
– Pulsbeschleunigung oder sogar sichtbares Pulsieren großer Arterien
– Vertiefung der Atmung oder Aufseufzen
– Auftreten leichter Schmerzen an bestimmten Stellen als Hinweis auf Störfelder
– Kribbeln oder Kältefluß (= Yin-Energie) entlang von Meridianen
– häufiges Gähnen
– Allgemeine Entspannung bis hin zur Müdigkeit
– Innere Befreiung oder „Leichterwerden".

Jede dieser Reaktionen zeigt an, daß der Energiefluß wieder hergestellt ist und bedeutet, daß der jeweilige Therapieschritt oder die gesamte Behandlung beendet ist. Treten trotz richtiger Anwendung der BRT *keine* dieser Reaktionen auf, liegen hartnäckige Störfelder vor, oder mangelnde Sensibilität des Patienten. Störfelder *müssen* dann einzeln lokalisiert und therapiert werden. Dies kann in Einzelfällen auch die Einschaltung eines Spezialisten (HNO, Zahnarzt) und ein operatives Vorgehen erfordern. Der Zeitpunkt für solch eine invasive Maßnahme wird einmal vom Lokalbefund, zum anderen aber auch vom Ansprechen auf unsere Behandlung bestimmt. Gelingt es beispielsweise einen Kopfherd für einige Wochen zu kompensieren, kann zugewartet werden. Ein Tumor o.ä. sollte jedoch zuvor ausgeschlossen werden. Ist die Kompensation trotz intensiver Bemühungen aber jeweils nur für wenige Tage möglich, muß wahrscheinlich operiert werden. Bestes Kriterium für die Beurteilung ist hierbei wieder unser altbewährter Punkt 3-E 20 am Ohr, der bei erfolgreicher Behandlung keine Seitendifferenz mehr aufweisen darf.

12.3   Sinnvolle Begleitmaßnahmen

Da wir heute bei chronischen Krankheiten auf Grund der abgesunkenen Zellpotentiale im Organismus eine massive Anhäufung von Toxinen und Schlacken finden, was noch dazu mit einer Gewebsübersäuerung einhergeht, sind Entgiftungsmaßnahmen vorrangig. Wir induzieren allein mit der BRT eine gute Toxinausleitung. Aber für den Beginn der Behandlung eines schweren Krankheitsbildes sind zusätzliche Maßnahmen zu ergreifen (s.a. Kapitel 4.5, 14 und Abb. 38).
- Parallele Entgiftungsmaßnahmen mit Aschner Methoden
- Darmsanierung durch Symbioselenkung, vorher Ausleitung (Ozovit Pulver, Einläufe mit Kamille, Glaubersalz oder Kaffee nach Gerson)
- Ernährungsumstellung, evtl. Fasten oder spezielle Diät nach Stoffwechseltest
- Orthomolekulare Medizin
- Schlafplatzsanierung, Kopf möglichst nach Norden.

12.4   Allgemeine Hinweise

- Lieber weniger behandeln als zuviel, schwache Verstärkungen
- Bei chronischen Erkrankungen sieben Tage-Rhythmus beachten, bei akuten kann täglich behandelt werden
- Immer versuchen, an die Störfeldinformation so nahe wie möglich heranzukommen
- Die gesamte Körperseite helfend in die Behandlung mit einbeziehen
- Notwendige Allopathika nicht sofort absetzen, sondern mit zunehmender Besserung ausschleichen.

Mancher Therapeut wird die einzelnen Punkte dieses Kapitels vielleicht für unnötig oder übertrieben halten. Diese Zusammenstellung resultiert aber aus über 10jähriger Erfahrung mit der BRT und hat sich bewährt. Eines steht dabei fest:

Den besten Therapieerfolg wird man erzielen, wenn *alle* Punkte beachtet werden.

Gute Therapieresultate könnten dann *noch besser* werden. Auch wenn es Mühe kostet – man verschenkt sehr viel von den Möglichkeiten, die in dieser subtilen Behandlungsform stecken, wenn in diesen Punkten zu oberflächlich oder zu großzügig verfahren wird.

12.5 Bedeutung der Ernährung

Es ist zwar nicht Thema dieses Buches, aber die Ernährung hat einen ganz wichtigen Stellenwert bei jeder Therapie! Gerade auf diesem Sektor gibt es sehr viel Unsicherheit und widersprüchliche Meinungen. Es gibt Ernährungsexperten, die alle Krankheiten auf die einfache Formel der Gewebsübersäuerung bringen wollen. Dies mag als Endstadium vieler Krankheiten (auch Krebs) durchaus zutreffen, ist aber nicht Ursache. So einfach kann man es sich nicht machen. Solange der Organismus das energetische Potential hat, Belastungen auszuregulieren, wird auch keine Krankheit auftreten.

> « Nahrung ist Information. »

Das für uns unabdingbar mit allem Leben verknüpfte modulierte *Sonnenlicht ist darin gespeichert!* Je unverfälschter diese Information aufgenommen wird, umso ausgewogener und damit gesünder ist die Ernährung. Die Natur bietet immer harmonische *Kompositionen* an, die nicht zerstört werden sollten. Sie wirken harmonisch als Ganzes. Teilt man aber die Natur, nimmt Teile heraus, verändert sie usw., kann sehr schnell Disharmonie (des Schwingungsfeldes) entstehen und der Genuß zur Krankheit führen (wie geteilte Natur zerstörend wirken kann, zeigte sich auch am Beispiel Aristolochiasäure).

In der **1. Stufe**, den Pflanzen, ist die Harmonie noch vollständig. Bei biologischem Anbau können die von den Pflanzen aufgenommenen Photonen ihre volle Kraft nach dem Verzehr entfalten. Die gesamte Information, „das Lebendige", ist enthalten.

In der **2. Stufe**, der Milch und ihren Produkten, sind die Photonen schon einmal durch einen Organismus hindurchgegangen und dabei verändert worden. Trotzdem ist hier meist noch eine relative Ausgewogenheit feststellbar.

Die **3. Stufe**, Fleisch und Fett stellt schon eine wesentlich stärkere Beeinträchtigung dar. Die Gesamtharmonie ist nicht mehr erhalten, die Veränderungen sind zu tiefgreifend. Jetzt muß der Organismus schon stärker gegenregulieren. Er muß die für die Gesamtharmonie notwendigen, hier aber fehlenden Schwingungen durch „Pufferung" ersetzen. Er kann dabei auf Mineralien oder freie Basen zurückgreifen. Andererseits enthält Fleisch, vor allem aber Leber, sehr viele hochwertige Enzyme und Aminosäuren, die unsere

Eigensynthese entlasten. Einige davon sind auch essentiell, *müssen* deshalb zugeführt werden. Außerdem ist das für unser Abwehrsystem so zentrale Spurenelement Zink enthalten. Fleisch ist deshalb nicht grundsätzlich abzulehnen, sollte aber nur selten gegessen werden. Nicht jeder kann zum Vollvegetarier werden. Durch verschiedene Stadien der Evolution (die einen sind noch Jäger und Sammler, die anderen Bauern), kann es zu Mangelerscheinungen kommen, die zu einer Voralterung führen können. Hieran wird verständlich, daß Stufe 3 einerseits im Einzelfall notwendig ist, um wichtige Baustoffe aufzunehmen, andererseits aber eine erhebliche Stoffwechsel-Belastung darstellt.

Die gesunde Nahrungsaufnahme muß also immer aus zwei Komponenten bestehen: zum einen ballaststoffreiche, naturbelassene Pflanzenkost, die eine hochenergiereiche Biophotonen-Abstrahlung aufweist und die volle biologische Sonnenlicht-Information enthält (Modulation), zum anderen hochwertige Zellbausteine wie Aminosäuren, Vitamine, Cofaktoren, Mineralien, die aber oftmals nur über belastende energieverzehrende Stoffwechselvorgänge in den Körper gelangen (Erhaltung des Resonanzbodens).

Ganz schlecht bestellt ist es auf der **4. Stufe**, wo Nahrungsmittel industriell bearbeitet, damit verfälscht und durch Eindringen von chemischen Stoffen regelrecht zur Belastung und zum Gift werden. Dazu zählen u.a. alle Genußmittel, aber auch manche Konserven usw.

Eine *richtige* Ernährung kann nie pauschal für jeden passend sein, sondern sie muß im Einzelfall für den Ausgleich bereits vorhandener Defizite sorgen. Dies wird am besten durch eine ausgewogene, vor allem naturbelassene Kost erreicht.

> **« Die Güte der Nahrung wird durch die Intensität der Biophotonen-Abstrahlung und das Fehlen künstlicher Zusätze oder Veränderungen (z.B. durch Erhitzen) bestimmt. »**

Aufgrund von Stoffwechselmessungen mit dem VEGA-STT kann eine individuelle Zuordnung von Nahrungsbestandteilen, die der Gesundheit dienen, erfolgen.

12.6 Einsicht in das Krankheitsgeschehen

Jenen Patienten, die nicht bereit sind, ihre falschen Eßgewohnheiten zugunsten einer ballaststoffreichen, naturbelassenen, kalorienreduzierten Kost mit geringem Anteil an tierischem Eiweiß und tierischen Fetten aufzugeben, fehlt auch die nötige Einsicht in ihr Krankheitsgeschehen. Das bedeutet für uns oft verlorene Mühe. Wir sollten uns nicht scheuen, uneinsichtige Patienten wegzuschicken. Diesen *dürfen* wir zu diesem Zeitpunkt unter Umständen gar nicht helfen.

Es wird gar nicht so selten Patienten geben, die erst durch ihre Krankheit die nötige Beachtung und Zuwendung durch ihren Lebenspartner oder Bekannte bekommen. Weshalb sie diesen Zustand förmlich genießen, auch wenn Schmerzen damit verbunden sind. Für sie ist der Arztbesuch Routine und gehört zum täglichen Leben wie das Einkaufen.

Diesen Patienten werden wir auch nicht helfen können!

Um sich hier vor hohem und nutzlosem Zeitaufwand zu schützen, kann ein kurzer Test mit der Kinesiologie weiterhelfen. Auf die gestellte Frage: „Will Herr oder Frau X wieder ganz gesund werden?" wird die Kraft im Delta-Muskel sehr deutlich schwächer. Allerdings muß auch diesen Patienten eine Chance zur Umkehr und Einsicht gegeben werden.

13. Therapieziel und Therapiehindernisse

Zunächst muß die Frage gestellt werden, was in einer Therapiesitzung erreicht werden soll. In erster Linie sollten sichtbare *subjektive Reaktionen* auftreten, die sich evtl. auch objektivieren lassen (s. Kapitel 12.2).

> **« Therapieziel ist immer der Umschlag des einen Extrems (Yin oder Yang) etwas über die Mitte zur anderen Polarität hin. »**

Das bedeutet, der chronisch kranke Yin-Patient sollte unter der Therapie leichte Yang-Symptome zeigen und umgekehrt. Wenn sich dabei eine Verbesserung der peripheren EAV-Meßwerte, des Decoders usw. zeigt, umso besser. Es ist aber *nicht das Ziel*, nur Meßwerte zu verbessern, wovon der Patient nichts spürt! Es ist auch nicht das Ziel, solange zu therapieren, bis *alle Punkte* ausgeglichen sind. Einige Meßwerte können sich als normale Reaktion erst einmal verschlechtern. Eine endgültige Aussage über eine erfolgreich durchgeführte Therapie läßt sich erst nach 3-4 Tagen machen (s. Kapitel 4.3.3).

Sofortige Reaktion erfolgt aber in Punkt 3-E 20. Deshalb kann dieser Meßwert (nach Therapie meist 80-82 als leichte Überkompensation) auch als Kriterium für das Therapieende herangezogen werden. Was wir bei der Behandlung ebenfalls vermeiden müssen und auch können, sind starke Verschlimmerungen oder die Auslösung akuter Schübe. Gründe für derartige unerwünschte Reaktionen sind immer zu hohe Verstärkungen, zu viele Einzelschritte nacheinander, zu lange Therapieanwendung. Man muß den Körper *in Ruhe* auf die Behandlung reagieren lassen.

Therapieziel: Freier Energiefluß
– Rhythmisches System normalisieren (Atem-Puls = 1:4)
– 3-E 20 beidseits 80-82
– Umschlag von Yin zu Yang oder umgekehrt
– Quadrantenausgleich (nicht obligat)
– evtl. Punktausgleich
– Normalisierung des Gleichspannungsfeldes und damit der Fibrozytenladung
– Umpolung einer vorhandenen Falschpolung
– Normalisierung der Stoffwechsellage.

Beachte: Es darf nicht das Ziel sein, den Patienten wieder in den gleichen Zustand wie vor der Erkrankung zu versetzen. Ein Lernprozeß muß eingeleitet und durch die Patientenführung unterstützt werden, damit der kranke Mensch durch seine Gesundung eine Einsicht erreicht. Der von der Mitte (Yin-Yang-Ausgleich) nach einer Seite abgewichene Organismus kann nicht aus eigener Kraft zur Mitte zurückkehren. Dies zeigt sich durch den Ausbruch seiner Krankheit.

Ein sich im Yin befindender Organismus wird solange Yang-unterstützend behandelt, bis die Mitte, der Polaritätsausgleich wieder erreicht wird (und ein klein wenig mehr = Überkompensation) und umgekehrt. Das verstehen wir unter Energie-Ausgleich (s. Abb. 70).

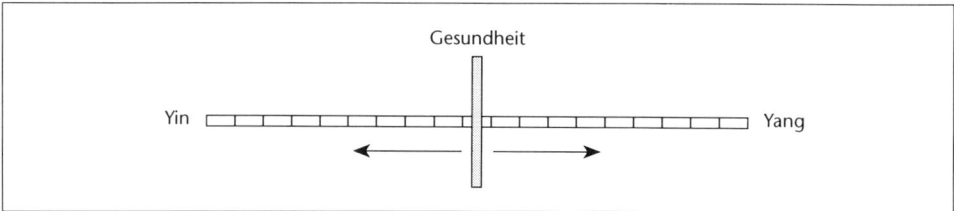

Abb. 70: Yin-Yang-Ausgleich

13.1 Heilungsvorgänge

Ob der Organismus sich von einer Krankheit selbst erholt, oder ob dies durch eine erfolgreiche Therapie geschieht – immer ist es das Grundsystem, das umgeschaltet wird.

Dieses „Umschalten" bedeutet

– die Fibrozyten polen sich einheitlich um
– die negative Ladung des Gewebes wird positiv
– das saure Milieu wird alkalisch.

Dieser Vorgang läuft im Normalfall verzögert über einen Zeitraum von Stunden, Tagen oder sogar Wochen ab. Wenn wir aber mit der Therapie „ins Schwarze" treffen, können wir mit der Neuraltherapie ein Sekundenphänomen, oder mit der Akupunktur den DE CHI *sofort* auslösen. Erfolgreiche Therapie bedeutet aber nicht nur einmaliges Umschalten in die andere Polarität, sondern auch Wiederherstellung der normalen Umschaltreaktionsfähigkeit, was wir „Regulationsfähigkeit" nennen und stoffwechselabhängig ist.

Ganz entscheidend für den Therapieeffekt ist der Ladungszustand und die hormonelle Situation der Matrix, da sonst die genau entgegengesetzte Wirkung eintreten kann. Unser Heilreiz trifft also auf eine große Unbekannte, weshalb wir nie vorhersagen können wie der Einzelne auf eine bestimmte Behandlung reagiert.

Das muß aber nicht so sein, wenn alle zugehörigen Kriterien berücksichtigt werden – der Ladungszustand, das hormonelle Gleichgewicht, die nervale Situation (Sympathiko- oder Parasympathikotonus). Dazu bedarf es keiner aufwendigen Messung. Oft erkennt das geschulte Auge schon bei der Untersuchung, welche Situation vorliegt.

> **«   Der therapeutische Effekt sollte nicht als Zufallsprodukt angesehen werden. Er ist programmierbar.   »**

Der Tumor als Endstadium einer chronischen Krankheit kann als Lehrbeispiel herangezogen werden. Es wird hier am ehesten einleuchten, daß eine Monotherapie niemals dieses schwere Krankheitsbild wird heilen können. Zuviele Körperfunktionen sind gestört, zu groß ist das Defizit an lebensnotwendigen Stoffen. Es müssen deshalb bei der Therapie Eckpunkte gesetzt werden, wobei *alle* wichtigen Systeme mit erfaßt werden müssen.
Das sind
– Entgiftungssystem
– Lymphsystem
– Kreislaufsystem
– Hormonsystem, zusammen mit dem
– Nervensystem
– Abwehrsystem
– Vitamin- und Mineralhaushalt.

Da es sich hierbei um globale, organüberschreitende **Funktionseinheiten** handelt, muß oft eine umfassende Behandlung erfolgen. Dies kann aber Probleme in der praktischen Durchführung bereiten, weshalb sich Kombinationen anbieten.

▲ Welche zusätzlichen Maßnahmen können im Einzelfall nötig sein, um das zu erreichen?

Neben den bereits besprochenen Einzeltherapie-Schritten können weitere diagnostische Maßnahmen erforderlich sein, um *Dauerstreß* zu erkennen und auszuschalten.

13.2 Allergien

Ein Streßfaktor sind die immer mehr um sich greifenden Allergien. Die offiziellen Angaben über die Allergiehäufigkeit liegen bei 40% der Gesamtbevölkerung. Wer konsequent bioelektronische Allergietests durchführt, kommt auf über 90% einschließlich Unverträglichkeit, bzw Intoleranz. Wir finden eine regelrechte Chaotisierung der Matrix bei Allergien. Es zeigen sich regellose Polarisierungen und Depolarisierungen, womit die Einheit gestört wird.

« **Allergie bedeutet chaotische Oszillation der Matrix** »

Darunter verstehen wir ein sehr schnelles, unregelmäßiges Hin- und Herschwingen von Bereichen des Grundsystems (in sehr schweren Fällen auch der gesamten Matrix) mit geringer Amplitude. Das läßt sich in einer Formel ausdrücken:

$$Schweregrad\ der\ Allergie = \frac{Frequenz\ der\ Matrix}{Amplitude}$$

Durch diese unkontrollierte Ladungsverschiebung im Gewebe ist die Reizschwelle gegenüber jedweden Noxen extrem erniedrigt. Durch dieses Oszillieren ist eine normale Ausregulation von Reizen nicht mehr möglich. Jede Belastung wird im Sinne einer allergischen Reaktion beantwortet. Betrachten wir die Alarmreaktion nach Selye, so finden wir eine verlängerte Gegenschockphase. Das System verweilt über Wochen oder Monate in diesem Stadium, ohne zur Nullinie zurückzuschwingen. Es führt damit außerhalb der Mitte sehr schnelle kleine Schwankungen aus (Oszillationen), ohne daß es gelingt, zur Mitte zurückzukehren.

« Genaugenommen ist die Allergie ein Membranproblem. »

Es gelingt den Fibroblasten nicht mehr, ihre Membranen ausreichend abzudichten, weil die Membran-Lipoproteine nicht ausgerichtet sind und nicht genügend Kalzium in ionisierter Form vorliegt. Den gleichen, membranabdichtenden Effekt hat das Cholesterin, das deshalb (?) in der Gegenschockphase erhöht ist. Man kann es als Versuch des Organismus interpretieren, das Membranproblem auf diese Weise zu lösen. Der Einsatz von Lipidsenkern sollte unter diesem Gesichtspunkt überdacht werden.

Das Grundsystem reagiert dabei zwar großflächig (z.B. der gesamte Darm), jedoch selten einheitlich. Es kommt deshalb öfter vor, daß der Patient auf einer Körperseite allergisch reagiert, auf der anderen nicht (vgl. Kapitel 4.3.6).

Auch wenn beide Seiten betroffen sind, so besteht offensichtlich eine Seitendifferenz im Sinne einer Lateralitätsstörung. Die unterschiedliche Belastung beider Körperseiten scheint für die Allergie charakteristisch zu sein.

Gleiche Unterschiede finden wir auch bei der Blutsenkung, die an beiden Armen abgenommen wurde, oder am Blutbild. Bekanntermaßen reagiert der Organismus auf bestimmte Allergene mit einer kompletten allergischen Reaktion, auf andere nicht. Dies hängt einmal mit der unterschiedlich hohen Reizschwelle zusammen, die auch Tages- und Stimmungsschwankungen unterliegt. Daß es aber überhaupt zu einer allergischen Reaktion kommt, liegt an der zellulären Abwehr, die Engramme gespeichert hat. Die Frage erhebt sich allerdings, warum es zu dieser Engrammbildung kam.

« Die Grundlage für alle Allergien ist die Allergisierung auf Nahrungsmittel. »

In Kriegs- oder Hungerzeiten gab es fast keine Allergien. Das sollte zu denken geben. Es liegt also offensichtlich mit am Überangebot von Nahrungsmitteln, die außerdem nicht naturbelassen sind. Speziell darin liegt ebenfalls eine wichtige Ursache, außer dem „zuviel und zu oft". Durch bestimmte Vorlieben kommt es zum einseitigen Anhäufen und Abspeichern der inkorporierten Nahrungsstoffe. Das prägt die Zusammensetzung des gesamten Organismus und sogar das Aussehen.

« Du bist, was Du ißt! »

Energetisch kommt es dadurch zu einer Schwingungsverarmung in bestimmten Frequenzbereichen, was den notwendigen Transformationsprozeß empfindlich stört. Die Überflutung des Organismus, mit den Abbauprodukten von zuviel und mit verschiedenen
Chemikalien veränderter Nahrung, verlangt auch eine gesteigerte Entgiftungsleistung.

Was die Nahrung selbst anbelangt, so würde dies kein größeres Problem bedeuten, da
hierfür die entsprechenden Enzyme durch die Evolution vorhanden sind. Für die immer
wieder neuartigen Chemikalien (Geschmacksverbesserer, Aromastoffe, Backtriebmittel,
Konservierungsmittel, Pestizide usw.) hat der Organismus jedoch keine entsprechenden
Abbaumöglichkeiten vorgesehen, zumindest nicht in der erforderlichen Menge, so daß
Zwischenprodukte dieser Stoffe längere Zeit im Blut zirkulieren können. Daß dieser
Zustand irgendwann vom Abwehrsystem nicht mehr toleriert wird, scheint verständlich.

Diese giftigen Stoffe werden aber auch teilweise im Grundsystem zwischengelagert, was
das Entgiftungspotential überfordern kann. Dessen Leistung ist von einem normalen
Zellpotential abhängig, das aber meist erniedrigt ist. Ist der Organismus nun zum
Allergiker geworden, dann ist die allgemeine Reizschwelle auch für andere (normale)
Nahrungsmittel erniedrigt. Werden nun diese im Übermaß gegessen, bleibt die
Engrammbildung nicht aus.

Ein weiterer nicht zu vernachlässigender Faktor sind die Strahlungseinflüsse der Umwelt,
insbesondere der „Mikrowellensmog", der im letzten Jahrzehnt *exponentiell* zugenommen
hat. Diese Frequenzen treffen den Körper in einem besonders empfindlichen Bereich,
nämlich in der Eigenfrequenz der Steuerorgane für den Stoffwechsel.

Die geringe Stärke der Sendefrequenzen besagt nicht, daß im Körper keine Wirkung
eintritt. Unser Organismus ist in der Lage, seine Empfindlichkeit gegenüber elektromagnetischen Feldern selbst zu verändern, so daß bereits wenige Quanten Effekte, also
Reizantworten auslösen können (C.W. Smith). Fehlsteuerungen des Vegetativums
begünstigen somit ebenfalls das allergische Geschehen.

Eine wesentlich subtilere Form der Beeinflussung durch Frequenzen stellen die
elektromagnetischen Abstrahlungen (mit denen die Bioresonanz-Therapie arbeitet) von
Personen dar, die in enger Beziehung zum Allergiker stehen. Auch dadurch lassen sich
allergische Phänomene auslösen (triggern).

Eine potentielle Ursache der Allergieentstehung sind alle Störfelder. Über das beein-
trächtigte Gate-Control-System (s. Kapitel 4.3.7) kommt es zu einer Reizüberflutung der
Matrix.

Wir müssen also bei der Allergie von einem multifaktoriellen Geschehen ausgehen, was
als Summeneffekt eine chaotische Depolarisation der Fibroblasten zur Folge hat. Wir
können die Allergie deshalb durchaus auch aus einem anderen Blickwinkel betrachten:
Durch die chaotischen Verhältnisse im Grundsystem, die über die verschiedenen Auslöser
entstanden sind, werden die eintreffenden Steuersignale in der Matrix falsch, d.h. ebenfalls
chaotisch beantwortet. Den dadurch vorherrschenden Zustand nennen wir dann Allergie.

Allergie ist also ein Zustand (der Matrix), keine eigenständige Krankheit. Das Grundsystem ist völlig überfordert in seinem Ordnungsstreben und reagiert zum Schluß auf alles, auf jeden Input allergisch, da es nicht mehr in der Lage ist, Reize kontrolliert auszuregulieren. Der Organismus steht mit dem Rücken an der Wand.

Diese energetische Betrachtung kommt der Wirklichkeit am nächsten, da hiermit jede Facette des vielseitigen Allergiebildes erklärt werden kann und einen Sinn bekommt. So auch der oft sprunghafte Wechsel in der Bereitschaft, auf bestimmte Allergene zu reagieren oder nicht.

Die zunächst überschießende Reizantwort (Yang) schlägt nach einiger Zeit (Wochen, Monate, Jahre) in eine Erschöpfung (Yin) um, was gleichzusetzen ist mit Abwehrschwäche. Durch die Allergie, die ja primär im Darm auftritt, kommt es zu einer schweren Terrainschädigung, wodurch die normale Symbiose erheblich gestört wird. Die Folge ist eine Ansiedlung von pathogenen Keimen und Pilzen, vor allem Candida. Dieses wiederum schafft ideale Voraussetzungen für eine Ausweitung der Allergie. Deshalb gilt der Satz:

« Keine Allergie ohne Candida, aber auch keine Candidiasis ohne Allergie. »

Zucker spielt bei der Allergie eine Verstärkerrolle, woraus sich hier sicherlich ein Zusammenhang erkennen läßt. Die Candidiasis stellt ein ernstes Problem bei chronischen Krankheiten, insbesondere beim Krebs dar, da sie sich im gesamten Organismus ausbreiten kann. In Knochenmetastasen wurde ebenfalls Candida nachgewiesen. Die Behandlung ist ausgesprochen schwierig und zeitraubend, darf aber auf keinen Fall versäumt werden. Als Untersuchungsmethode empfiehlt sich der Nosodentest. Stuhlproben allein sind oft unzuverlässig. Die Behandlung mancher Allergiker verläuft frustran, wenn nicht gleichzeitig die vorhandene Candidiasis mittherapiert wird. Dazu gehört natürlich auch eine strenge Pilzdiät.

13.2.1 Allergietestung

Wir haben mehrere Möglichkeiten, Allergene auszutesten: Allergietest nach Morell
- Das jeweilige Nahrungsmittel (oder sonstige Allergen) wird *nativ*, d.h. unverfälscht (z.B. im BRT-Glasröhrchen) in den Eingangs-Becher gegeben. Das Gerät wird auf Programm Ai geschaltet.
- Der Patient bekommt eine Handelektrode.
- An der anderen Hand werden 3-E, Herz, Allergiepunkt, Kreislauf, Nervensystem, evtl. Dünndarm gemessen.
- Liegen pathologische Werte vor (am besten geeignet sind Zeigerabfälle), werden diese Punkte für den weiteren Test herangezogen.
- Nun wird „Start" gedrückt und die Punkte nachgemessen.
- Ändern sich die Werte in Richtung Normwert 50, oder der Zeigerabfall verschwindet (Zeiger steigt evtl. sogar an), dann ist der Patient auf das im Becher befindliche Nahrungsmittel allergisch.

Auf diese Weise wird ein Mittel nach dem anderen getestet. Zwischendurch muß aber mit der Griffelspitze (nach Herausnehmen des Allergens aus dem Becher) nach jedem Meßvorgang kurz auf den Messingbecher getippt werden, um durch diesen Kurzschluß den Becher wieder zu neutralisieren.

Auch Amalgamfüllungen können so gemessen werden. Dazu wird statt des Eingangs-Bechers eine Zahnelektrode auf die Füllung gehalten. Werden sehr viele Stoffe getestet, kann der häufige Entlastungsreiz die gestörten, für die Messung notwendigen Akupunkturpunkte ausgleichen, was das Ende der Meßmöglichkeit bedeutet. Durch diese Spezialschaltung erfolgt ja keine Belastung des Patienten, sondern mit jeder Messung auch gleich eine Therapie!

Man könnte nun mit A provozieren (Allergen im Eingang) und dann weitermessen, oder man beschränkt sich von vornherein auf eine gewisse Auswahl an Allergenen. Das ist durchaus sinnvoll, da wir sogenannte „Grundallergene" und „aufgesetzte" Allergene unterscheiden. Zu den Grundallergenen gehören das Milcheiweiß, alle Getreidesorten (vor allem Weizen!), auch Soja und Hühnereiweiß. Werden diese erkannt und eliminiert, verschwinden oft andere, weniger bedeutende Allergene von selbst.

Allergene lassen sich auch sehr schnell und sicher mit dem Biotensor oder kinesiologisch austesten.

13.2.2 Therapie-Möglichkeiten von Allergien

Entlastung

Haben wir nun die Allergene herausgefunden, können wir in *einem* Therapieschritt die vorliegende Belastung im Organismus reduzieren.

K   Vorgehen nach Morell:
    Wir geben alle gefundenen Allergene in den Eingangs-Becher, schalten auf Ai (Verstärkung etwa 8-fach) und schwingen die invertierten Allergen-Schwingungen auf diese Weise mit einer Handelektrode auf den Patienten ein (Dauer 3-5 Minuten). *Der Patient ist nur am Ausgang angeschlossen, nicht am Eingang!*
    Im zweiten Schritt werden „Allergietropfen" mit 24-facher Verstärkung herstellt. Die ausgetesteten Allergene sollten einige Wochen (mindestens vier) *konsequent* gemieden werden, damit eine gründliche Entgiftung stattfinden kann. In dieser Zeit sollte aus der Not eine Tugend gemacht und *vorwiegend Rohkost* gegessen werden (Salate, rohes Gemüse, Obst). Neben der notwendigen Aufnahme von Ballaststoffen erfolgt gleichzeitig noch eine wirksame Darmreinigung. Dann kann vorsichtig das eine oder andere Nahrungsmittel wieder versucht werden (hängt von der Grundkrankheit und deren Verlauf ab). Milch bleibt jedoch längere Zeit verboten, ebenso Eier und Weizen, wenn sie beim Test angesprochen haben. Weizen muß dann aber nur in größeren Mengen (z.B. Weißbrot, Spaghetti) gemieden werden. Kleinere Mengen werden wieder toleriert.

Bei diesem Vorgehen handelt es sich um eine Entlastungs-Maßnahme, um den überforderten Körper erst einmal von diesem Dauerstreß zu befreien. Es ist eigentlich keine ursächliche Therapie die ihn weniger anfällig für Allergene macht. Dazu wären umfangreichere Maßnahmen erforderlich (s. Kapitel 13.2).

Löschung

K Ein anderes Verfahren hat Schumacher entwickelt, das ebenfalls in der Lage ist, Allergene auszuleiten. Dazu ist es ebenfalls nötig, während der Therapie eine Karenz einzuhalten. Hier kommt es besonders auf das gewissenhafte Meiden *jeglichen* Allergens an. Nach dieser Zeit werden mindestens sechs Ausleitungen (zweimal pro Woche) des Hauptallergens allein durchgeführt. Nach seiner Erfahrung an hunderten von Patienten, meist Kindern, wurde anschließend alles wieder problemlos vertragen und die allergiebedingten Symptome verschwanden.

1991 wurde von J. Hennecke eine neue Methode zur Allergiebehandlung vorgestellt, die sich von der Kinesiologie ableitet und vorhandene energetische Seitendifferenzen stärker berücksichtigt. Gleichzeitig wird ein Yin-Yang-Ausgleich vorgenommen und oft vergesell-schaftete Atlasblockierungen mit berücksichtigt. Die praktische Durchführung sieht folgendermaßen aus:

K Eingang ist eine große flexible Elektrode im Schulter-Nacken-Bereich (damit wird auch der Punkt G 13 erfaßt). Ausgang sind zwei Punkt-Elektroden. Das BRT-Gerät wird auf Ai oder ein vorgegebenes Programm geschaltet. Das zu löschende Allergen wird auf den Punkt KG 6 auf die Haut gelegt (im Gürtel eingeklemmt) und wirkt dort als Stressor. Nun werden nacheinander die Anfangs- und Endpunkte folgender Meridiane *gleichzeitig auf beiden Seiten* für je 30-40 Sekunden behandelt:
   - Blase 1 (Nasenwurzel am Augeninnenrand)
   - Blase 67 (äußerer Nagelfalz der kleinen Zehe)
   - Niere 1 (Mitte des Fußballens)
   - Niere 27 (Sternalrand am Ansatz 1. Rippe und Clavicula)
   - Magen 1 (Jochbein unter Augenmitte)
   - Magen 45 (äußerer Nagelfalz der zweiten Zehe)
   - Milz/Pankreas 1 (innerer Nagelfalz der großen Zehe)
   - Milz/Pankreas 21 (Oberarminnenseite zwischen Achsel und Ellenbeuge).

Die Methode kann noch verfeinert werden, wenn die tatsächlich gestörten und damit behandlungsbedürftigen Meridiane vorher ausgetestet werden, beispielsweise mit der Kinesiologie. Die Reihenfolge sollte sein: Weizen, Milch, Eier. Der Behandlungsab-stand beträgt eine Woche.

Wesentlich einfacher läßt sich das Verfahren mit der Subtraktions-Lösch-Therapie (SL-Therapie) in Form einer SL-Punktur durchführen. Ein weiterer Vorteil hierbei besteht auch darin, daß die Seitendifferenzen exakt ausgeglichen werden.

Stabilisierung

K Es gibt aber auch eine Therapie, die das Energiefeld stabilisiert, speziell das von Hypophyse und Epiphyse, was in diesen Fällen meist gestört ist. Dazu hält der Patient in einer Hand eine runde Handelektrode (= Eingang), mit der anderen hält er eine Knopfelektrode (= Ausgang). Die Elektrode wird genau zwischen die Augenbrauen gesetzt (Glabella, In-Trang, 6. Chakra), wobei der Patient den Ellbogen aufstützt, um nicht abzurutschen. Die Einstellung ist Ai, Verstärkung 1:1, alle Frequenzen, Dauer, fünf Minuten.

X Eine langanhaltende Herabsetzung der Allergie*neigung* (allergische Diathese) kann oftmals über eine konstitutionelle Behandlung mit dem MULTICOM-Gerät erreicht werden. Man sollte dabei folgendermaßen vorgehen: Zunächst empfiehlt sich eine Testung wichtigster Grundallergene z.B. Weizen, Milch, Eier oder Gänsefedern. Weitere Allergene brauchen meist nicht getestet zu werden (Zeitersparnis!). Dann werden drei Therapieschritte mit gleicher Einstellung (Verstärkung 3, 2. Oktave, 3 Minuten) durchgeführt:
- **Farbe Grün** (Magnetring auf Solarplexus)
- **Farbe Gelborange** (Magnetring auf Solarplexus)
- **Edelsteingruppe Nr. 6 (Indigo)** Magnetstrahler auf In-Trang (Stirnmitte).

Anschließend die gefundenen Hauptallergene nachtesten. Sie dürfen bei richtig durchgeführter Therapie nicht mehr ansprechen. Ich empfehle trotzdem die Meidung vorhandener Grundallergene (Milch total meiden, Eier und Weizen selten essen, keine Daunen benutzen) für längere Zeit, was leicht möglich ist und den Organismus nicht unnötig provoziert.

> « Das Engramm für die Allergie ist zwar nicht gelöscht, aber die Reizschwelle wesentlich erhöht worden; der Organismus ist insgesamt stabiler. »

Der Patient kann nun zunächst nach einer Woche, später immer seltener zur kurzen Nachtestung einbestellt werden. *Eine* Therapie kann völlig genügen. Bei Wiederauftreten der Allergie kann dieses spezielle Verfahren jederzeit wiederholt werden. Die bisherigen Erfahrungen stimmen sehr optimistisch. Es gelingt praktisch in allen Fällen sofort, die Ansprechschwelle auf Allergene sehr stark anzuheben. Über das Anhalten des Therapieerfolges entscheidet letztlich der Schweregrad der jeweiligen Allergie. Sollte die Allergieneigung aber immer wieder auftreten, kann diese Methode auch mit der Allergielöschung nach Morell, Hennecke oder nach Schumacher kombiniert werden. Bemerkenswert ist die Tatsache, daß hier ein Verfahren zur Verfügung steht, das schnell und sicher eine *Gesamtstabilisierung des Grundsystems* bewirken kann, denn nirgendwo sonst ist die Allergie „zu Hause".

13.3 Geopathie

Eine andere Form von Dauerstreß erhalten wir durch die Geopathie. Dieses Kapitel ist immer noch zu wenig erforscht, um endgültige Aussagen darüber zu machen. Das „Phänomen" als solches ist aber inzwischen wissenschaftlich anerkannt (H.L. König). Mit Sicherheit sind es aber keine besonderen „Erdstrahlen", sondern offensichtlich Reflexionsphänomene kosmischer (oder auch anderer) Energiequanten, z.B. Neutronenstrahlung.

Wir können die Geopathie an ihren Auswirkungen erkennen, wobei sicher akzeptiert werden kann, daß eine Geopathie *alleine* nur in den wenigsten Fällen direkt krankmachen kann, sondern als Dauerstreß verstanden werden muß. Erst wenn die Widerstandskraft (Gegenregulation) des Organismus erschöpft ist, kann sich eine Krankheit manifestieren. Interessanterweise sind die ersten Symptome meist eine Depression, was für eine Beeinträchtigung des Hormonsystems und damit der Chakren durch die energetische Störung spricht. Später tritt eine Linksdrehung des Blutes auf, die sich nach Schlafplatz-Sanierung in ca. 6-8 Wochen spontan zurückbilden muß. Falls nicht, besteht Krebsverdacht.

Geopathie-Test

Diese Linksdrehung ist es, die wir mit dem Drehungstester messen können. Dazu nehmen wir einen Tropfen Blut aus dem Schulter-Nacken-Bereich, weil dieser Bereich mit der gesamten Information des Lymphsystems angereichert ist. Dieser Tropfen wird mit einem gefalteten, runden Kaffee-Filterpapier aufsaugt und in den Becher des Drehungstesters gegeben. Das Papier sollte vom Patienten selbst gefaltet und mit einer Pinzette in den Becher gelegt werden, um eigene Informationen (Fingerabdrücke) nicht mitzumessen.

Test nach Karz:
Wir messen nun in Schalterstellung „links-reflektierend" am Punkt 3-E 1 der linken Hand *mehrmals* bis sich ein konstanter, reproduzierbarer Wert einstellt. Dann schalten wir auf „rechts-reflektierend" um und messen wieder mehrmals. Der Meßwert, der am dichtesten bei 50 liegt, ist richtungsweisend. War dies in der Stellung „links-reflektierend" der Fall, dann ist das Blut der linken Körperseite linksdrehend. Das gleiche nehmen wir auf der rechten Seite vor. Sind beide Meßwerte gleich, ist das Blut indifferent, was als Durchgangsstadium gewertet werden kann. Auch kann eine Körperseite linksdrehend, die andere rechtsdrehend oder indifferent sein. Das hängt von der Lokalisation der geopathischen Störung ab. Die Differenzen sind möglich, da es sich um venöses, d.h. nicht gemischtes Blut handelt, welches alle pathologischen Körper-Informationen enthält.

Etwas einfacher kann der Test mit Drehungstester und Biotensor als Identifikations-Test nach Schumacher durchgeführt werden. Eine weitere gute Testmöglichkeit ist die Kinesiologie.

13.4 Schwermetall-Belastungen

Auch diese führen zu einem Dauerstreß, aber nicht in Form von intensiver Gegenreaktion des Organismus bis hin zur Erschöpfung, sondern zu einer schleichenden Blockierung des Grundsystems nach Pischinger. Die Merkmale des Stresses mit Dauerdepolarisation, Dauerazidose und Mikrozirkulationsstörung durch die Öffnung der Anastomosen sind ebenfalls vorhanden. Zusätzlich entfalten Schwermetalle noch Eigenwirkungen, da sie Verbindungen mit Eiweißen eingehen.

Dies ist ein Grund der Ablagerung (Einlagerung) und erschwerten Ausscheidung, da die elektrostatischen Haltekräfte vom Körper nur schwer überwunden werden können. Fast immer werden sie auch im Gehirn abgelagert (hohe Konzentrationen von Amalgam nicht nur in Knochen, sondern auch in der Epiphyse!), wo sie nachweislich zu schweren psychischen Störungen bis hin zu Persönlichkeits-Veränderungen (F. Perger) führen können. (S.a. M. Alzheimer, der wahrscheinlich durch Aluminium bedingt ist.) Durch die Beeinträchtigung der Epiphyse, die für Zeitabläufe verantwortlich ist, können auch die Biorhythmen gestört werden. Für uns bedeuten Schwermetalle echte Therapie-Hindernisse, da sie sehr oft zu schwer lösbaren Blockaden führen. Glücklicherweise werden durch die BRT, oft schon durch die Grundtherapie, Schwermetalle mit ausgeschieden, allerdings sehr langsam. Deshalb empfiehlt sich hier die Austestung von Nosoden, in erster Linie Blei, Cadmium, Quecksilber (oder Amalgam), evtl. Kupfer und Aluminium. Die gefundenen Nosoden werden dann mit A (!) und hoher Verstärkung, fünf Minuten eingeschwungen.

Der Patient ist nur am Ausgang angeschlossen!

Zusätzlich können noch Zink (bis 200 mg/die), Selen und Vitamin C (bis 5 g/die) gegeben werden.

13.5 Mykosen

Eine weitere Belastung stellen die Mykosen dar, wobei Candida und Aspergillus die gefährlichsten sind. Auch hier empfiehlt sich eine Nosodentestung und -therapie, bzw. die direkte Verwendung der Nativpräparate. Zusätzlich sind Symbioselenkung und Präparate der Firma Sanum, Kehlbeck, hilfreich (vgl. Kapitel 13.2), neben konsequenter Pilzdiät. (Vgl. hierzu Kap. 15.1).

13.6 Intoxikationen

Wir kennen heute etwa 7 Millionen Umweltgifte. Die gravierendsten sind Dioxin und
Formaldehyd. Intoxikationen mit Holzschutzmitteln, aber auch anderen Chemikalien,
Spritzmitteln usw., werden in ähnlicher Weise wie Allergene angegangen. Dabei hilft oft
schon die Anamnese, da meist die Patienten den direkten Zusammenhang zwischen
Umgang mit den giftigen Stoffen (Hobby-Handwerker) und dem Auftreten der Krank-
heitssymptome erkannt haben. In diesen Fällen läßt man sich (falls noch vorhanden) ein
kleines Stück des behandelten Stoffes (z.B. Holzspan) mitbringen und testet dann wie bei
Allergie (Kapitel 13.2.1). Wird man fündig, ist das therapeutische Vorgehen gleich. Die
Ausleitung muß in schweren Fällen bis zu zwei Jahre durchgeführt werden! Dazu muß
der Patient nicht ständig an das BRT-Gerät angeschlossen werden. Es genügt eine größere
Menge Allergietropfen herzustellen die der Patient täglich einnimmt.

13.7 Virale Krankheitserreger

In weiteren Fällen sind Austestungen ebenfalls hilfreich, wenn es sich wie bei der Multiplen
Sklerose um einen virusinduzierten, schleichenden, autoaggressiven Verlauf handelt. Sehr
oft kommen hier Masernviren, aber auch Coxsackie oder andere in Frage, die nach
Austestung als therapeutischer Zusatzschritt mit eingeschwungen werden.

Die von Schimmel entwickelten Komplexe Crotalus A und B, sowie der Lachesis- Komplex
(das sind Spezialpräparate der Fa. Kern-Pharma, Bühl) eignen sich sehr gut für die
verschiedensten Viruserkrankungen; zur Testung wie zur Therapie.

14. Die Matrix-Regenerations-Therapie

Nach den bisherigen Ausführungen dürften keine Zweifel mehr daran bestehen, daß in fortgeschrittenen Fällen, insbesondere beim Karzinom, kein Funktionsbereich außer Acht gelassen werden darf, und daß Einzelmaßnahmen nur in Ausnahmefällen eine Heilung herbeiführen können. Um es nocheinmal zu sagen:

> **« Der erfolgreiche Therapieansatz besteht in der Wiederherstellung der normalen Funktion des Grundsystems. »**

Die Matrix muß von Entzündungsherden und von den in ihr abgelagerten Schlacken und Toxinen befreit werden. Jede Nahrungsaufnahme bedeutet Giftzufuhr, einmal durch den Fremdstoff „Nahrungsmittel" selbst, sowie durch die 2000 bis 3000 Umweltgifte, die wir täglich mit aufnehmen. Das Entgiftungspotential unseres Organismus ist riesig, kann aber nur voll wirksam werden, wenn das Zellpotential seinen normalen Wert von -70 bis -90 mV erreicht.

Wir wissen nun aber, daß dies bei chronischen Krankheiten nie der Fall ist, daß im Gegenteil meist eine Dauerdepolarisation vorliegt. Aus diesem Grunde müssen wir den kranken Organismus aktiv bei der Giftausleitung unterstützen. Wir können hierbei auf bewährte Ausleitmethoden wie die Aschner-Verfahren zurückgreifen, oder aber modernere Therapien einsetzen wie die *petechiale Saugmassage* nach Zöbelein. Mit dieser Methode wird über einen Saugstab ein Unterdruck im Gewebe erzeugt, wodurch wie beim Schröpfen verbrauchtes und mit Toxinen belastetes Blut und Gewebsflüssigkeit an die Oberfläche gezogen werden. Die Anwendung erfolgt streifenförmig am Rücken, Bauch oder auch an den Extremitäten. Auch Gutes kann noch verbessert werden. Ich habe aus dieser Methode ein neues Therapie-Verfahren entwickelt, welches gleichzeitig mehrere synergistische Komponenten miteinander vereint. Therapiert wird mit einem speziellen Behandlungsteil, das aus einem Unterdruck-Saugstab, der als Eingangselektrode für das BRT-Gerät wirksam ist (hier kommt das Subtraktions-Lösch-Prinzip zur Anwendung) und zwei laufenden Rollen besteht. Eine davon ist der Ausgang für die Therapie mit Schwingungen. Über die andere fließt ein Gleichstrom.

Wie bereits oben ausgeführt, finden wir im chronisch kranken Gewebe einen Überschuß an negativen Ladungen, wodurch sehr viele saure Valenzen (H^+) angezogen werden. Die Folge ist eine Übersäuerung des Gewebes, mit allen negativen Folgen für den Stoffwechsel (Gärung). Gärung tritt nachweislich bereits im chronisch kranken Gewebe ein, also nicht erst im Tumor. Eine Ursache der ATP-Verarmung ist also auch hier zu suchen. Von der Gesetzmäßigkeit der Symptomprojektion (vgl. Kapitel 4.3.6) wissen wir, daß diese Stoffwechselumschaltung in Richtung Gärung zunächst nur im Entzündungsgebiet selbst, später aber dann auch in den Projektionsgebieten und am Schluß auf der ganzen kranken

Seite auftritt. Die Ausbreitung ist wie ein Flächenbrand zu verstehen. Immer mehr gesunde Matrix wird verbraucht. Das heißt konkret, daß die Lokalbehandlung je nach Krankheitsdauer auf die Projektionsorte, oder sogar auf den ganzen Körper ausgedehnt werden *muß*.

« Der Gärungsprozeß findet nur im negativ geladenen Gewebe statt. »

Diese Gesetzmäßigkeit kommt uns sehr entgegen. Es ist technisch möglich, das Gewebe von außen umzupolen! Im umgekehrten Fall werden chronische Prozesse durch die zunehmende Elektrifizierung, oder die Aufladung unseres Körpers durch synthetische Materialien begünstigt. Die Umpolung wird mit der Matrix-Regenerations-Therapie dadurch erreicht, daß über eine Silberrolle eine Spannung angelegt wird, die überschüssige Ladung abfliessen läßt. Es handelt sich dabei um Gleichstrom! Die Gegenelektrode wird gegenüber vom Behandlungsbereich angelegt. Während also der Saugstab langsam über die Haut gezogen wird und dabei die pathologischen Körpersignale aufnimmt, polt die Silberrolle das Gewebes um. Die Polung kann auf „entzündlich" oder „chronisch degenerativ" (je nach Stoffwechsellage) eingestellt werden. Daß mit Gleichstrom von außen tatsächlich eine Umpolung des Gewebes erfolgt, haben Nordenström in Schweden und Pekar in Österreich am Tumorgewebe (!) zahlreicher Patienten hinlänglich bewiesen.

Die Gleichstrombehandlung hat aber noch weitere wichtige biologische Effekte. Die Fibrozyten sind selbst als Dipole aufzufassen und sind normalerweise in der Matrix ausgerichtet. Dadurch wird ein sehr hoher (stabiler) Ordnungsgrad im Grundgewebe erreicht. Dies führt auch zur Normalisierung der gesamten Ladungspolaritäten im Organismus (s. Kapitel 3.3.2). Es handelt sich hierbei um einen metastabilen Zustand, da nach Aufbau des Ladungspotentials jeweils wieder die Depolarisation erfolgt. Die Besonderheit besteht nun darin, daß im gesunden Organismus eine einheitliche Depolarisation von Gewebearealen erfolgt, und zwar in Wellen, die über das Gewebe laufen (Legostein-Effekt). Das Grundsystem und ebenso die Organe reagieren einheitlich, was allerdings nicht gleichzeitig bedeutet. Dieser kontrollierte rhythmische Ablauf wird beispielsweise durch Narben oder Entzündungen lokal gestört.

Gleichermaßen sieht es mit der Therapie aus. Das Gesamtsystem der Matrix ist bei Entzündungen instabil, muß also, durch welche Behandlung auch immer, wieder stabilisiert werden. Werden Einzelfaktoren behandelt, kann es durch die eingetretene Entlastung manchmal durchaus gelingen, die vorherige metastabile Ordnung wieder zu erreichen. Wenig Erfolg wird aber bei schweren Formen zu erzielen sein. Die MRT kann nur hier über eine erzwungene gleichmäßige Depolarisation die Voraussetzungen für eine geordnete Repolarisation verbessern, da sich die Fibrozyten wieder einheitlich entlang der Feldlinien ausrichten. Gleichzeitig erfolgt aber auch die Ausrichtung der Moleküle im Gewebe, da sie als Dipole wirken. Wir wissen heute, daß der Informationsfluß im Organismus von der räumlichen Anordnung der Moleküle im elektrischen Feld entsprechend ihrer Ladung, d.h. vom Ordnungsgrad des Gewebes abhängt. Im Falle der Allergie oder Entzündung herrscht ein hohes Maß an Chaos vor, weshalb die MRT auch im Sinne einer Wiederherstellung der Ordnung und einem damit **verbesserten Informationsfluß** wirkt.

Allein durch den Saugeffekt bei der MRT werden schon sehr viele Schlacken und Toxine im Gewebe gelöst. Wir wissen aber, daß oft die besonders giftigen Substanzen auch eine besonders hohe Gewebsaffinität aufweisen, weshalb davon auszugehen ist, daß noch zu viele Toxine in der Matrix zurückbleiben. Die Anhaftung an Gewebestrukturen (Membranen o.ä.) hängt vom Dipolcharakter der Moleküle ab und ist ein elektrisches Phänomen der Ladungsanziehung. Dies trifft auch dann zu, wenn schwer lösbare Eiweißverbindungen entstanden sind. Solange Toxine rein materiell betrachtet werden, ergibt sich für das Entgiftungsproblem keine brauchbare Lösung. Erst durch die Einbeziehung des energetischen Aspektes ergeben sich Therapieansätze.

Gewebsstrukturen weisen ein spezifisches elektromagnetisches Schwingungsmuster auf. Im Falle der Entzündung wird dieses Frequenzmuster verändert. Der Grund liegt in der Interferenz des vorhandenen Eiters (in dem auch die Toxine enthalten sind), mit den physiologischen Gewebeschwingungen. Je chronischer der Prozeß ist, um so kohärenter ist die pathologische Störschwingung. Das heißt, der Entzündungsprozeß stabilisiert sich energetisch selbst, da keine weitere Transformation der Frequenzen erfolgt.

Um Toxine aus diesem Prozeß lösen zu können, muß das kohärente Feld gelöscht werden.

« **Die Neutralisierung pathologischer Energiefelder ist die Domäne der Bioresonanz-Therapie.** »

Wie bereits beschrieben, wirkt der Saugstab als Eingangselektrode für das BRT-Gerät. Die pathologischen Schwingungsinformationen werden an der Haut abgegriffen. Es werden aber auch giftige Gase abgesaugt, deren Frequenzspektrum ebenfalls zur Therapie herangezogen wird. Die pathologischen Informationen werden durch das Subtraktions-Lösch-Verfahren verarbeitet und zu Therapiesignalen umgewandelt.

Schon vor vielen Jahren kam ich zu der Auffassung, daß zwischen linker und rechter Körperseite eine strenge energetische Trennung besteht. Bei der Schmerztherapie konnte beobachtet werden, daß die gesunde Körperseite der kranken helfen kann, wenn diese über das Krankheitsgeschehen der anderen Seite informiert wird, aber nur dann. Im Normalfall ist die andere Seite also energetisch getrennt und reagiert weitgehend unabhängig. Hier spielt auch das polare Verhältnis zwischen linker und rechter Gehirn-hälfte eine entscheidende Rolle.

Die Gesetze, die bei der Projektion von Symptomen gelten, zeigen anschaulich diese strenge Einseitigkeit. Für energetische Betrachtungen hat dies einschneidende Folgen. Da ein Störfeld nie genau in der Mitte liegen kann, entsteht eine Asymmetrie, die das Körpergleichgewicht auf die Seite des Störfeldes verschiebt (Vektor). Bei mehreren Störfeldern, was eher der Realität entspricht, entsteht ein Summenphänomen. Wir werden aber nie auf beiden Seiten gleiche energetische Verhältnisse vorfinden! Dieser logische Sachverhalt ermöglicht es, mit dem weiterentwickelten Bioresonanzverfahren ein gezieltes, reines Störfeldsignal zu bekommen, was sich aus dem unüberschaubaren umfangreichen Frequenzspektrum des Organismus (von weniger als 1 Hz bis über 10^{18} Hz) deutlich heraushebt.

Die Ansprechbarkeit des Organismus auf dieses Signal wird dadurch so gesteigert, daß keinerlei Verstärkungen mehr nötig sind. Doch auch hier waren noch weitere Verbesserungen möglich. Das holographische Prinzip, das auch für unseren Organismus gilt, kann auf die Störfelder angewendet werden.

Das bedeutet, daß ein kleines Zahngranulom beispielsweise, zunächst lokal wirksam wird (Rubor, Dolor, Calor). Durch die Einbindung in die fünf Funktionskreise hat dies aber gleichzeitig energetische Auswirkungen. Es kann hier zu Fernwirkungen kommen auf den gesamten Funktionskreis, oder sogar den gesamten Körper (in Einzelfällen traten komplette Lähmungen auf).

Energetisch gesehen heißt das, das räumlich kleine pathologische Frequenzmuster des Granuloms wird „wie ein Luftballon" aufgeblasen und findet seine Entsprechung in einem „verdünnten", dafür aber über den gesamten Körper ausgebreiteten Energiefeld wieder (Oberwellen). Es findet sich aber auch in seiner Verkleinerung in den holographischen Entsprechungen der Sinnesorgane wieder (Zunge, Ohr, Auge, Hand usw.), als Akupunkturpunkt oder Reflexzone. Wahrscheinlich geht es im großen wie im kleinen so weiter, nur können wir das mit unseren Möglichkeiten nicht mehr nachvollziehen. Diese Besonderheit hilft uns nun bei der Therapie, da wir auf dieser Grundlage dem Organismus ein Therapiesignal verdeutlichen können.

Dazu wird der Patient bei der zur MRT zugehörigen, weiterentwickelten Bioresonanz-Therapie (SL-Therapie) peripher an Hand- und Fußelektroden angeschlossen und das lokale Störfeldsignal gleichzeitig zentral und peripher eingespeist. Die Folge ist eine Eigenresonanz mit deutlicher Selbstverstärkung des Störfeldsignals (s. Abb. 71).

Dieses Vorgehen entspricht einem physiologischen Prinzip des Organismus, der „kompensierten Unschärferelation".

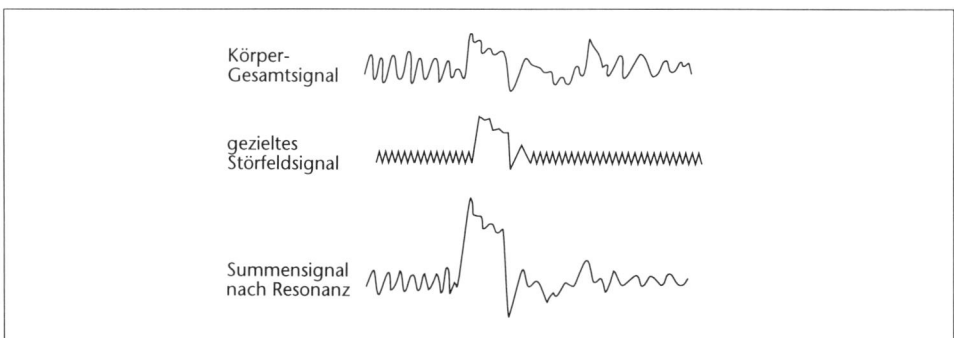

Abb. 71: Holographische Frequenzfelder und Eigenresonanz

Wir kennen mehrere Steuersysteme, die sich durch ihre Reaktionsgeschwindigkeit und ihre Exaktheit unterscheiden. Die Geschwindigkeit verhält sich hier umgekehrt proportional zur Genauigkeit. Der menschliche Körper würde sich aber nie auf ein System allein verlassen. Deshalb sind immer mehrere, verschiedene Steuersysteme, die lokal und peripher gleichzeitig arbeiten, im Einsatz. Die Summe dieser Steuersignale bewirkt dann die jeweilige Funktion. Das Echtsignal wird auf diese Weise verdeutlicht. Im Falle von Systemstörungen kann der Organismus deshalb ausweichen. Erst wenn mehrere Systeme gestört sind, treten spürbare Funktionsausfälle auf.

Ein weiterer Aspekt, der in die Weiterentwicklung mit eingeflossen ist, ist die Berücksichtigung der räumlichen Ausbreitung der Frequenzen. Bisher wurden die Signale mit flachen oder runden Elektroden eindimensional abgeleitet. Aus diesem Grunde mußten zwangsläufig Informationen verlorengehen. Durch die Anordnung der Elektroden nach holographischen Gesichtspunkten, wird dieser Aspekt nun berücksichtigt.

Das umgewandelte, nun therapeutische Störfeld-Signal wird zum Patienten zurückgeleitet, und zwar (nach dem holographischen Prinzip) zentral *und* peripher und löscht hier das pathologische Frequenzmuster. Durch diese tiefgreifende Veränderung des gestörten Terrains werden durch die MRT mehrere Dinge gleichzeitig bewirkt:
– Löschung pathologischer Frequenzmuster.
– Umpolung des Gewebes von negativ nach positiv, dadurch
– Umschaltung des Stoffwechsels von Gärung zu Glykolyse und Beseitigung von Blockaden
– Lösung von Schlacken und Toxinen.

Außerdem kommt es lawinenartig zu vielen positiven Nebeneffekten. Das sind beispielsweise eine Stimulation des Abwehrsystems mit den gleichen Effekten wie bei einer Eigenbluttherapie, die Auslösung einer Alarmreaktion nach Selye durch den starken Reiz, die Lymphaktivierung und Abtransport der Gifte über die Lymphe, eine Hämolyse pathologisch veränderter Blutzellen mit nachfolgender Bluterneuerung, die verstärkte Durchblutung der schlecht versorgten Peripherie evtl. mit Schließung der offenen Anastomosen im chronisch kranken Gewebe usw.

Die MRT erfordert zwar eine entsprechende Geräteausrüstung, gemessen an der intensiven Wirkung sollte dies aber nicht ins Gewicht fallen. Die Behandlung wird von einer Helferin durchgeführt und erfolgt zunächst am gesamten Rücken. Durch den Saugeffekt wird die Haut streifenförmig intensiv rot und an den Stellen, wo sich Störfelder projizieren meist blutunterlaufen durch die erhöhte Kapillarpermeabilität. Diese Bereiche werden dann ausgiebig therapiert. Anhand von topographischen Karten lassen sich durch die Zuordnung der Dermatome die tatsächlichen Störfelder lokalisieren.

Diese können dann mit der gleichen Methode über die darüberliegende Haut, die durch die viszero-kutanen Reflexbögen mit dem Störfeld direkt verbunden ist, behandelt werden (z.B. am Bauch). Besonderer Wert wird auch auf die fast obligatorische Projektion in den HWS-Bereich gelegt. Hier zeigen sich oftmals Schmerzen an den Adler'schen Druckpunkten. Diese Areale, sowie der Blasenmeridian am Rücken werden intensiv mitbehandelt. Dies erfolgt durch den Einsatz einer Vierfachrolle am Schluß, wodurch eine Normalisierung der Gate-Control-Funktion erreicht wird.

Der Abstand zwischen den Sitzungen beträgt in der Regel eine Woche und richtet sich nach der Reaktion des Gewebes. Die auftretenden Streifen sollten wieder verschwunden sein. Zeigt der Patient eine stärkere Immunreaktion, was sich durch Müdigkeit oder sogar Gliederschmerzen, Fieber u.ä. äußert, wird das Abklingen dieser Erscheinungen abgewartet. Behandelt wird in schweren Fällen mindestens sechs Wochen, bei Tumorpatienten je nach Stadium auch länger. Die Normalisierung entsprechender Blutparameter oder das subjektive Wohlergehen zeigen das Therapieende an. Bei schwerkranken Patienten mit schlechter Regulationsfähigkeit kann zu Beginn auch nur die Gegenseite, also die gesündere Körperseite behandelt werden. Dies führt zu einer Entlastung, ohne auf der kranken Seite einen zu starken Reiz zu setzen, der nicht ausreguliert werden kann.

15. Adjuvante Therapie

Wie im Allgemeinen Teil schon ersichtlich, stoßen wir immer dann an die Grenzen unserer Therapie, wenn der Organismus verarmt ist an bestimmten Frequenzmustern. Ins Stoffliche übertragen heißt das, wenn Enzyme, Mineralien, Vitamine usw. im Defizit sind, oder sogar im Überschuß vorliegen! Außerdem kann eine endokrine Erschöpfung vorliegen, was sehr häufig der Fall ist und eine totale Überschwemmung der Zellen und des Grundsystems mit Toxinen und Schlacken.

Betrachten wie hier die Abb. 72 „Höhere Ordnung biologischer Systeme" zusammen mit dem Wirkungsgrad der BRT, dann sehen wir, daß die Effizienz der BRT von oben nach unten abnimmt. Daraus ist ersichtlich, welche flankierenden Maßnahmen hilfreich sein können.

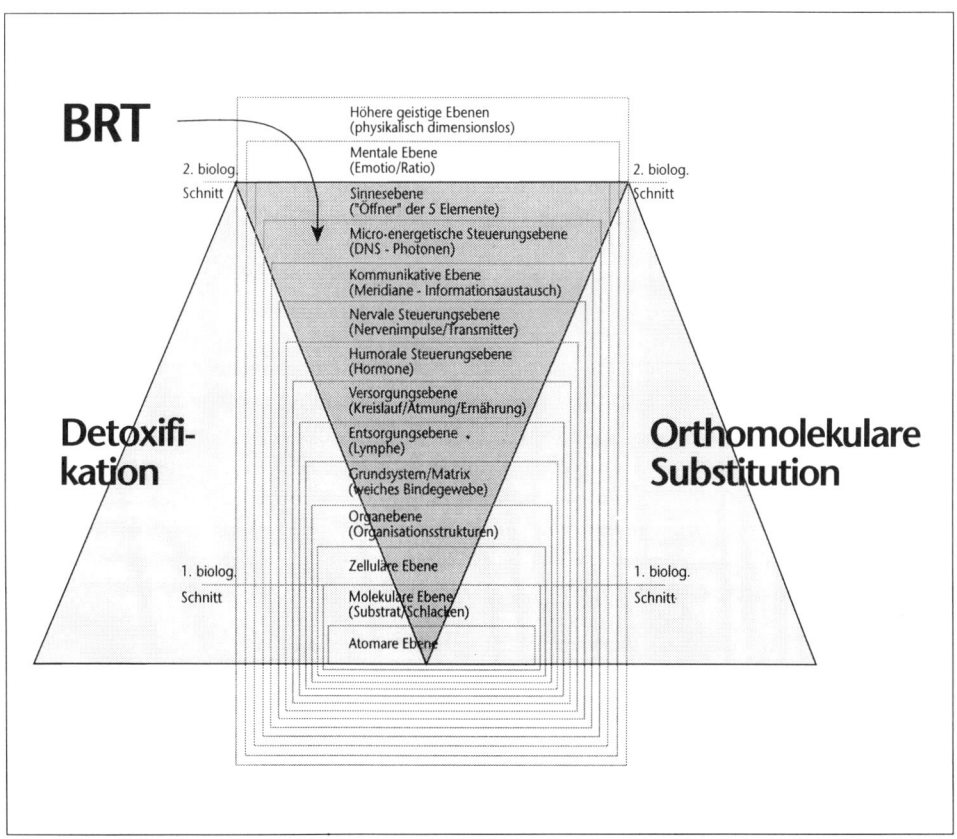

Abb. 72: Höhere Ordnung biologischer Systeme

Hier werden alle jene Verfahren besprochen, die zur Bioresonanz-Therapie eine sinnvolle Ergänzung darstellen und dem Ganzheitsanspruch am ehesten gerecht werden. In weit fortgeschrittenen Krankheitsfällen sind diese Maßnahmen jedoch nicht fakultativ, sondern ein absolutes Muß, um einen Heilungserfolg zu erzielen!

> **« Eine Monotherapie wird bei schweren chronischen Krankheiten nicht zum Erfolg führen können. »**

15.1 Entgiftungssystem

Da es bei unseren therapeutischen Bemühungen als erstes darum geht, die Entgiftung wieder in Gang zu setzen, sind einige Bemerkungen zum Entgiftungssystem angebracht. Das Hauptentgiftungsorgan für alle im Blut zirkulierenden Toxine ist die Leber. Hier werden alle fettlöslichen Substanzen in die Galle ausgeschieden, die wasserlöslichen über die Niere eliminiert.

Bei schweren toxischen Belastungen können deshalb die Nieren stark belastet sein. Ein aktuelles unerfreuliches Beispiel ist die zunehmende Anwendung von DMPS (Unitiol, bzw. Dimaval) einem Ionenaustauscher zur schnellen Amalgamausleitung. Dies kann zu starken Nierenbelastungen führen. Die meisten Gifte sind allerdings lipophil, so daß die Ausscheidung über die Galle erfolgt. Heute ist bereits bei jungen, eigentlich gesunden Personen eine toxische Leberbelastung nachweisbar, was sich manchmal auch in (leicht) erhöhten Transaminasen erkennen läßt. Das bedeutet, daß wir davon ausgehen müssen, daß die Entgiftungsleistung des Organismus der erhöhten Toxinanflutung nicht mehr gewachsen ist. Ein Beleg hierfür ist mit Sicherheit die Volksseuche „Allergie", die mit entsprechend sensiblen Testmethoden bereits bei über 90% der Patienten nachweisbar ist.

Bleiben wir bei den lipophilen Toxinen. Nach ihrer Ausscheidung in die Galle werden sie in das Duodenum sezerniert und sollten dann via naturalis den Körper verlassen. Die Entgiftung ist aber kein passiver Vorgang, sondern eine aktive Leistung des Darmwandlymphatikums. Die Galle wird weitgehend rückresorbiert. Die Gifte sollten dabei aktiv ausgeschieden werden. Wenn wir Stuhluntersuchungen vornehmen, zeigen sich fast in allen Fällen bei chronisch Kranken mehr oder weniger starke Dysbiosen mit erheblicher Einschränkung der Toxinausleitungsfähigkeit. Somit wird es also zu einer Rückresorption der Gifte und erneuter Überflutung des Organismus kommen.

> **« Die Leistung eines Funktionssystems ist nur so gut wie sein schwächstes Glied. »**

Wenn wir also mit der MRT massiv Toxine aus der Grundsubstanz herauslösen, werden diese über die Lymphe ins Blut und damit in die Leber transportiert. Dort werden sie in die Galle ausgeschieden und gelangen in den Darm und werden bei der meist vorliegenden schlechten Darmfunktion wieder resorbiert – womit sich der Kreislauf schließt. Wenn nicht genau hier entscheidende Maßnahmen angreifen, wird es dem Organismus nur schwer gelingen, seine Gifte loszuwerden. Die aktive Unterstützung des Darmwandlymphatikums ist deshalb eine unumgängliche Maßnahme! Die „normale" Symbioselenkung reicht dazu allerdings meist nicht aus. An erster Stelle steht deshalb die gründliche Darmreinigung. Abführmaßnahmen beseitigen meist nur den flüssigen Inhalt, nicht aber die äußerst adhärenten Toxine und Mikroben oder auch Pilze an der Darmwand.

Deshalb sind Einläufe, oder noch besser die Kolon-Hydrotherapie sinnvolle Maßnahmen. Diese Art von Darmspülungen (bei der Kolon- Hydrotherapie wird in einer Sitzung mit 50 l Wasser gespült!) werden im Anschluß an die MRT, insgesamt zwei bis dreimal wöchentlich durchgeführt.

Parallel dazu werden Symbionten verabreicht, möglichst in natürlicher Form. Diese Methode ist auch äußerst erfolgreich bei Candidiasis einzusetzen.

> **« Wir müssen davon ausgehen, daß Candida einen malignen Parasit bei allen chronischen Krankheiten darstellt und ein echtes Therapiehindernis bedeutet. »**

Das Lymphsystem

Um den Toxinabtransport aus dem Gewebe zu erleichtern, kann Lymphdrainage sehr hilfreich sein, neben der oralen Gabe proteolytischer Enzyme. Das Lymphsystem kann medikamentös mit bewährten Homöopathika angeregt werden. Es kann aber auch sehr effektiv mit der Bioresonanz-Therapie aktiviert werden, indem der Lymphmeridian stimuliert wird.

Auch durch die Grundtherapie allein werden schon sehr viele Toxine mobilisiert, was sich in dem oftmals zu beobachtenden spontanen Entleeren dunklen Urins erkennen läßt. Im Meridiansystem der Akupunktur finden sich viele spezifische Punkte für die Lymphaktivierung bestimmter Organsysteme. Das Lymphsystem, die „Müllabfuhr unseres Organismus" verdient wesentlich mehr Beachtung, als ihm gemeinhin zukommt und sollte als zusätzlicher Therapieschritt bei der Behandlung Schwerkranker nicht fehlen.

15.2 Mineralhaushalt

Die Baustoffe unseres Organismus dürfen keinesfalls als neutrale Atome, sondern müssen immer in ihrer ionisierten Form betrachtet werden. Wie bereits ausführlich erläutert wurde, reagiert das Grundsystem auf Nervenreize unterschiedlich – in Abhängigkeit vom Ionenmilieu.

Die Ionisation der Moleküle ist abhängig vom pH-Wert, was sich deutlich am Kalzium im Falle der Tetanie zeigt. Der pH-Wert wiederum ist ladungsabhängig. Es geht also der Depolarisationsgrad der Fibrozyten mit ein. Da wir bei chronischen Entzündungen saure Verhältnisse vorfinden, werden notwendige Ionen fehlen, wobei hier Kalzium tatsächlich eine zentrale Rolle spielt. Bei Tumoren ist die Zelle stark an Ca^{2+} verarmt. Dieser Zustand tritt in abgeschwächter Form bereits bei jeder chronischen Entzündung auf. Durch den Kalziummangel wird die Zellmembran nicht ausreichend abgedichtet, wodurch eine vollständige Repolarisation unmöglich wird. Selbstverständlich handelt es sich hier um das bioverfügbare Kalzium. Der Knochen als Kalziumspeicher ist dabei wenig hilfreich.

Durch Kalziumsubstitution allein kann dieser Mangel nicht ausgeglichen werden. Bei Tumorpatienten muß sogar vor Kalziumgaben gewarnt werden, da hierdurch die letzten ATP-Reserven mobilisiert werden, was bei der ohnehin vorhandenen ATP-Verarmung zum Zusammenbruch des energetischen Systems führen kann.

Neben Kalzium treten Natrium, Kalium und Magnesium in den Vordergrund. Ihr Mischungsverhältnis entscheidet auch über die Schilddrüsenleistung (Unter- oder Überfunktion). Das Ionenmilieu kann verbessert werden durch äußere Strahleneinflüsse im Hochgebirge oder am Meer.

Natürliche Radioaktivität, bzw. ionisierende Strahlen sind bis zu einem bestimmten Schwellenwert (ca. 2 rem/Jahr) physiologisch stimulierend und wirken in dieser Dosis sogar protektiv. Auch die Zufuhr von Sauerstoffradikalen kann sehr hilfreich sein, wenn Überdosierungen vermieden werden.

Im konkreten Fall unterstützt die HOT (Hämatogene Oxydationstherapie nach Wehrli) oder Ozonbehandlung die MRT, wenn sie *vorher* durchgeführt wird. Durch den Saugvorgang während der MRT werden vermehrt Sauerstoffradikale direkt in den Zielort, das chronisch entzündete Gewebe gezogen. Damit wird sowohl der positive Effekt der HOT, bzw. Ozonbehandlung, als auch der MRT deutlich verstärkt.

Andere Mineralien, Spurenelemente und Vitamine spielen eine wichtige Rolle für das Redoxsystem (Selen, Zink, Vitamine A, E und C), oder das Immunsystem (Kupfer, Zink u.a.). Das Verhältnis der Elemente untereinander ist für ihre Bioverfügbarkeit entscheidend, da sie alle zueinander in bestimmten Mengenverhältnissen stehen. Verschiebungen einzelner Minerale bringen den gesamten Haushalt durcheinander. Die Kontrolle der Mineralien gehört deshalb zur Basisdiagnostik, wobei Haarmineralanalysen oder Vollblutuntersuchungen herangezogen werden können, oder der Resonanztest, der eine schnelle und sichere Bedarfsmessung erlaubt.

15.3 Hormonsystem

Dieses umfassende Steuersystem wird in der Praxis bedauerlicherweise kaum beachtet, oder dem Urteil weniger Spezialisten überlassen. Dafür breitet sich, besonders unter den Gynäkologen, eine beinahe seuchenhafte Anwendung von Östrogenen und Gestagenen im Klimakterium als Osteoroseprophylaxe aus. Unter Kenntnis der diffizilen Regelvorgänge der Matrix und in Anbetracht der Tatsache, daß die Nervenimpulse bei verändertem Hormonspiegel anders beantwortet werden und evtl. genau das Gegenteil bewirken, sind Fehlsteuerungen damit schon vorprogrammiert.

Die Idee, eine Regulation des besonders im Klimax gestörten Hormonhaushaltes vorzunehmen, ist absolut richtig. Nur kommt es entscheidend auf das Vorgehen an.

Genaugenommen wird mit der Betrachtung des Hormonsystems nur die halbe Wirklichkeit beschrieben. Durch die oben gegebenen Erläuterungen sollte deutlich geworden sein, daß das humorale Steuersystem, welches sehr exakt, dafür aber langsam ist, sich mit dem nervalen Steuersystem, welches sehr schnell, dafür aber nicht sehr exakt ist, in einer **Arbeitsgemeinschaft** befindet. Es stellt die Polarität zum Nervensystem dar. Es darf also korrekterweise nur im Zusammenhang mit der Funktionsleistung des Nervensystems betrachtet werden.

Die Auswirkungen unserer Denkweise, positiv wie negativ, sowie psychischer Traumata (Verlust, Ärger usw.) erzeugen sofort ein entsprechend verändertes Hormongefüge, was wiederum Auswirkungen auf die somatische Ebene hat. Aber auch die uns steuernden (synchronisierenden) Umweltfrequenzen finden über die ETZ (Energie-Transformations-Zentren, Chakren) Eingang in den Organismus und schlagen sich in einer Veränderung der hormonellen Zusammensetzung nieder. Die Belastbarkeit durch Streß ist in erster Linie davon abhängig, ob das zentrale Hypophysen-Hypothalamus-System, das die zentrale neurohumorale Koppelung darstellt, sich gegenüber der peripheren neurohumoralen Koppelung im Grundsystem im Ausgleich befindet.

Es wird deutlich, daß die Hormonsubstitution nur eine sehr grobe und absolut unphysiologische therapeutische Maßnahme darstellt. Sinnvollere Verfahren sind Homöopathie und Phytotherapie. Ein schwer alteriertes Hormonsteuerorgan wie das Hypothalamus-Hypophysensystem mit nachweisbaren Strukturveränderungen in der Hypophyse selbst und im Hypothalamus, die bei chronischen Krankheiten auftreten, wird darauf allerdings nicht ausreichend reagieren können.

Die Bioresonanz-Therapie bietet hier einen guten Ansatz, da mit dem Magnetstrahler auch gestörte Gewebsstrukturen wie das Hypothalamus-Hypophysen-System im Schädelinneren erreicht werden können. Dadurch wird die Leistungsfähigkeit des Systems verbessert, so daß Fehlschaltungen aufgrund einer Reizüberflutung aufgehoben werden können. (Möglich mit MULTICOM oder Vegaselect).

In dieser Weise werden außerdem noch Thyroidea, Thymus und Gonaden behandelt. Weiterhin bieten sich hier Maßnahmen an, die seit Jahrzehnten erprobt und gründlich erforscht wurden wie die Kurzwellentherapie der Hypophyse nach E. Schliephake. Er hat schon in den dreißiger Jahren damit begonnen und sogar bei Krebspatienten beachtenswerte Erfolge erzielt. Es handelt sich hier um eine nebenwirkungsfreie, in der Praxis leicht anwendbare Methode. Die Wirkung der starken Hochfrequenzfelder auf den Organismus beruht darauf, daß Elektronen und Ionen von den Feldkräften bei jedem Wechsel 10 bis 100 Millionen mal je Sekunde angezogen und abgestoßen werden. Dabei wird Energie absorbiert, und es entsteht Wärme. Es kommt außerdem (ähnlich wie bei der Strombehandlung) zu einer Ausrichtung der Moleküle (s. Abb. 73).

Im Hochfrequenzfeld bewegen sich die einzelnen Dipole verschieden schnell (wegen der unterschiedlichen Größe und Ladung) und verschieben sich daher gegeneinander. Daraus resultieren bestimmte biologische Wirkungen. Das ist abhängig von der Viskosität. Die verschiedenartigen Kolloide werden **unterschiedlich** beeinflußt.

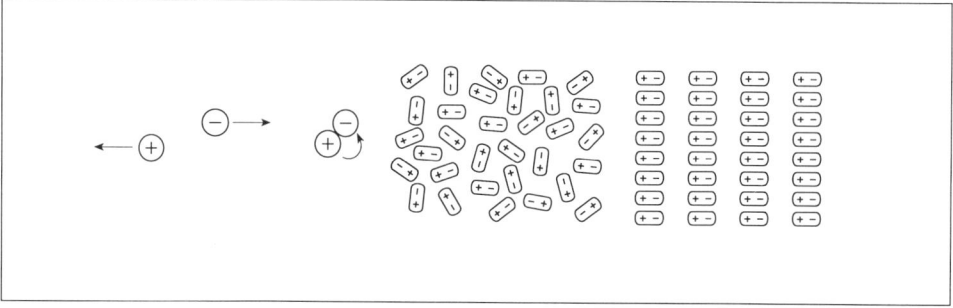

Abb. 73:   Ausrichtung der Moleküle im Kurzwellen-Kraftfeld (aus E. Schliephake, Krebs und natürliche Abwehrkräfte)

Es kann nicht deutlich genug gesagt werden:
Von allen Möglichkeiten der Beeinflussung und Veränderung der Zusammensetzung des Grundsystems spielt das neurohumorale Steuersystem die wichtigste Rolle. Dabei ist nicht ein bestimmtes Hormon für die Umschaltvorgänge verantwortlich, sondern das Zusammenspiel aller Hormone und damit der Hormondrüsen, da sie sich in gegenseitiger Abhängigkeit befinden. Bereits heute ist die Anzahl der bekannten Hormone sehr groß. Viele Einzelhormone werden außerdem in Zukunft noch entdeckt werden. Hormone werden ständig, in einem bestimmten Mengenverhältnis zueinander sezerniert. Dieses Verhältnis untereinander „die Komposition" wird jedoch ganz wesentlich von der jeweiligen psychischen Verfassung bestimmt!

Wenn Psychotherapeuten vom Einfluß der Psyche auf den Körper sprechen (was durchaus korrekt ist) und darauf ihrer Therapie ausrichten, so klingt das immer etwas nebulös, weil keiner weiß, wie das vonstatten gehen soll.

« **Der Schaltmechanismus für die Psyche sitzt im Grundsystem!** »

Erst über die Entdeckung der neuro-humoralen Koppelung lassen sich diese bekannten Phänomene erklären. Es geht dabei allerdings nicht nur um eine erhöhte Adrenalinausschüttung bei Schock oder Streß, sondern auch um feine Verschiebungen des Gleichgewichts bei solchen psychischen Zuständen wie Mitleid, Sorge, Neid, Trauer, Ärger usw. Das Grundsystem wird dadurch entsprechend der veränderten hormonellen Zusammensetzung in bestimmter Weise „vorgespannt", so daß die somatischen Auswirkungen sich an speziellen Organen manifestieren können (z.B. Magenulkus eines Patienten, der viel Ärger „schlucken" mußte). Wir sprechen mit Vogl und Gleditsch deshalb von der „Organpsyche".

Das Hypophysen-Zwischenhirn-System ist bei verschiedenen Patienten und Krankheiten unterschiedlich eingestellt, mal mehr ergotrop, mal mehr trophotrop. Bei Krebs überwiegt meist der ergotrope eosinophile Anteil. Beim Hungerleidenden überwiegt übrigens der basophile Anteil.

Die Wirkungen der BRT auf das Endokrinium bestehen in
- einer Normalisierung der Funktion (Unter- wie Überfunktion)
- einer Stimulation der Abwehr
- einem Anstieg des Cholesterins (membranabdichtender Effekt)

Bei Krebspatienten sinkt übrigens das Cholesterin durch die Behandlung ab, was als vermehrter Verbrauch zu deuten ist. Als es noch keine Antibiotika gab, wurden Cholesterininfusionen mit Erfolg bei schweren Infektionskrankheiten eingesetzt. Durch die dadurch verbesserte Membranabdichtung wurden die Zellen vor der Keiminvasion geschützt. Der Anstieg von Cholesterin kann auch Ausdruck eines Umschlagens des Grundsystems von der (festgefahrenen) Schockphase in die Gegenschockphase sein, was wünschenswert ist. Die Cholesterinsynthese wird vom Hypophysen-Zwischenhirn-System gesteuert. Bei einer Alteration dieses Steuersystems kann es ebenfalls zu Cholesterinämien kommen. Auch aus diesem Grunde lohnt sich die zentrale Behandlung.

Dringend gewarnt werden muß vor dem Einsatz von Mikrowellengeräten zur Therapie. Hier ist nicht ausgeschlossen, daß DNS-Schäden eintreten! Außerdem ist die Eindringtiefe nicht ausreichend.

Auch die Schilddrüse stellt ein behandlungsbedürftiges endokrines Organ bei chronischen Krankheiten dar. Durch den krankheitsbedingten Streß entstehen sehr leicht Dysthyreosen. Der Schilddrüsenhormonhaushalt sollte auch noch aus einem anderen Grunde in Ordnung sein:

> **« Die Schilddrüsenhormone fördern die Ansprechbarkeit des Organismus auf Adrenalin und schwächen sie auf Acetylcholin. »**

Es könnte deshalb der Grund eines vermehrten Sympathikotonus in einer latenten Hyperthyreose zu finden sein.

15.4 Nervensystem

Dieses wichtige Steuerorgan fällt durch einige Besonderheiten auf. Zum einen verfügt es über ein duales Steuersystem (vgl. Kapitel 4.3.4). Zum anderen dient es auch als Träger der Solitonenwellen (Fröhlich), die eine sehr widerstandsarme Informationsübertragung bewirken. Solitonen bestehen aus Photonen und Phononen, also Licht- und Schallquanten. Sie sind hochkohärent und können den gesamten Organismus durchlaufen. Sie bewegen sich wahrscheinlich entlang der Schwann'schen Scheiden, die als Ladungsträger fungieren, und übertragen wichtige Steuerimpulse zur Koordination bestimmter Organfunktionen.

Zerstörtes Gewebe mit Unterbrechung der Nervenbahnen bedeutet deshalb nicht nur Verlust der Nervenleitung, sondern auch gestörten Solitonenfluß. Was schon im Kapitel „Hormonsystem" gesagt wurde, gilt auch für die Beschreibung der Zusammenhänge in diesem Kapitel.

Nur durch Berücksichtigung der Tatsache, daß zwischen dem Hormonsystem und dem Nervensystem eine Arbeitsgemeinschaft besteht, werden Fehlsteuerungen richtig beurteilt. Von besonderem Interesse ist für uns das Vegetativum. Neben der Steuerung viszeraler Funktionen ist es gleichzeitig auch ein synchronisierendes Element für den fundamentalen Minutengrundrhythmus (L. Priebe). Dieser Rhythmus kann nun über das Vegetativum *chaotisiert* werden, wodurch es zu Störungen in der ATP-Synthese und damit im Energiehaushalt kommt. Dies tritt insbesondere bei jeder Art von Streß auf. Hier sehen wir eine seiner direkten Auswirkungen.

Weiterhin befindet sich das Nervensystem, mit dem Hormonsystem durch die neurohumorale Koppelung in einer festen Arbeitsgemeinschaft, wobei die hormonelle Situation darüber entscheidet, wie ein Nervenreiz vom Grundsystem beantwortet wird (polares Verhalten). Auch aus diesem Grunde ist die Stabilisierung des Vegetativums bei chronischen Krankheiten dringend erforderlich. Hilfreich kann im Einzelfall Vitaminsubstitution sein, aber auch Homöopathie und Phytotherapie (z.B. Hypericum), oder es wird die vegetative Rhythmustherapie nach L. Priebe angewandt.

Die Forschungen von O. Becker (vgl. Kapitel 4.3.5) lassen frühere Betrachtungen des ZNS in neuem Licht erscheinen und eröffnen neue Möglichkeiten. Diese Erkenntnis wird nun therapeutisch durch die Gleichfeldumpolungstherapie (GUT) verwertet. Über zwei Silberelektroden an Stirn und Hinterhaupt wird eine konstante Gleichspannung von 1 Volt mit der richtigen Polung appliziert. Währenddessen läuft die Bioresonanz-Therapie in der oben beschriebenen Weise. Die richtige Polung wird durch den Stoffwechsel-Test ermittelt.

Die Umpolung bewirkt somit auf unspezifische Weise ein normales Reaktionsverhalten der Matrix, wodurch gezielte Heilinformationen vom Immunsystem adäquat beantwortet werden können. Auf diese Weise werden die Therapieeffekte kalkulierbar und mancher Behandlungserfolg überhaupt erst möglich.

Wie in Kapitel „Gate-Control-System" erläutert, kommt es auch darauf an, die Reizüberflutung der Matrix einzudämmen. Die „offenen Tore" des Rückenmarks sollten sich wieder schließen können. Dazu bietet sich die Bioresonanz-Therapie an, bei der über Rollelektroden direkt seitlich der Wirbelsäule die pathologischen Informationen abgegriffen und gleichzeitig gelöscht werden können (Doppelrolle). Dieser Arbeitsgang ist Bestandteil der MRT und wird mit dem Subtraktions-Lösch-Verfahren durchgeführt.

Nicht zu vergessen sind die Schwermetallbelastungen, vor allem Quecksilber, da hier durch die Lipophilie eine hohe Affinität zum ZNS besteht. Es kann neben Fehlsteuerungen sogar zu Persönlichkeitsveränderungen kommen. Die Ausleitung von Schwermetallen bewirkt deshalb immer auch eine Entlastung des Nervensystems.

15.5 Abwehrsystem

Die Funktion dieses Systems besteht nicht nur aus Schutzfunktionen gegenüber Eindringlingen. Es ist gleichzeitig ein Reparatur- und Entgiftungssystem. Der Abtransport von Schlacken und Toxinen, die im Gewebe wegen Überlastung der großen Entgiftungsorgane Leber und Niere zwischengelagert wurden, ist eine aktive Immunleistung! Dies erfolgt immer über Entzündungsvorgänge, die oft spürbar sind (Muskelkater, Gliederschmerzen bei Grippe oder Weichteilrheuma usw.). Störfelder sind nur deswegen entstanden, weil die Reste nicht mehr resorbierbaren Materials als Entzündungsfolge im Gewebe zurückgeblieben sind.

▲ Die Kardinalfrage muß hier natürlich lauten: **warum?**

Wenn „nicht mehr resorbierbares Material" (Definition von Pischinger) im Gewebe zurückbleibt, müssen Gründe dafür vorliegen. Rein materiell gesehen könnte man das mit der mangelnden Phagozytosemöglichkeit belegen. Energetisch gesehen handelt es sich jedoch um Störschwingungen, die nicht mehr der Transformation unterliegen, also blockiert sind (festgehalten werden).

Auch hier darf bei der Betrachtung die Psyche nicht außer Acht gelassen werden! Das Festhalten pathologischer Energiefelder, d.h. das Blockieren der Transformation und damit deren Auflösung geschieht durch unsere Gedanken, die an negativen Denkmustern festhalten (Haß, Neid, usw.). Dadurch werden ungünstige Kraftfelder an uns gebunden, „kleben" sozusagen an unserem Energiefeld und verändern damit unsere Persönlichkeit. Um das morphologische Substrat dieser pathologischen Frequenzen zu beseitigen, muß sich die Immunabwehr nochmals intensiv mit diesem Areal auseinandersetzen, was nur im Rahmen einer erneuten Aktivierung der Entzündung geschehen kann. Allein kann das aber der Organismus nicht. Das hat er ja schon gezeigt. Es muß ihm dabei geholfen werden. Da wir bei chronischen Krankheiten oft eine massive Überlastung der Matrix mit Toxinen vorfinden, ist das ohnehin geschwächte Immunsystem überfordert.

Es gibt sehr viele immunstimulierende Maßnahmen. Sie können jedoch nicht kritiklos eingesetzt werden. Zunächst muß erst einmal die Ausgangssituation bestimmt werden. Dazu ist heute jedes größere Labor in der Lage. Ein kompletter Immunstatus zeigt uns den genauen Therapieansatz. Am häufigsten kommt Thymusextrakt zum Einsatz, dessen starke Wirkung auf das Immunsystem nachgewiesen ist und der eine regulierende Funktion hat. Er kann somit auch bei Allergien eingesetzt werden, bei denen der T4/T8-Quotient (Verhältnis von T-Helfer- zu T-Suppressorzellen) meist über 2,5 liegt.

« Die Thymusdrüse ist die Schule der Lymphozyten. »

Dem Lymphozyten wird hier nicht nur das Kämpfen, sondern auch das Tolerieren körpereigener Zellen beigebracht. Thymus hat deshalb auch eine wichtige Bedeutung bei Autoimmunleiden. Es können Spritzenserien über vier bis sechs Wochen mit THX und PPX, Thymus-Mulli, Thymosand (Sonderanfertigungen nach Sandberg), Neythymun u.a. durchgeführt werden. Bei vielen Krankheitsbildern ist es ein Muß. Thymus kann man auch sehr gut mit Elpimed und Milzpeptiden kombinieren. In weniger schweren Fällen können orale Präparate eingesetzt werden oder Phytotherapeutika wie Echinacin, Phytolacca u.a. Beim hochdosierten Einsatz derselben ist aber zu beachten, daß im siebentägigen Biorhythmus zunächst eine Immunstimulation und nach drei Tagen eine Immunsuppression erfolgt! Deshalb immer im Rhythmus bleiben.

15.6 Kurzfassung der wichtigsten adjuvanten Therapien

1. Endokrine Unterstützung
- Schilddrüse anregen, in Einzelfällen bis Puls max. 120 pro Min. (**cave** Hyperthyreose!) Procain-Infiltration (Neuraltherapie), Jodzufuhr (auch Lugol'sche Lösung 50%ig) Thyroidea sicca-Präparate
- Nebenniere anregen (z.B. Phytocortal, Zellpräparate)
- Hypophyse unterstützen (z.B. Phyto-Hypophyson C, Kurzwellendurchflutung nach E. Schliephake).

2. Leberentlastung und -unterstützung
- eiweiß- und fettarme Diät, so naturbelassen wie möglich!
- *intensive* Darmreinigung (Ozovit, Einläufe alle zwei Stunden mit Kaffee, Kamille, Glaubersalz oder Kolon-Hydrotherapie)
- Zufuhr fehlender Enzyme (in physiologischer Zusammensetzung, z.B. Kalbslebersaft, Hepar sicca-Präparate, Revitorgan).

3. Schwermetallausleitung
- Blei (Nosode)
- Cadmium (Nosode), zusätzlich Zink und Selen, Vitamine C, A und E
- Quecksilber (Amalgam).

4. Parasitäre Besiedelung behandeln
- Candidiasis (Nosode, Pefrakehl)
- Aspergillose (Nosode, Nigersan)
- Symbioselenkung.

5. Autoaggression ausschalten durch Beseitigung zirkulierender Antikörper
- proteolytische Enzyme (z.B. Wobenzym)
- Eigenblut/Eigenharn (verfeinert als AHIT = Autohomologe Immuntherapie nach Kief), O_2-, O_3- Behandlung
- Beutelplasmapherese.

6. Immunstimulation
- Echinacin, THX und Thymosand, Ribomunyl + Pind Avi, REBAS Latensin, Utilin (Pind Avi und REBAS sind Präparate der Fa. Sanum, Kehlbeck)

7. Orthomolekulare Substitution nach Serum- und Vollblutanalyse
- Zink, Selen, Vitamine E, B_3, B_{12} (bei allen chronischen Krankheiten)
- Vitamine A, C, Kupfer, Magnesium (zusätzlich bei Allergien)
- oder entsprechende Nahrungsumstellung nach Haaranalyse

8. Umstimmung durch Elektrolytaustausch (Zellenentlastung)
- strikte Kochsalzabstinenz
- 3 verschiedene Kaliumsalze (10%ig) substituieren

9. Lymphdrainage und aktives Lymphtraining
- Aktivierung der Lymphmeridiane mit der BRT
- Homöopathische Lymphmittel

10. Operative Herdsanierung (nach Austestung)
- Restostitis
- Nasennebenhöhlen-Fensterung
- Tonsillektomie

11. Psychosoziales Umfeld

12. Therapeutengespräch

Zur Beachtung:
Das vorgezeigte Schema stellt keine Hierarchie dar. Die Anwendung der einzelnen Punkte richtet sich individuell nach dem vorliegenden Krankheitsbild. Wertvolle Anregungen hierzu stammen von M. Gerson.

16. Der individuelle Grundton

Die Wirkung eines gezielten Einsatzes von Frequenzen ist für denjenigen eine Selbstverständlichkeit, der schon mit anderen energetischen Verfahren vertraut ist. Der Einsteiger wird aber immer wieder von Zweifeln geplagt. Er sollte bedenken, daß jede Organfunktion, die zu einer bestimmten Zeit abläuft, schon Rhythmus und damit Frequenz ist. Alles, was im Körper geschieht ist Bewegungsgesetzen unterworfen und läßt sich gleichzeitig in Frequenzen ausdrücken. Der notwendige Gedankensprung besteht nun darin, zu erkennen, daß sich diese Frequenzen von außen über das Resonanzprinzip beeinflussen lassen.

Damit lassen sich tiefgreifende Heilwirkungen erzielen, die gewöhnlich nur dann verstanden und akzeptiert werden können, wenn diese Phänomene einmal selbst erlebt wurden. Schon manche Krankheit, die auf diese Weise behandelt wurde, hat einen Saulus in einen Paulus verwandelt. Als Anschauung kann das Modell eines Doppelpendels gelten. Die Bewegung des einen Pendels überträgt sich mit einer gewissen Verzögerung auf das andere. Zum Schluß schwingen beide gleich. Das, was wir in der Natur beobachten können, gilt uneingeschränkt auch für die Funktionsabläufe im Organismus.

« Erkenne die Natur in Dir! »

Diese Resonanzphänomene treten bei Einzeltönen auf. Es gibt nun bei jedem Menschen ein individuelles Frequenzspektrum, und zwar als die Summe aller Einzelfrequenzen, das mit bestimmten Tönen in Resonanz kommt und dadurch eine Gesamtschwingungsanregung erfährt. Jener Ton, der in der Lage ist, als Triggerfrequenz zu wirken und damit das gesamte Schwingungsfeld des Organismus „aufzuschaukeln" und zu beeinflussen, ist der **individuelle Grundton**. Er entspricht dem Genotypus (vgl. Abb. 41).

Dieser ist auch in seinen Obertönen wirksam, was daran deutlich wird, daß der Organismus mit allen möglichen Oktaven dieses Grundtones in Resonanz tritt. Im höheren Frequenzbereich finden wir die Farbqualität dieses Grundtones als zweite Lieblingsfarbe wieder.

Auf das Vorhandensein dieses Grundtones sind in den letzten Jahren mehrere Forscher in der ganzen Welt gestoßen. Der Urheber kann deshalb schwerlich bestimmt werden. Die Umsetzung des Wissens zu therapeutischen Zwecken ist aber individuell, und es wird deshalb mit unterschiedlichen Methoden gearbeitet.

Der Grundton muß so aufgefaßt werden, daß er ein typisches, charakteristisches Hauptmerkmal für das jeweilige Individuum darstellt. Das bedeutet auch, daß hiermit bestimmte Charaktereigenschaften verknüpft sind. Wir können deshalb auf Grund dieses gefundenen Tones einen wesentlichen Hinweis auf die Person, ihre Stärken und

Schwächen bekommen. Andererseits kann an Hand der Persönlichkeitsmerkmale die Richtigkeit der Grundtonbestimmung überprüft werden. Die Charakterisierung darf aber nur mit aller Vorsicht verwendet werden, um hier keine vorschnelle Einteilung in bestimmte Schubladen vorzunehmen. Es sollte außerdem berücksichtigt werden, daß diese Aspekte immer positiv wie auch negativ ausgelebt werden können (nach dem Gesetz der Polarität) und deshalb auch genau das Gegenteil zutreffen kann.

C	spirituelle Neigung; Konflikt zwischen sentimental und spirituell; Mitgefühl für die Welt; verdrängt die Realität; leidet; gut; liebend; hilfsbereit; leicht auszunutzen; Therapeut; Masochist; Märtyrer
Cis	Künstler; spirituell; romantisch; herzorientiert; impulsiv; temperamentvoll; Kreativität mit spirituellem Zweck
D	spirituell mit Verantwortlichkeit; beide Füße auf der Erde; Helfer; bedingungslose Liebe; ausgeglichen; intuitiver Beobachter; mütterlich; nondogmat. Prediger; optimale Werbeleute
Dis	Projektplaner; sehr praktisch; hinterfragend; bei Einfluß von anderen Tönen: kann sehr cool sein; Forscher; Geschäftsmann; Sinn für Ökonomie
E	emotionslos; gemein; Spion; Intrigant; Grundton kann 1/2 Note verändert werden. Gut: wenn transformiert in Selbstbeherrschung und ohne Machtanspruch
F	starke Persönlichkeit; Interesse an Mystik; Therapeut; Astrologe; Hypnotiseur; bei E-Einfluß: Vorsicht Okkultismus; bei Fis-Einfluß: spiritueller Sucher; Heiler; schützen; reinigen; Vorsicht: Egoist
Fis	Aktivität in Kunst; Autoren; Dichter; braucht und erhält Anerkennung; Architekten; Dekorateure; gute Therapeuten mit höherem Bewußtsein; Logik; Phantasie; positiv
G	hoch spirituell; flexibel; harmonisch; gottergeben; Akzeptieren; charismatisch; können Führer und Gurus werden; in jedem Beruf zu finden
Gis	sicher in Routinejob; Problem durch Ehrgeiz; bei Kontakt mit G-Leuten Eifersucht auf Führungsqualitäten; Konflikt zwischen Spiritualität und Materialismus
A	unabhängig; businesslike-Einstellung: korrekt, präzise, in richtiger Ordnung; Organisationstalent; analytischer Profi; sehr guter Charakter; Manager; Programmierer
Ais	intellektuell; Spezialist; Professor; Doktor; Musikwissenschaftler; Kreativität in der Musik; reserviert; distanziert; Flucht bei Angst vor intellektueller Unsicherheit
H	Intrigant; Rebell; Untergrundwühler; nicht ehrlich; strahlt Unbehagen aus; Detektiv; Politiker; Polizist; Offizier; Spion; negativer Einfluß durch H kann geändert werden.

Zuordnung nach Vemu Mukunda (Indien).

Wie hier bereits schon angedeutet, kann der Grundton durch andere Töne beeinflußt und somit der Charakter verändert werden. Dies wird sich besonders in Spannungssituationen auswirken. Hier sehen wir auch aus einem anderen Blickwinkel, welchen Einflüssen wir automatisch unterliegen, wenn wir längere Zeit mit bestimmten Menschen, privat oder im Beruf, zusammen sind, die einen anderen Grundton haben. Dies kann sich positiv wie negativ auswirken. Bei einigen Menschen kann es sogar sein, daß sie entgegen ihrer Konstitution leben, da sie aus Ihrem Grundton herausgedrängt wurden. Dies bedeutet konkret, daß sich fremde Frequenzmuster im Schwingungsfeld des Patienten etabliert und dieses somit in bestimmter Weise verändert haben. Sie sind dann nicht mehr sie selbst. Da wir die Töne direkt mit den Farben vergleichen können, läßt sich dies manchmal auch am Wechsel der zweiten Individualfarbe verfolgen. Der Grundton entspricht der zweiten Lieblingsfarbe, nicht der ersten.

▲ Was kann mit dem Grundton erreicht werden?

In den meisten Fällen ist während der Applikation über einen Frequenzgenerator jede Form der Umpolung sofort beseitigt. Dies ist so zu erklären, daß durch die Anhebung des Gesamtschwingungsniveaus die Blockaden auf einer höheren Ebene „überspielt" werden können. Dieser Ton unterstützt die Gesamtkonstellation, wodurch Defekte „aufgebessert" werden können. Das bezieht sich auf schwere Krankheiten ebenso wie auf Knochenheilungen.

Der Erfolg würde natürlich länger anhalten, wenn entsprechend lang behandelt wird. Es hängt auch vom Ort und der Art der Anwendung ab. Wird der Ton gesungen, muß täglich wiederholt werden. Werden Kopfhörer verwendet, gilt das gleiche. Wird er aber über bestimmte Akupunkturpunkte gegeben (z.B. als Phonophorese = Tontherapie von Akupunkturpunkten), kann der Effekt Tage oder sogar Wochen anhalten.

Der Oktavraum, der bei der **Behandlung** mit dem individuellen Grundton Verwendung findet, ist nicht ganz gleichgültig. Tiefe Frequenzen erreichen mehr die unteren Körperabschnitte, hohe eher die zentrale Steuerung, den Kopf. Aber jeder Grundton erreicht *alle* Körperzellen!

Setzen wir das Prinzip der *Zyklotronenresonanz* therapeutisch ein, ergeben sich völlig neue Wirkungsweisen. Wir führen die Grundtontherapie (GTT) *in Verbindung* mit der Bioresonanz-Therapie durch und machen uns einen Doppeleffekt zunutze, indem wir während der Zeit, in der unser Grundton läuft und die Umpolung erfolgt ist, gezielt Informationen in den Organismus einschleusen. Damit erreichen wir einen langanhaltenden Therapieeffekt, bzw. sichern überhaupt erst den Therapieerfolg. Die Bioresonanz-Therapie mit körpereigenen Schwingungen profitiert ebenfalls davon. Durch den freien Energiefluß während der Einspielung des Grundtones können die Therapiesignale ungehindert wirken.

Interessant ist das Verhalten des Organismus auf die verschiedenen Töne. Es kann in Einzelfällen vorkommen, daß sogar zwei oder drei Töne gute therapeutische Effekte hervorrufen. Im Normalfall ist es jedoch nur einer. Alle anderen Töne werden vom Organismus mehr oder weniger abgelehnt und können sogar Streß bedeuten. Dies insbesondere dann, je näher sie am eigentlichen Grundton liegen.

Dies hat eine besondere Bedeutung. Wenn jemand zornig wird, erhöht sich die Frequenz, d.h. der Ton wird höher. Dadurch kann beim Partner Disharmonie ausgelöst werden. Aber auch in Ruhe kann bereits eine Intoleranz gegenüber dem Grundton eines anderen Menschen bestehen, nämlich dann, wenn dieser einen halben Ton höher liegt.

Der Grundton drückt sich auch in der Sprache aus, d.h. jeder Mensch spricht in Ruhe in der Tonlage seines Grundtones. Das eröffnet gleichzeitig eine gute diagnostische Möglichkeit zur Grundtonbestimmung. Dies kann mit einiger Übung mit Hilfe eines Frequenzmeßgerätes erfolgen. Eine andere Möglichkeit ist die der Reaktionsabstandsmessung am Patienten, während dieser den Tonschwingungen ausgesetzt ist (nach E. Schick).

Weitere Möglichkeiten sind durch die Kinesiologie oder den Biotensor gegeben. Ganz gleich wie vorgegangen wird, die Diagnostik sollte sicher beherrscht werden.

Eine länger anhaltende Änderung des Grundtones kann auf eine schwere Krankheit hinweisen, durch starken Dauerstreß hervorgerufen sein, oder aber auch eine persönliche Weiterentwicklung bedeuten. Jedes Individuum hat seinen konstitutionellen Schwachpunkt und damit sein Lebensthema. Der Grundton stellt nun eine individuelle Möglichkeit zur Stärkung der Konstitution dar. Somit muß dieser Ton auch mit dem jeweiligen schwachen Organbereich korrelieren, und das tut er in der Regel auch.

Wenn wir die Tonfrequenzen entsprechend oft oktavieren (verdoppeln), kommen wir zu den Farblichtschwingungen, die eine andere Quantität der gleichen Qualität darstellen. Die rechnerische Zuordnung sieht wie folgt aus:

c	=	Grün
cis	=	Blaugrün
d	=	Blau
dis	=	Indigo
e	=	Violett
f	=	Rotviolett
fis	=	Purpur
g	=	Rot
gis	=	Orangerot
a	=	Rotorange
ais	=	Gelb
h	=	Gelbgrün

Auch hier gibt es Widersprüche in der Literatur. Ich halte mich aber mit gutem Erfolg an die Ergebnisse von Cousto, die ich nachgerechnet habe.

▲ Wie gehen wir in der Praxis vor?

Wir bestimmen den Grundton nach einem der oben angegebenen Verfahren, was hier absichtlich nicht näher erläutert wird, damit sich keine Fehler einschleichen. Dieses Wissen wird auf Seminaren vermittelt.

Der Grundton wird über Kopfhörer oder eine spezielle Bauchelektrode eingespielt. Gleichzeitig läuft nun die Bioresonanz-Therapie, beispielsweise am zu behandelnden Störfeld. Die Applikation erfolgt gewöhnlich über schwache Magnetfelder, die mit diesen Frequenzen moduliert sind. dabei werden die Induktoren direkt auf das entsprechende Organ gesetzt. Die Dauer beträgt wenige Minuten. Anschließend werden noch die zugehörigen Meridiane behandelt.

Weiterhin können Allergien behandelt, Toxine ausgeleitet, Narben entstört werden o.ä., während der Grundton läuft. Dies ist als Sonderform der KKT anzusehen.

Während der gesamten Therapiezeit hält aber der Patient eine Hand (oder bei kleinen Bezirken auch einen Finger) auf sein *Symptom!* Zusätzlich konzentriert er sich auch gedanklich auf seine Beschwerden.

Die dadurch bewirkte Streßverstärkung ist ein wichtiges Merkmal dieser besonderen Therapieform, die ich bereits als sogenannte **Konstitutionelle Streß-Entlastung-Therapie (KSET)** – bisher ohne Grundton – in Kapitel 11.5 vorgestellt habe. Dadurch lenkt der Organismus seine Aufmerksamkeit auf das entsprechende Symptom (dorthin, wo der Streß sich auswirkt), wodurch die Heilinformation *gerichtet* wird. Dies ist wie eine Bündelung von Energie zu verstehen.

Die Therapiewirkung ist in dieser Form oftmals durchschlagend und auch langanhaltend. Sie übersteigt bei weitem frühere Behandlungserfolge mit der Bioresonanz-Therapie. Erstverschlimmerungen durch plötzlich inganggesetzte Heilreaktionen sind allerdings möglich, worauf der Patient vorbereitet werden sollte. Die Behandlungen werden in relativ großen Abständen durchgeführt, damit die eingeleiteten Immunreaktionen ungestört ablaufen können. Es wird üblicherweise nur alle drei bis vier Wochen therapiert.

Eine unter Zeitnot einzusetzende Variante hiervon wäre die Behandlung ohne Berücksichtigung der 5-Elemente-Lehre. Dazu wird die Individualfarbe direkt am Ort der Symptomenprojektion mittels Magnetstrahler eingesetzt, während der Grundton über Kopfhörer oder Bauchelektrode appliziert wird. Diese Therapieform setzt nicht die Beherrschung der 5-Elemente-Lehre voraus. Dabei wird aber nur das Symptom und nicht der zugrundeliegende Dauerstreß behandelt. Diese Therapie ist deshalb nicht kausal.

Bei der Behandlung mit Körpersignalen werden die Symptomenbereiche mit einer Rolle, oder ebenfalls der Magnettiefensonde abgefahren. Zusätzlich kann auch hier eine Meridiantherapie erfolgen. Bei weniger gravierenden Fällen kann dieses Verfahren mit sehr gutem Erfolg angewendet werden.

17. Bewährte Kombinationen in der Praxis

Eine rundherum ausgewogene Therapie besteht darin, synergistische Maßnahmen sinnvoll zu kombinieren und die Einzelverfahren möglichst zu standardisieren. Das kann bei einem schwerstkranken Patienten folgendermaßen aussehen – in dieser Reihenfolge an einem Behandlungstage:
– Stabilisierung des Hormonsystems durch BRT oder Kurzwellendurchflutung der Hypophyse
– Hämatogene Oxydationstherapie (HOT) oder Ozon
– Matrix-Regenerations-Therapie (MRT)
– Kolon-Hydrotherapie
– Stoffwechseltest und Therapie (STT)
– Multicom-Behandlung mit Individualfarbe als KSET, eingespieltem Grundton, oder
– Störfeldbehandlung durch BRT mit Körpersignalen, oder
– Kombinierte Konstitutions-Therapie (KKT)
– Thymusinjektionen
– orthomolekulare Therapie
– hochdosierte Enzymtherapie und Katalysatoren.

Es sind also Therapiemaßnahmen zu unterscheiden, die auf der materiellen Ebene angreifen und solche, die auf der energetischen Ebene wirken. Dieses gleichzeitige polare Vorgehen ist bei schweren Krankheitsbildern absolut notwendig. Ein wichtiges Grundprinzip bei der Behandlung chronischer Krankheiten besteht in der Unterbrechung des pathologischen Informationsflusses durch die Störfelder. Dazu gibt es verschiedene Möglichkeiten:
– invasive lokale Störfeldausschaltung (Chirurgie)
– konservative lokale Störfeldausschaltung durch konstitutionelle Behandlung (Bioresonanz-Therapie, Neuraltherapie)
– indirekte Störfeldausschaltung (Allgemeinbehandlung, die das Abwehrsystem stärkt)
– Normalisierung der Gate-Control-Funktion durch Unterbrechung der nervalen Leitung (Bioresonanz-Therapie, Neuraltherapie).

Der pathologische Informationsfluß wird über die Bioresonanz-Therapie abgeschaltet, da die Störfrequenzen damit gelöscht werden. Das ist ein wesentlicher Wirkmechanismus dieses Verfahrens. Einseitige pathologische Informationen, die zum Gehirn geleitet werden, führen zur vegetativen Dystonie. Deshalb ist eine polare energetische Behandlung in diesen Fällen notwendig. Der Sinn der MRT besteht auch darin, Areale von gesunder Matrix zu schaffen, von wo aus die Regeneration der kranken Bezirke erfolgen kann.

Nicht vergessen werden darf die Aufarbeitung psychischer Probleme und die Patientenführung, die Lebens- und Ernährungsgewohnheiten unbedingt beinhalten muß.

18. Besonderheiten bei der Tumortherapie

Nachdem nun auch offizielle Statistiken der Schulmedizin die niederschmetternde Wahrheit offenbaren, daß die Überlebensrate von Tumorpatienten mit und ohne schulmedizinische Behandlung genau gleich hoch ist (ganz gleich, ob Stahl, Strahl oder Chemotherapie), sollten endlich die vorliegenden Erkenntnisse der Matrixforschung zur Kenntnis genommen und voll angewendet werden.

« Die Polarität des Tumors ist die Entzündung »

Unter dieser Prämisse ergibt sich, daß unter allen Umständen versucht werden muß, eine Entzündung im Tumorgebiet in Gang zu bekommen. Die bereits versuchte (passive) lokale Hyperthermie ist in ihrem Ansatz richtig, scheitert aber am Wärmeabtransport durch das Blut. Es sollte deshalb eine **aktive** Entzündung provoziert werden, entweder durch Instillation von entzündungsaktiven Substanzen (z.B. Pyrogenium), oder auch Interleukinen. Es lohnt sich bei bestimmten Tumoren auch ein energetischer Versuch. Für das im obigen Kapitel vorgestellte ganzheitliche Konzept würde es folgendes bedeuten:

Entzündung aktivieren:	Einschwingen der invertierten Tumorfrequenzen mit dem BRT-Gerät
– zusätzlich:	Fiebertherapie, Hyperthermie, HOT, Ozon
neuro-humorales System stabilisieren:	Magnetfeld-Behandlung der Hypophyse, evtl. zusätzlich Gonaden, Milz, Nebennieren (Chakra-Therapie)
– alternativ:	Kurzwellendurchflutung nach E. Schliephake, Phytotherapie
Stoffwechselkorrektur	BRT mit Stoffwechseltest und Therapie (STT)
– zusätzlich:	Ernährungsumstellung
Störfeldsanierung:	MULTICOM-Therapie mit Magnetfeld, oder lokale Störfeldinformation löschen
– alternativ:	Neuraltherapie, operative Sanierung
Ausschaltung von Dauerstreß: (Schwermetalle, Allergien, Toxine, Mikroben, Viren, Geopathie)	Domäne der Bioresonanz-Therapie
– zusätzlich:	Nosoden, Homöopathie
Gesamtumschaltung des Grundsystems:	Matrix-Regenerations-Therapie (MRT), Gleichfeld-Therapie, individueller Grundton, destruktive Interferenz, Konstitutionsbehandlung
– zusätzlich:	vegetative Rhythmustherapie
intensive Entgiftung:	Bioresonanz-Therapie
– zusätzlich:	Kolon-Hydrotherapie, Symbioselenkung, Lymphaktivierung

Immunmodulation:	Bioresonanz-Therapie
– zusätzlich:	Thymustherapie, Phytotherapie, Immunfaktoren,
Psychotherapie, unterstützend	Simonton-Entspannung, Meditation, Yoga, Autogenes Training

Weitere spezielle Möglichkeiten sind:
- lokale Tumorbehandlung mit Schwachstrom nach Nordenström/Pekar
- Injektion von gesunden Mesenchymzellen, die mit etwas Adrenalin versetzt sind, direkt in den Tumor
- lokale Injektionen von Hyaluronidase, bzw. Einschwingen der **invertierten** Frequenz der Hyaluronsäure mit dem BRT-Gerät
- gezielte Stimulation einer vorhandenen Tumor-Neutropenie mit GM-CSF, oder der Granulozyten mit G-CSF, zusätzlich IL-3, weiterhin (bei Anämie) Erythropoetingabe dreimal pro Woche.

Diese Aufzählung ist nicht vollständig. Sie soll vor allem das Prinzip verdeutlichen und kann durch weitere bewährte Maßnahmen ergänzt werden. Es sollte auch bedacht werden, daß im Laufe der Evolution von der Pflanze zum Tier u.a. zwei Systeme hinzukamen – das Hormon- und das Nervensystem. Pflanzen wachsen ohne Unterlaß, solange sie Nahrung und Wasser finden. Bei Tieren (und Menschen) wird das Wachstum ab einem bestimmten Alter eingestellt. Deshalb sollte bei der Krebsbehandlung ganz besonders dieses kombinierte neuroendokrine System berücksichtigt werden, welches hier offensichtlich versagt hat und deshalb unkontrolliertes Wachstum eintreten konnte.

Zusammenfassend kann festgehalten werden, daß zwei Aspekte bei der Betrachtung chronischer Krankheiten von größter Wichtigkeit sind – einmal die polare Beziehung zwischen Grundsystem und den Organzellen, die als solche bei der Beurteilung des Schweregrades einer Krankheit eher sekundär sind. Primär entscheidend für den Krankheitsverlauf ist der Funktionszustand der Matrix. Deren Funktion hängt wiederum vom Zellpotential und den steuernden Einflüssen ab, wobei die Besonderheit der neurohumoralen Koppelung im Grundsystem als Polarität zum Hypophysen-Zwischenhirn-System eine Hauptrolle spielt.

Vereinfacht kann gesagt werden: Die im Krankheitsfalle verschobene Polarität zwischen zentraler Steuerung und peripherem Erfolgsorgan (Schließung des Regelkreises in der Matrix) wird durch die Blockade des Grundsystems (durch die verschiedenen negativen Belastungen) fixiert. Das ist der tiefere Grund für die Entstehung einer chronischen Krankheit. Durch die Funktionsstörung des neurohumoralen Systems ist auch die Wachstumskontrolle gestört, weshalb eine unkontrollierte Proliferation wie beim Krebs auftreten kann, da archaische Verhaltensmuster der Zellen (die in der DNS codiert sind) wieder auftauchen. Bei allen therapeutischen Maßnahmen muß dieser steuernde Einfluß berücksichtigt werden, sonst werden die Therapieeffekte nicht kalkulierbar. Es sollte verstanden werden, daß das Grundsystem als einheitlich reagierendes System umgeschaltet werden kann.

Bei chronischen Krankheiten ist dies die Voraussetzung für den Heilungserfolg, da hier immer die Möglichkeit der rhythmischen Selbstumschaltung blockiert ist. Dafür verantwortlich ist der Ladungszustand der Fibroblasten. Der Arzt kann diesen Umschalteffekt nicht nur von seiner internen Therapie als Körperantwort erhoffen. Die Umschaltung kann auch von außen erfolgen. Keinesfalls darf die Einheit von Körper, Geist und Seele mißachtet werden. Tiefgreifende und umfassende Heilwirkungen bedürfen oft einer gleichzeitigen Bewußtseinsveränderung, eines Reifeprozesses. Bevor jedoch eine Behandlung fruchten kann, muß die Entgiftung in Gang gesetzt werden.

« **Die Therapie schwerer chronischer Krankheiten braucht mehrere Ansatzpunkte gleichzeitig.** »

Eine erprobte und sehr wirksame Kombinationsbehandlung ist die Matrix-Regenerations-Therapie, die materielle Gesichtspunkte mit energetischen vereint. Sie kann in schweren Fällen noch mit der HOT, der Kurzwellendurchflutung der Hypophyse und der Kolon-Hydrotherapie sinnvoll kombiniert werden. Wir können in unserer heutigen Zeit, die geprägt ist durch Umweltverschmutzung, Fehlernährung und Allergien, nicht mehr davon ausgehen, daß mit einer Monotherapie bei fortgeschrittenen Krankheiten bis hin zum Krebs, Heilungen zu erzielen sind. Dieses Eingeständnis mag vielen genauso weh tun wie mir als klassischem Homöopathen. Wer wirklich durchgreifende Erfolge verzeichnen will, muß bei unseren extrem belasteten Patienten *vielseitig* arbeiten und verschiedene, synergistische Maßnahmen, unter Beachtung der polaren Beziehungen, miteinander verbinden.

Die „Therapiekette" ist jedoch nur so wirksam wie ihr schwächstes Glied. Ebenso entscheidet der schwächste Teil im Organismus darüber, ob der gewünschte Erfolg eintritt, oder nicht. Erst wenn tatsächlich alle vorliegenden Störungen rückbildungsfähig sind, kann es einen durchschlagenden Erfolg geben. So wie auch alle Krankheitssymptome immer am schwächsten Punkt auftreten, die eigentliche Krankheitsursache aber meist im Verborgenen liegt (locus minoris resistentiae est locus majoris reactionis), verhält es sich auch umgekehrt bei der Therapie, die keinen Bereich unberücksichtigt lassen darf. Letztendlich muß die Diagnostik darüber Aufschluß geben, was im Einzelfall tatsächlich nötig ist. Dies gelingt aber nur, wenn entsprechende bioenergetische Meßverfahren zur Verfügung stehen (und beherrscht werden).

Kein Organbereich, der eine Regulationsstarre zeigt oder energetisch geschwächt ist, darf unbehandelt bleiben. Die Hoffnung auf spontane Besserung nicht direkt therapierter Bereiche ist im allgemeinen trügerisch, und man kann es sich bei schweren Krankheitsbildern auf keinen Fall leisten, etwas außer acht zu lassen.

Auch sollte sich der gewissenhafte Therapeut von der oft „an der Basis" zu leistenden „Knochenarbeit" (z.B. Kolon-Hydrotherapie) nicht abhalten lassen. Der Einsatz verschiedener Therapiemethoden gleichzeitig, wurde insbesondere beim Tumorgeschehen bis jetzt nicht in aller Konsequenz verfolgt. Dies verlangt natürlich auch ein weitgefächertes Spektrum an Möglichkeiten, die zur Verfügung stehen und ein breites Wissen. Der Trend zum Spezialistentum steht dem umgekehrt proportional entgegen. Leider sind die Naturheilverfahren davon nicht verschont. Zusätzlich kommen noch Abgrenzungsbestrebungen der verschiedenen Vertreter hinzu (z.B. mancher Kneippianer).

In unserem „Giftzeitalter" hat sich das medizinisch klinische Bild der Krankheiten völlig gewandelt. Neue Symptome wurden hervorgebracht, andere wieder völlig verschleiert. Die Zeit der lehrbuchmäßigen Verläufe ist vorbei. Echte Heilungen sind selten geworden. Deshalb müssen neue Wege beschritten werden, auch wenn sie unbequem sind und zum Umdenken zwingen. Das von mir vorgelegte Konzept könnte ein Weg in die neue Richtung sein, die unsere zukünftige Medizin gehen muß.

Üblicherweise wird aber der echte Fortschritt an der Basis, d.h. durch den niedergelassenen Arzt erbracht. Die Kliniken verzetteln sich durch oft sinnlos geforderte Wirkungsnachweise für Heilmethoden, die allein durch den gesunden Menschenverstand beurteilt werden könnten. Das ist sehr schade, gehen uns doch durch dieses Vorgehen enorme Kapazitäten für die Forschung und Entwicklung verloren. Gerade die Kliniken sollten die Vorreiter und die Prüfstätten für die neuen Ideen sein. In der Praxis lassen sich aus Zeitgründen die Nachweise nicht erbringen, vom finanziellen Aufwand ganz zu schweigen.

Was allerdings der Forschung heute noch Probleme bereitet, ist die Verknüpfung von Körper, Geist und Seele. Durch den Versuch einer exakten Beschreibung pathophysiologischer Vorgänge wurde das Immaterielle bisher immer sauber „ausgeklinkt". Damit wurde die vorhandene Einheit von vornherein zerstört und gleichzeitig die Wissenschaftlichkeit aufgehoben. Durch die polaren Verhältnisse in unserer Welt besteht die Wirklichkeit immer aus objektiv und subjektiv. Wer also die pathophysiologischen Vorgänge im Körper korrekt beschreiben will, muß beides mit einbeziehen.

Die Manifestierung seelischer Konflikte in Form von körperlichen Krankheiten, die Blockierung physiologischer Vorgänge durch negative Gedankenenergien müssen genauso als gegeben angenommen werden wie äußere kosmische Einflüsse (Erdmagnetfeld, Mondenergie, Sonnenstrahlung, Wettereinflüsse u.a.). Wir werden also noch warten müssen, bis der Durchbruch, den es in der Quantenphysik schon längst gegeben hat, auch in den Naturwissenschaften gelingt.

Kaum einem Forscher wird außerdem verborgen geblieben sein, daß das einzigartige Zusammenwirken aller Einzelkomponenten in unserem Organismus und deren **Selbstorganisation** wohl kaum ein Zufallsprodukt sein kann, sondern einem höheren energetischen Bauplan, einem allumfassenden Geist gehorchen muß. Wir sollten nun langsam den Mut aufbringen, das zuzugeben und gleichzeitig eingestehen, daß sich dieser Geist von uns nicht erforschen läßt. Erst wenn diese für uns unbekannte Größe, dieser All-Geist, durch den die energetischen Kräfte ihr kompliziertes Zusammenspiel überhaupt entfalten können, in unsere Gedanken ständig mit einbezogen wird, arbeiten wir exakt wissenschaftlich.

19. Praktische Beispiele

Anhand einiger weniger Kasuistiken sollen kurz die Fallstricke aufgezeigt werden, die in der täglichen Praxisarbeit auftreten können.

Ein 48jähriger Patient klagte seit Jahren über eine Hyperhidrosis, die für ihn sehr unangenehm ist. Er hat schon die „typische Handbewegung", indem er sich immer erst vor dem Händeschütteln die feuchten Handflächen an der Hose abwischt. Sehr schnell wurde die Diagnose gestellt: eine Hyperthyreose. Er bekam (auswärts) Schilddrüsenhormone, auch Thyreostatika – kein Erfolg. Zum Schluß stand die Operation an. Mich suchte er eines Tages wegen akuter starker Übelkeit und Kopfdruck auf. Der Blutdruck betrug 150/120 beidseits, sonst lag kein pathologischer Befund vor. Aber er hatte Angst! Seine Lieblingsfarbe war Blau. Hier störte also das Wasserelement (Niere) aufgrund einer „Fülle", durch „Mißachtung" das Element Erde, zu dem auch die Schilddrüse gehört. Die Nieren wurden direkt lokal mit Magnetstrahler behandelt, zusätzlich mit MULTICOM-Laser, Farbe Blau, Nierenmeridian und sofort normalisierte sich der Blutdruck! Wie erstaunt war der Patient, daß er nach der Behandlung außerdem eine trockene Haut hatte! **Fazit:** Die 5-Elementen-Lehre kann für die Beurteilung scheinbar therapieresistenter Störungen sehr hilfreich sein.

Ein 43jähriger Patient, Projektleiter einer großen Firma, hatte seit Jahrzehnten ein Ekzem an beiden Handballen, trocken, rissig, manchmal schuppend. In den letzten Wochen entzündete sich vor allem der linke Handballen; es kam zu einer starken Schwellung, Rötung und auslaufendem Sekret. Die bald begonnene BRT mit Hand- und Fußelektroden brachte nicht das gewünschte Ergebnis. Es bestand eine dauerhafte Blockade im Bauchraum, aufgrund der vermuteten Dickdarm-Störung (oben Yang, unten Yin). Nun wurde MULTICOM eingesetzt mit der Magnetschleife auf dem Solarplexus. Bei der Nachmessung war die Blockade vollständig gelöst. Um nun die pathologischen Frequenzen zu löschen, wurde mit BRT mit internen Signalen nachbehandelt. Einen Tag später war die Schwellung der Hand auf die Hälfte zurückgegangen und der Heilungsprozeß hatte eingesetzt.

Fazit: Keine Therapie sollte als abgeschlossen gelten, solange noch Blockaden bestehen.

Eine 76jährige, sehr liebe Patientin hatte vor Jahren eine Ablatio mammae wegen eines Karzinoms. Jetzt bestand ein Lymphödem des rechten Armes. Das Abwehrsystem arbeitete nicht optimal, weshalb häufige Infekte auftraten. Die Gefahr eines Rezidivs des Karzinoms bestand jederzeit, alle Kontrollen waren aber bisher negativ. Seit einigen Wochen zeigten sich an verschiedenen Körperstellen geschwollene Lymphknoten, ohne eigentliche erkennbare Ursache. Die Blutsenkung war bedenklich hoch. Am auffallendsten war ein derber Lymphstrang an der linken Halsseite, der hinter der Clavicula nach oben verlief. Ich hatte diesen Befund bei einer anderen Patientin vor einer Metastasenaussaat auch tasten können. In Anbetracht des Alters und um ihr größere Torturen zu ersparen, begann ich mit dem MULTICOM-Strahler eine lokale Therapie. Nach fünf (!) Sitzungen lösten sich die Verhärtungen, der Strang bildete sich zurück, die Blutsenkung war rückläufig, und auch die anderen Lymphknoten sind fast verschwunden.

Fazit: Auch in fortgeschrittenen Fällen kann die BRT zum Erfolg führen. Der Versuch sollte deshalb immer unternommen werden.

20. Abrechnungsfragen

Immer wieder stehen wir vor dem Hindernis, daß die Bioresonanz-Therapie nicht mit den Krankenkassen abgerechnet werden kann. Dies ist nachteilig, und sicher unbequem. Es hat aber auch Vorteile! Die BRT ist dadurch für Patienten etwas Besonderes, etwas Außergewöhnliches, für das sie sogar selbst zahlen müssen. Sie werden deshalb viel motivierter die Behandlung mitmachen und – weil es teuer ist, an eine gute Wirkung glauben. Ein anderer Aspekt besteht darin, daß der Patient durchaus ein Opfer bringen kann, daß er es selbst spüren soll (am Geldbeutel), damit er sozusagen Reue empfindet für die Verfehlungen der Vergangenheit, für seine schlechten Lebensgewohnheiten, die Rücksichtslosigkeit seiner Gesundheit gegenüber.

Außerdem sind wir aufgrund der Nichterstattung nicht an irgendwelche Sätze gebunden, sondern können das Honorar individuell gestalten. Wir sind auch frei, den armen und bedürftigen Patienten die Behandlung zu schenken, was ebenfalls motivieren kann.

Wir sollten das aber nicht zur Gewohnheit werden lassen, genauso wenig, wie zu hohe Forderungen gestellt werden sollten. Um einen Anhaltspunkt zu geben: 50,– DM für eine BRT-Sitzung ohne Testung sind ausreichend. Bei höherem Zeitaufwand (mit Testung, individueller Einstellung, mehrere Therapieschritte) sollte dies nach Zeit abgerechnet werden, z.B. bei einer Stunde etwa 250,– DM. Bei Privatpatienten können direkt Analogziffern eingesetzt werden, die aber kenntlich gemacht werden müssen. Die Rechnung sollte laut Gesetzgeber auch bei Kassenpatienten in Analogziffern abgefaßt werden. Niemals darf jedoch die Bioresonanz-Therapie auf Krankenschein abgerechnet werden!

Um sich auch juristisch abzusichern, empfiehlt es sich, entsprechende Vordrucke vom Patienten unterschreiben zu lassen, in denen steht, daß er diese spezielle Behandlung wünscht und daß er über alle Maßnahmen, auch schulmedizinische, die bei seiner Krankheit angebracht sein könnten, aufgeklärt wurde. Etwas anders sieht es bei der MULTICOM-Therapie aus. Hier haben wir wenigstens die Möglichkeit, einzelne Therapieschritte abzurechnen. Durch das eingebaute UV-Licht, das bei jeder Behandlung mitlaufen kann, läßt sich die Ziffer 563, bei Ganzkörper-Behandlung 564 (EBM), bzw. 567 (GOÄ) einsetzen. Bei Verwendung der Kippschwingungen, was bei der Laser- (und UV-) Therapie immer sinnvoll ist, wird zusätzlich 551 abgerechnet.

Werden auch nur fünf Behandlungen am Tage durchgeführt bei ca. 30% Privatpatienten-Anteil, würde sich das MULTICOM-Gerät allein bei diesem Abrechnungsmodus bereits innerhalb des ersten Jahres amortisieren.

In besonderer Weise charakterisiert Eugen Roth die Abrechnungsfrage und die Patientenmentalität:

« Der Kranke traut nur widerwillig
dem Arzt, der's schmerzlos macht und billig.
Laß nie den alten Grundsatz rosten,
es muß a) weh tun, b) was kosten. »

Der höchste Lohn aber, den wir uns wünschen können für alle Mühe und Arbeit, sind dankbare Patienten, die wir erfolgreich behandeln durften. Die Einarbeitung in das neue Fachgebiet der energetischen Medizin mag Zeit und Mühe kosten – viel Mühe und viel Zeit ...

Die Zukunft der Medizin ist jedoch ohne Quantenmedizin nicht mehr vorstellbar. Nur damit kann uns der Ausweg aus den heute unlösbaren Problemen gelingen. Es wird sich deshalb lohnen, *jetzt* die Anstrengungen auf uns zu nehmen. Nur wer heute sät, wird morgen die Früchte des Fleißes ernten.

21. Anhang

21.1 Arbeitsschema BRT

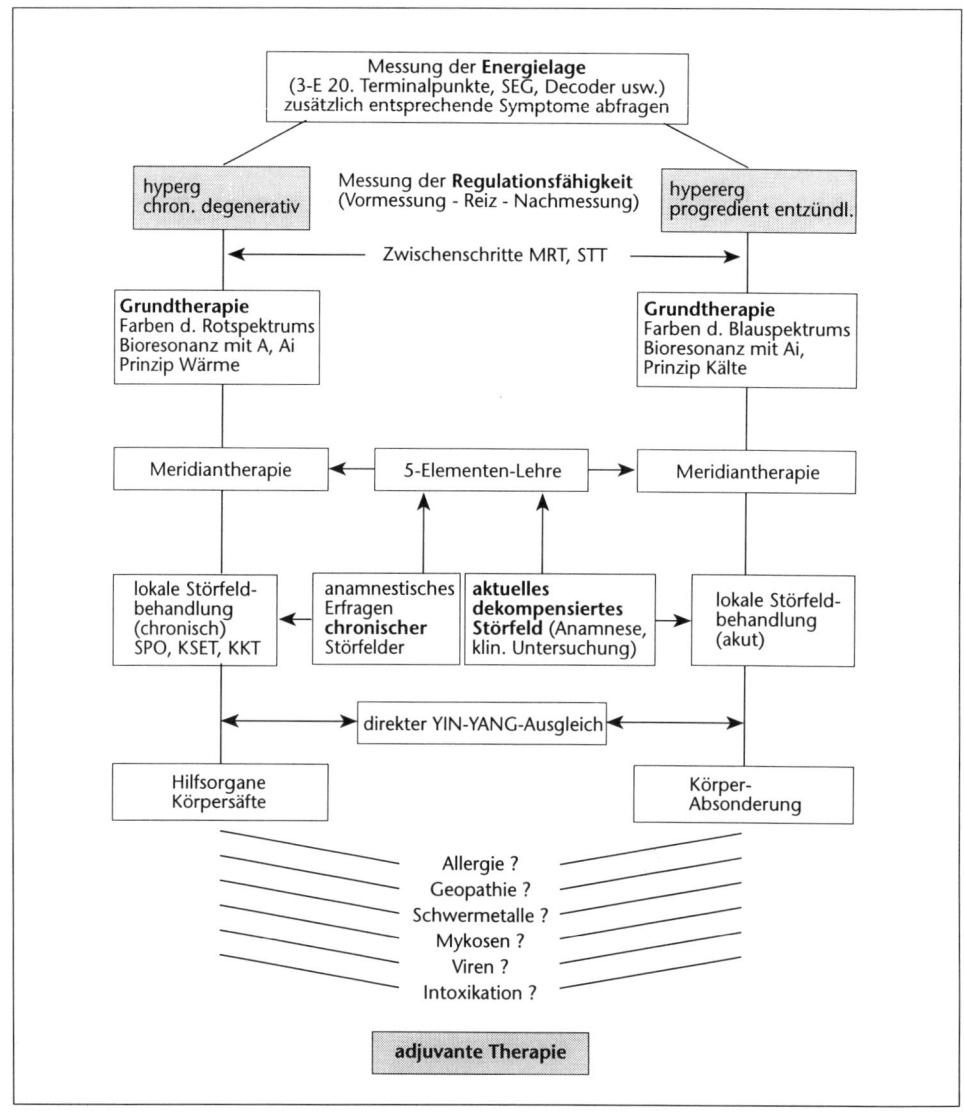

Abb. 74: Arbeitsschema BRT

21.2 Abfrage-Schema zur 5-Elementen-Lehre

gestörtes Element	
aktuelle Beschwerden	– Leitsymptom – Tonsillenerkrankungen – Gelenkbeschwerden – Wirbelsäulen-Abschnitte – Zähne – Sinnesorgane – endokrine Drüsen – Haut u. Hautanhangsgebilde
chronisch oder akut	– chronisch: das störende Element ist im Uhrzeigersinn zu suchen – akut: das störende Element ist im Gegenuhrzeigersinn zu suchen
störendes Element	
psychisches Korrelat	– Mitleid, Sorge, Grübeln (Erde) – Verzweiflung, Trauer (Metall) – Existenzangst (Wasser) – Ärger, Zorn, Aggression (Holz) – Freude, Streß, Furcht (Feuer)
Individualfarbe	– oft stimmt die (getestete!) Lieblingsfarbe gut überein und läßt schon erkennen, ob Yin oder Yang
Yin- oder Yang-Störung	– zur Verifizierung rote Yang- oder blaue Yin-Symptome abfragen – Art des Leitsymptoms kann ebenfalls Unterscheidung ermöglichen
EAV-Messung	– chronisch: hohe Meßwerte weisen auf "Mißachtung", niedrige Werte auf "Übergriff" – akut: hohe Werte weisen auf "Hemmen/Zerstören", niedrige Werte auf "Erzeugen"
Kinesiologie	– Deltamuskel testet bei Berühren des Leitsymptoms schwach – Deltamuskel testet bei Berühren durch den Tester des störenden Organs stark (!), wobei der Patient gleichzeitig sein Leitsymptom berühren muß – ob Tonisieren oder Sedieren erforderlich ist, entscheiden die Farbwirkungen (MULTICOM), bzw. entsprechende Akupunkturpunkte

Achtung: Die Unterscheidung, ob z.B. ein Zahnherd Ursache oder Folge einer Organerkrankung ist, kann dadurch getroffen werden, daß er dem störenden (= Ursache), bzw. dem gestörten Element zugeordnet wird.

21.3 Anwendung der BRT in der täglichen Praxis

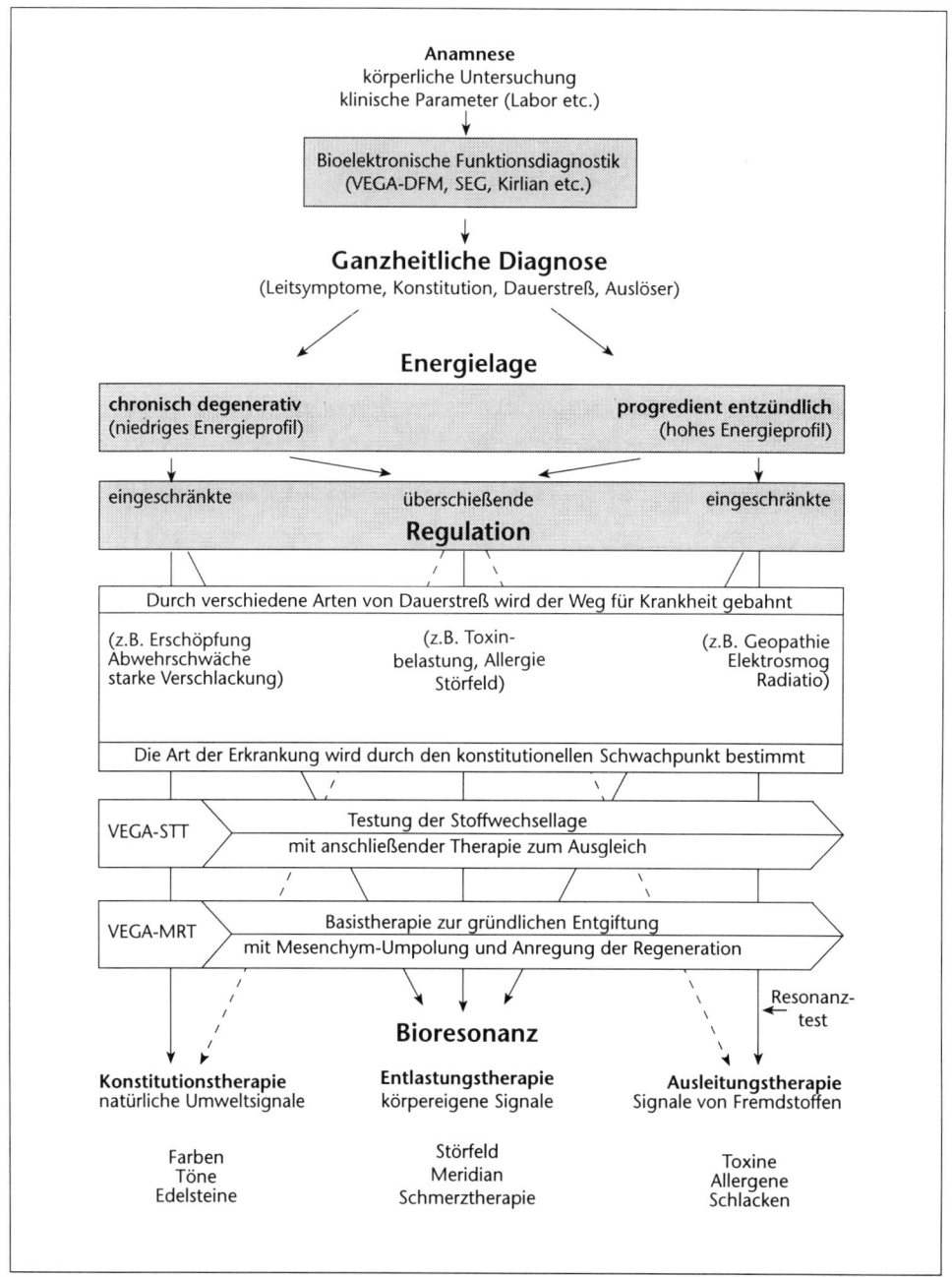

Abb: 75: Arbeitsschema: Praktische Anwendung der Bioresonanz-Therapie

21.4 Flußdiagramm zur Findung der optimalen Therapie

• Wichtig	Erster Eindruck vom Patienten (Wie "wirkt" er auf mich) sich ganz zurücknehmen
•	Grund der Konsultation (Leitsymptom)
•	Anamnese (sehr gründlich)
gezielt nachfragen	– schwer verlaufene Krankheiten – Impfreaktionen – Operationen (Tonsillektomie, Appendektomie etc.) – rezidivierende Infekte, die antibiotisch behandelt wurden – Ernährungsgewohnheiten – Hinweise auf Allergien – soziales Umfeld, Sorgen, Nöte
Kardinalfrage	– wann und unter welchen Umständen hat alles angefangen?
	psych. Korrelat in Streßsituationen (Hinweise auf 5 Elemente)
•	körperliche Untersuchung
insbesondere	– Zahnstatus – Hautfeuchte – Racheninspektion – Schilddrüse – Pulsqualität – RR-Seitendifferenz – Narben – Nieren – McBurney – Adnexe
• Klassisch	Blutstatus, Urinstatus mit pH-Wert, Röntgen, Sonographie, Endoskopie etc.
• Energetisch	SEG, Decoder, Kirlian, EAV, VEGA-Test *
•	kinesiologische Austestung (Weichenstellung für KSET)
Unterscheidung:	akut (Therapie schwächer, kürzer, öfter) chronisch (Therapie stärker, länger, seltener)

* mißt den Hautwiderstand an Akupunkturpunkten

21.5 Einbeziehung der Mundakupunktur (n. Gleditsch)

Oben: 9er-Odonton mittels Zahnelektrode umfahren bei:
- Cephalgien und Migräne
- Ohrensausen
- Schulter-, Arm-, Ellbogenbeschwerden
- Sinusitis (meist druckdolent)
- Sinubronchitis (meist druckdolent)
- Rhinitis allergica (meist druckdolent)
- Pollinosis (meist druckdolent)

Unten: 9er-Odonton umfahren bei:
- Zervikalgien (von bukkal)
- Dorsalgien (von bukkal)
- Lumbalgien (von bukkal)
- Ischialgien (von bukkal)
- Urogenitalprobleme (von lingual)
- HWS-Syndrom (von lingual)

Zusätzliche Wirkungen:
- psychisch harmonisierend
- Ausgleich von Lateralitätsstörungen
- Kiefergelenksbeschwerden
- Oszillationen.

21.6 Dysbalance bei Organen der 5-Elementen-Lehre

Alle „bestimmenden" Organe der fünf Elemente bilden jeweils paarweise miteinander eine Arbeitsgemeinschaft, woraus sich neun Möglichkeiten der Zusammenarbeit ergeben. Bei Störungen treten spezifische Symptome auf. Die Therapie besteht im Tonisieren der angegebenen Punkte.

Herz	**Milz**	Hypotonie
gelb He 7,8	grün Mi 2,3	
rotorange Bl 17	rotorange Bl 22	
Leber	Milz	**Überarbeitungsfolgen**, Anämie bei Oligomenorrhoe, Amenorrhoe, Verdauungsprobleme
violett Le 2,3	grün Mi 2,3	
rotorange Bl 26	rotorange Bl 22	
Herz	**Leber**	Streß, Schock, Hypotonie bei kleinem Kreislaufvolumen, Müdigkeit mit ruhelosen Gedanken
gelb He 7,8	violett Le 2,3	
rotorange Bl 17	rotorange Bl 26	
Herz	Niere	**Vegetative Dystonie**, mentale Probleme, Schilddrüsen- u. Nebennierendystonie
gelb He 7,8	orangerot Ni 2,3	
rotorange Bl 17	rotorange Bl 26	
Milz	Niere	exokr. Insuffizienz, Stoffwechselstörung, Diabetes mit Polyphagie und Polyurie
grün Mi 2,3	orangerot Ni 2,3	
rotorange Bl 22	rotorange Bl 26	
Milz	Lunge	trophische Störungen, BGW-Schwäche (Furunkel, Akne, Oedeme, Schwitzen), prämenstr. Syndrom
grün Mi 2,3	indigo Lu 9,10	
rotorange Bl 22	rotorange Bl 17	
Lunge	Niere	Emphysem, chron. Bronchitis, chron. Asthma
indigo Lu 9,10	orangerot Ni 2,3	
rotorange Bl 17	rotorange Bl 26	
Leber	Lunge	akutes Asthma (Yang), Cephalea, Schwindel, Benommenheit, Dysmenorrhoe
violett Le 2,3	indigo Lu 9,10	
rotorange Bl 26	rotorange Bl 17	
Leber	Niere	Migräne, Tinnitus
indigo Le 2,3	orangerot Ni 2,3	
rotorange Bl 26	rotorange Bl 26	

21.7 Tonisierungspunkte

Tonisierungspunkte liegen immer auf dem zugehörigen Meridian und dirigieren Energie zum zugehörigen Meridian. Goldnadeln verstärken die Wirkung der Tonisierung.
sechs Punkte befinden sich an den oberen und sechs Punkte an den unteren Extremitäten, jeweils bilateral. Zur Unterstützung können Quellpunkte therapiert werden.
Davon sind jeweils drei Punkte im Yang und drei Punkte im Yin.

Hand - Arm

Yin

H9	Am Nagelfalz des kleinen Fingers, medial., Kreislaufschwäche, Herzangst, Bradykardie, Kollaps
KS9	Am Nagelfalz des Mittelfingers, medial. Hypotonie, Angina pectoris, Blutandrang zum Kopf, Kollaps.
Lu9	In der Handgelenksfurche, Radialisrinne. Gefäßkrankheiten, Hypotonie, Arrhythmien, Erregungszustände.

Yang

Dü3	Am Kleinfingergrundgelenk, in der Hautfalte beim Faustschluß. Spasmolyse, schleimhautwirksam. Atonische Obstipation.
3E3	Zwischen Metacarpale 4 und 5, im proximalen Winkel. Arthritiden der Finger und Hände, psychische und sexuelle Störungen, kongestive Kopfschmerzen.
Di11	Am Ende der Ellbogenbeugefalte, lateral. Atonische Obstipation, Ekzeme, Furunkulose, Paresen der Arme.

Bein - Fuß

Yang

B67	Am Nagelfalz des kleinen Zehs, lateral. Psychische Alterationen, Erschöpfung, Hypertonie, Stirnkopfschmerz.
Gb43	Am Grundgelenk des 4. Zehs, lateral. Atonie der Gallenblase, atonische Obstipation, Paresen der Beine.
M41	Auf der Mitte der Fußwurzel, am unteren Tibiarand. Hyposekretion des Magens mit Tympanie. Obstipation.

Yin

MP2	Am Gelenkspalt des Großzehgrundgelenks, medial. Insuffizienz von Milz und Pankreas, Schläfrigkeit am Tage, kalte Hände und Füße.
N7	Drei Querfinger oberhalb des inneren Knöchels, hinter dem medialen Tibiarand. Psychasthenien, Nephritis, Hypotonie, Hyperhydrosis.
Le9	Am Ende der Kniegelenksfalte, medial. Psychische und somatische Kräftigung, Leberinsuffizienz, Meteorismus, Depression, Migräne.

21.8 Sedierungspunkte

Sedierungspunkte liegen immer auf dem zugehörigen Meridian und dienen der Energieabfuhr. Silbernadeln verstärken die Sedation. sechs Punkte befinden sich an den oberen und sechs Punkte an den unteren Extremitäten, jeweils bilateral. Davon sind drei Punkte jeweils im Yang und drei im Yin. Zur Unterstützung können Quell- und Zustimmungspunkte therapiert werden.

Hand - Arm

Yin

H7	Auf der volaren Handwurzel zwischen Haken- und Erbsenbein. Beruhigungspunkt. Herzangst, -klopfen, Tachykardie, Angina pectoris.
KS7	In der Mitte der volaren Handgelenksfurche. Hormonell und sexuell wirksamer Punkt. Kreislaufregulierend.
Lu5	In der volaren Ellbogenbeugefalte, am lateralen Rand der Bizepssehne. Asthma, Pneumonie, Bronchitis, Husten, Hautkrankheiten im Gesicht.

Yang

Dü8	In der Olecranonrinne. Darmspasmen, Cervicobrachialgien.
3E10	Am oberen Olecranonrand in der Fossa olecrani. Muskelspasmen, Schulterschmerz, Hautausschläge, psychische Erkrankungen aus Sorge, Kognitive Kopfschmerzen.
Di2+3	Proximal und distal des Zeigefingergrundgelenks. Hauterkrankungen, Akne, Enteritis, Rhinitis.

Bein - Fuß

Yang

B65	Am Grundgelenk der 5. Zehe, lateral. Cystitis, Wadenkrämpfe, Akne, Lumbago.
Gb38	Fünf Querfinger über dem äußeren Knöchel, am vorderen Wadenbein. Spasmen und Koliken der Gallenblase, herumziehende Schmerzen.
M45	Am Nagelfalzwinkel der 2. Zehe, lateral. Hypersekretion des Magens, Dyspepsien, Verdauungsstörungen.

Yin

MP5	Am medialen Fußrand im Grübchen über dem Kahnbein. Bindegewebsschwäche, durchblutungsfördernd, Prolapse, Ptosen.
N1+N2	Fußinnenseite, unterhalb des Kahnbeinvorsprungs. Nephritis, Harninkontinenz, übermäßiges Schwitzen, Hypertonie.
Le2	Am Großzehengrundgelenk, lateral. Spasmolysepunkt, Stauungen, Depressionen, Diabetes.

21.9 Meisterpunkte

Meisterpunkte bewähren sich besonders bei bestimmten Krankheiten und Schmerzzuständen. Sie haben eine besonders starke Wirkung bei speziellen Indikationen und starke Einwirkungen auf bestimmte Organe.

B60	Zwischen Malleolus externus und Achillessehne. Alle Schmerzen.
3E15	Oberer Trapeziusrand, Schultermitte. Hygrometrischer Punkt. Alle Indikationen mit Verschlimmerung durch Kälte und Nässe. Neuralgien und Rheuma der oberen Extremitäten sowie Schulter und Nacken.
Di15	Am lateralen Schulterrand im Grübchen unter dem Akromeon. Alle Neuralgien und Paresen der oberen Extremität und des Schultergürtels.
B2	Über der Augenbraue, im nasalen Lidwinkel. Alle Kopfschmerzen.
3E4	Zwischen Metacarpale 4 und dem Gelenkspalt Os hamatum. Vasomotorische Kopfschmerzen.
3E23	Im Grübchen zwischen Tragus und oberer Ohrmuschel. Tor des Ohres. Alle Erkrankungen des Ohrs.
Lu11	Nagelfalzwinkel des Daumens, Zeigefingerseite. Alle Halskrankheiten.
Di1	Nagelfalzwinkel des Zeigefingers, Daumenseite. Zahnschmerzen.
B17	Zwischen TH7 + 8, zwei Querfinger lateral. Meisterpunkt des Zwerchfells, Roemheldscher Symptomenkomplex.
B21	Zwischen TH12 und L1, zwei Querfinger lateral. Alle Magenerkrankungen.
B31	Im 1. Sakralloch. Meisterpunkt des Klimakteriums. Alles hormonelle Geschehen bei Frauen.
Gb34	Im Grübchen vor und unter dem Fibulaköpfchen. Meisterpunkt der Muskulatur.
MP5	Zwei Querfinger vor und unter dem inneren Knöchel. Meisterpunkt des Bindegewebes.

21.10 Alarmpunkte

Alarmpunkte können, müssen aber nicht auf ihrem Meridian liegen. Bei akuten oder chronischen Störungen eines Organs sind sie spontan empfindlich. Bei Sensibilität immer in die Behandlung mit einbauen.

KG14	H	1/8 unter dem Xyphoid. Alle präkardialen Schmerzen.
KS1	KS	Im 4. ICR, lateral der Mamillarlinie. Hyper-/Hypotonie, Angina pectoris, Herzklopfen.
N11	KS	Oberer Schambeinrand, zwei Querfinger lateral der Symphyse. Impotenz, Frigidität, sexuelle Erregungs- und Mangelzustände.
KG4	Dü	2/5 oberhalb der Symphyse, in der Medianen. Enteritis, Diarrhoe, Darmkoliken, alle gynäkologischen Erkrankungen.
M25	Di	Mitte Nabel – oberer Darmbeinkamm. Obstipation, Meteorismus, Übelkeit.
KG3	B	Zwei Querfinger oberhalb der Symphyse, in der Medianen. Harnbeschwerden, Impotenz, Dysmenorrhoen.
Gb25	N	Am freien Ende der 12. Rippe. Nieren- und Gallenkoliken.
KG5	3E	3/5 oberhalb der Symphyse. (Hauptalarmpunkt) Dyspepsie, Hypoacidität, Regelstörungen, Asthma.
KG17	3E	oberer, respiratorischer Alarmpunkt. Sternummitte, Höhe 4. ICR. Alle Erkrankungen im Thoraxbereich, Präkardialschmerzen.
KG7	3E	unterer, genitaler Alarmpunkt. Ein Querfinger unter dem Nabel. Alle sexuellen Hyperfunktionen.
KG12	M+3E	mittlerer, digestiver Alarmpunkt. Mitte Nabel – Xyphoid. Akute Gastritis, Ulcera, Dyspepsien, Meteorismus.
Le14	Le	Im 6. ICR in der Mamillarlinie. Leber-, Magen-, Darmstörungen, Schwangerschaftserbrechen.
Gb23	Gb	Hauptalarmpunkt der Gallenblase. Im 5. ICR Axillarlinie. Alle Cholecystopathien, Koliken.
Gb24	Gb	2. A.-Punkt. Im 6. ICR, Axillarlinie. Alle Lebererkrankungen.
Lu1	Lu	Im 3. ICR, Axillarlinie. Alle Lungenerkrankungen.
MP15	MP	Am freien Ende der 11. Rippe. Alle Verdauungsstörungen, Müdigkeit.

21.11 Edelsteintabelle

Gruppe ROT	01.	Rubin
	02.	Koralle
	03.	Granat
	04.	roter Jaspis
	05.	Blutjaspis
Gruppe ORANGE	06.	Karneol
	07.	Feueropal
Gruppe GELB	08.	Topas
	09.	Bernstein
	10.	Zitrin
Gruppe GRÜN	11.	Smaragd
	12.	Jade
	13.	grüner Turmalin
	14.	grüner klarer Turmalin
	15.	rosa Turmalin (Wassermelonen-T)
	16.	Chrysopras
	17.	Peridot
	18.	Malachit-Azurit
	19.	Aquamarin
	20.	Türkis
	21.	Chrysokoll
Gruppe BLAU	19.	Aquamarin
	20.	Türkis
	21.	Chrysokoll
	22.	blauer Saphir
	23..	Lapislazuli
Gruppe INDIGO	18.	Malachit-Azurit
	24.	Indigo-Saphir
Gruppe PURPUR	25.	Amethyst
	26.	Fluorit
weiße Steine	27.	Mondstein
	28.	Perle
	29.	Bergkristall
schwarze Steine	30.	schwarzer Turmalin
	31.	schwarzer Onyx
goldender Stein	32.	Pyrit
	33.	Diamant

21.12 Checkliste Problemfall - ich komme nicht weiter

- Will der Patient überhaupt gesund werden?
- Statt Ai A verwenden. Patienten „aufladen"
- Stoffwechsellage?
- Energieausgleich über KG 6 - G 13
- Meridiandurchflutung oder -berollung (Lymphe, Leber!)
- 5-Elementen-Lehre anwenden
- Ist Patient umgepolt (Grundton, Gleichstrom)?
- Hilfsorgane mitbehandeln
- Organuhr benutzen – entweder in entsprechender Zeit oder korrespondierendes Organ behandeln
- Körpersäfte oder Ausscheidungsprodukte verwenden
- Anhalt für Dauerstreß: Geopathie? Allergie? Schwermetalle? Intoxikationen? Viren? Mykosen?
- Forcierte Ausleitung (Darm, Nieren, Lunge, Haut)
- Lebensgewohnheiten des Patienten, vor allem Ernährung
- Adjuvante Therapie (s. Kapitel 15).

21.13

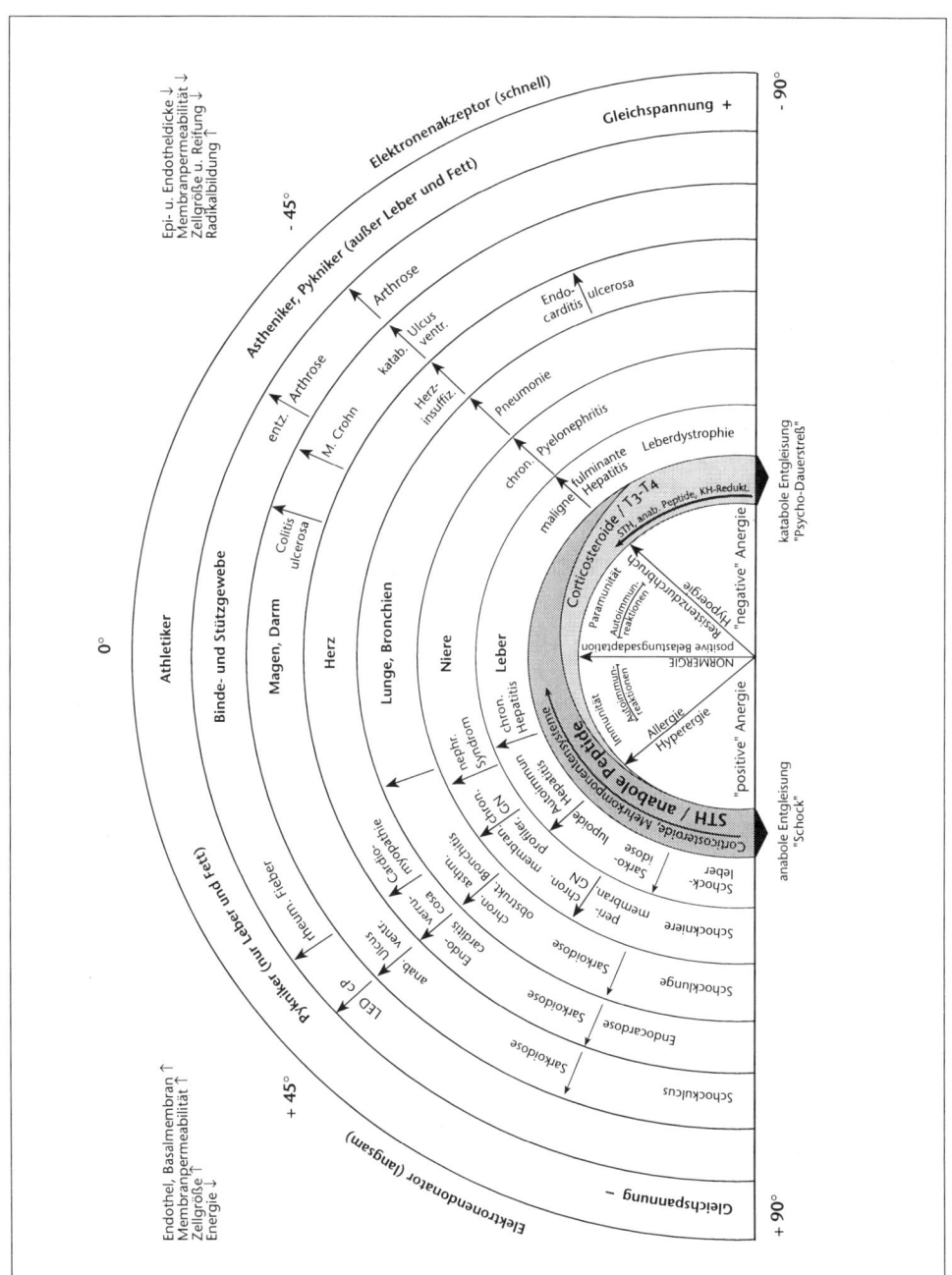

Abb. 76: Stoffwechselauswertschema

22. Quellenverzeichnis und weiterführende Literatur

Aarholt, E., Flinn, E.A., Smith, C.W.: Effects of low-frequency magnetic fields an bacterial growth rate. Phys. Med. Biol. *26*, 613-621 (1981)

Abele, J.: Lehrbuch der Schröpfbehandlung, Haug 1989

Adey, W.R.: Zellulare Mikroumgebung und Signale durch die Zellmembranen. Med. Abtlg., Californien 92357, Prog. Clin. Biol. Res. (USA) 1988, 257, p 81-106, ISSN 0361-7742

Adey, W.R., Lawrence, A.F.: Wechselwirkung nichtlinearer Wellen-Mechanismen zwischen erregbarem Gewebe und Elektromagnetischen Feldern. Neurol. Res. 1982, 4 (1-2), Seite 3 115-53ä, ISSN 0161-6412, Journal Code: N Y 9

Adey, W.R., Lin-Liu, S.: Niederfrequente amplitudenmodulierte Mikrowellen-Felder verändern die Calzium-Ausscheidung der Synaptosomen. Bioelektromagnetics 1982, 3 (3) Seite 309-22, ISSN 0197-8462, Journal Code: 9 Z 7

Adey, W.R.: Das zellulare Mikroumfeld und Signalgebung durch die Zellmembran. Dept. of Physiology, Loma Linda University School for Medicine, Californien 92357,
Prog Clin Biol Res (USA) 1988, 257, Seite 81-106, ISSN 0361-7742, Journal Code P Z 5 - in Englisch

Adler, E.: Allgemeine Erkrankungen durch Störfelder, Verlag für Medizin E. Fischer 1983

Allergie: Erfahrungsheilkunde 40/90. Neumeyer, G.; Friedrichsen, H.-P.; Sarkadi, A. usw.

Archer, V.E.: Geomagnetismus; Cancer, Weather and Cosmic Radiation, Health Physics. Pergamon Press, *34*, 237-247 (1978)

Barnothy, M.F.: Biological Effects of electromagnetic Fields. Plenum Press. 1969

Baumer, H.: Sferics, Rowohlt

Bigu-del-Blanco, J.: Some special applications of microwave radiometry of biological systems. Proc. el. magn. compatibility, Montreux 2 Symposium, 469-475, 1977

Beck, R.: Akupunktur in der neurologisch-psychiatrischen Praxis. Ärztezeitschr. f. Naturheilverfahren 5/89, 30. Jhrg.

Becker, R. O.: Der Funke des Lebens, Elektrizität und Lebensenergie Scherz, 2. Auflage 1992

Behrendt: Nada Brahma - die Welt ist Klang. Rowohlt

Bergsmann, O.: Dysregulation von Matrix und Sensomotorik im Rahmen des chronischen Belastungssyndroms. Therapeutikon 5 (1-2) 17-28 Jan/Febr. 91

Bergsmann, O.: Über muskuläre Resonanz- und Dämpfungsphänomene bei Akupunktur und Lasertherapie. Dt. Zeitschrift f. Akupunktur 3/85

Berner, H.G.: Biophysikalische Grundlagen naturgerechter Magnetfeld-Therapie. Raum & Zeit, Gehrden, Heft 10, 77-80, 1984

Bertsch, G.F.: Schwingungen der Atomkerne, Spektrum der Wissenschaft, Heft 7, 72-85, 1983

Brügemann,H.: Bioresonanz- und Multiresonananztherapie, Haug 1990

Buchheit, H.: Chinesische Medizin und Zytoplasmatische Therapie. Therapiewoche 37, 21 A (1987)

Burr in: Smith C.W., Electromagnetic Man

Capra, F.: Einführung in die Plasmaphysik, Band 2. Vieweg, Braunschweig 1972

Capra, F.: Das Tao der Physik. Scherz

Charon, J.E.: Der Geist der Materie. Ullstein 1982

Chisewski: persönliche Mitteilung W.Ludwig

Choy, R.V.S., Monro, J.A.: Electrical Sensitivities in Allergy Patients. Clinical Ecology, Sedierungspunkte Vol. IV, Nr. 3, 93-102 (1987) Circulare Wasserstoffbrückenbindung. Nachr. Chem. Techn. Labor *27*, (1979)

Croon, R.: Elektroneural-Diagnostik und -Therapie. Konkordia, 1959

Curry, M.: Bioklimatik. Med. bioklimat. Institut. Riederau/Ammersee, 1946

Davidov, A.S.: Biology and Quantum Mechanics. Pergamon Press, Oxford, 1982

Dicke: persönliche Mitteilung durch F.A. Popp

Douwes, F.R.: Psychoimmunologie - über die Wechselbeziehungen von Psyche- und Immunsystem. Information Medizin 4/1988

Dumrese, J., Neumeyer, G.: Grundlagen der körpereigenen Abwehr. Immunphysiologie I, Int. Ges. für Immunitäts- u. Resistenzforschung, Hamburg

Dupouy, A.: Die Oligo-Elemente in der funktionellen Medizin. WDB

Eberhard, L.: Heilkräfte der Farben. Drei-Eichen, München-Pasing, 1954

Eccles, I.C.: The Physiology of Synapses. Academic Press, New York, 1964

Ehrmann W. et al., Z. f. Phys. Med. 5, 161-170, 1976

Eilenberger, G.: Solitons. Springer, 1983

Endler, P.: Wasser und Information. Allgemeine homöopathische Zeitung 235/1990, Seite 7-10

Evertz, U., König, H.L.: Pulsierende magnetische Felder in ihrer Bedeutung für die Medizin. Hippokrates 48, 16.37, 1977

Evertz, U., Ludwig, H.W.: Magnetfeldbehandlung, Grenzgebiete der Wissenschaft. 26, 106-119, 1977

Farbtherapie: siehe Eberhard, Gimpel, Holwich, Schiegl, Goethe, Steiner

Findeisen, D.G.R., Pickenhain, L.: Immunantwort und Psyche. Hirzel, Stuttgart, 1990

Finkelnburg, W.: Einführung in die Atomphysik. Springer, 1958

Frank, H.S., Wen, W.-Y.: Flickering cluster structure of water. Trans Faraday Soc. 24, 133 (1957)

Fredkin, E., Hirsch, J.E.: Phase diagram of one dimensional electron-phonon systems I. The Su-schrieffer-Heeger model. Phys. Rev. B 27, 1680-1697, 1983

Friedrichstein, H.-P.: Ganzheitliche Allergiebehandlung in einer Spezialklinik. Erfahrungsheilkunde 4/90, S. 211-218

Funke, L.A.: Laserakupunktur, eine Alternative in der Schmerztherapie. Akupunktur - Theorie und Praxis 4/1986

Gerok, W.: Ordnung und Chaos. S. Hirzel, Wissenschaftl. Verlagsgesellschaft, Stuttgart

Gerson, M.: Eine Krebs-Therapie Hyperion, Freiburg 2. Auflage 1988

Gimpel, T.: Therapie durch Farbe. Brook House, Tetbury, England, 1980

Giudice, E., del., Doglia, S., Milanic, M., Vitiello, G.: A Quantum Field Theoretical Approach to the Collective Behavior of Biological Systems. Nuclear Physics, B 251 (FS 13) 375-400 (1985) und: A Collective Dynamics in Metabolically Active Cells. Physica Scripta, Vol. 26, 232-238 (1982)

Gleditsch, J.: Reflexzonen und Somatotopien, Opal

Gleichmann, O.: Das großflächige, pulsierende Magnetfeld und seine Bedeutung für die Behandlung schwerer Krankheiten. Erfahrungsheilkunde, 25, 105-108 (1976)

Goethe v., J.W.: Schriften zur Farbenlehre. Goethe-Ausgabe der Deutschen Buchgemeinschaft, Band VIII, Seite 7-667, 1967

Guille, E.: De la Biologie Moléculaire aux énergies vibratoires. Les Entretiens de Monaco sur les Médecines Energétiques. Monte Carlo, Novembre 20-23, 1985

Halpern, M.H.: Effects of Reproducible Magn. Fields on the Growth of Cells in Culture. NASA CR 75121, Washington, 1966

Hamatschek, H.: Behandlung von psychisch evozierten Störungen ohne Psychopharmaka. Das Seminar 5, 57-63, 1982

Hamatschek, H.: Schmerztherapie mit pulsierenden Mikro-Magnetfeldern. Int. Sertürner- Symposium, Göttingen, 15.-18.06.1983

Hauf, R.: Einfluß elektromagnetischer Felder auf den Menschen. etz-b, 28, 181-183, 1976

Hauf, R.: Elektromagnetische Felder: Eine unsichtbare Gefahr? Deutsches Ärzteblatt - Ärztliche Mitteilungen 83, 791-798 (1986)

Heber, G.: Einführung in die Theorie des Magnetismus. Wissenschaftl. Buchges., Darmstadt, 1983

Heidemann, C.: Meridiantherapie Band 1 und 2, Eigenverlag Christel Heidemann, Freiburg

Heim, B.: Elementarstrukturen der Materie. Resch, Innsbruck, 1982

Heim, B.: Der Elementarprozeß des Lebens. Resch, Innsbruck, 1982

Heim, B.: Der kosmische Erlebnisraum des Menschen. Resch, Innsbruck, 1982

Heim, B.: Postmortale Zustände? Die televariante Area integraler Weltstrukturen. Resch, Innsbruck, 1980

Heim, B.: Vorschlag eines Weges zur einheitlichen Beschreibung der Elementarteilchen. Zeitschrift für Naturforschung 32 A, 233-243, 1977

Heim, B., Dröscher, W.: Einführung in Burkhard Heim, Elementarstrukturen der Materie. Resch, Innsbruck, 1985

Heine, H.: Übergeordnete Regulationsprinzipien der extrazellulären Grundsubstanz (Matrix) für Prophylaxe und Regeneration. Schweizerische Zeitschrift für Ganzheitsmedizin 2/89, Seite 77-83

Heine, H.: Bedeutung der Grundsubstanz im Tumorgeschehen. therapeutikon 5 (1-2) 44-48, Jan./Febr., 1991

Heine, H.: Lehrbuch der biologischen Medizin. Hippokrates, Stuttgart 1991

Henneke: Kolloquiumsband der Bioresonanz-Ärztegesellschaft 1991

Herron, T.: Phase Modulation of Biomagnetic Micropulsations. Nature 207, 699 f, 1965

Hess und Markus in: Ordnung und Chaos, Wolfgang Gerok, Hirzel

Hildebrandt, G.: Zirkadiane Rhythmen als Grundlage einer therapeutischen Zeitordnung. Ärztezeitschrift für Naturheilverfahren 8/1987, 27. Jahrg.

Hübner, K.: Einführung in die Plasmaphysik. Wissenschaftl. Buchges. Darmstadt, 1982

Huneke in: Dosch P., Lehrbuch der Neuraltherapie nach Huneke 12. Auflage, Haug 1986

Jafary-Asl, A.H., Solanki, S.N., Aarholt, E., Smith, C.W.: Dielectric Measurements on Live Biological Materials under Magnetic Resonance Conditions. J. of Biological Physics *11*, 15-22, 1983

Jahn, R.G.: The persistent paradox of psychic phenomena. Proc. IEEE *70*, 136-170, 1982

Judes, U., Eulefeld, G., Kapune, Th.: Evolution der Biosphäre. Hirzel, Stuttgart, 1990

Karsten, H.: Duft-Farb-Ton-Therapie bei psychosomatischen Erkrankungen. Haug, 3. Auflage, 1983

Keefe, J.O., Nadel L.: The Hippocampus as a Cognitive Map, Clarendon Press, Oxford

Köhler, B.: Bioresonanz-Therapie in der Kassenpraxis. Brügemann-Institut, 1988

Köhler, B.: Neue Ansätze in der Behandlung bei Magen-Darm-Erkrankungen mit der Bioresonanz-Therapie. Brügemann-Institut, 1988

Köhler, B.: Erweiterte 5-Elementen-Lehre. Brügemann-Institut, 1988

Köhler, B.: Störfelder und deren schnelle Beseitigung unter Verwendung eines modulierten Softlasers. Erfahrungsheilkunde, 1988

Köhler, B.: Biorhythmen in neuem (Farb-) Licht Bio- und Umweltresonanz-Therapie. In Ecolog, 1988, Köln 26.-28.08.1988, Herausgeber: Umweltzentrum Schloß Türnich

Köhler, B.: Auswirkungen der Bioresonanz-Therapie auf humoraler Ebene. Erfahrungsheilkunde 3/1989. Band 38

Köhler, B.: Einführung in ein neues Therapiekonzept mit Tönen, Farben, Edelsteinen, Metallen, Magnetfeld und moduliertem Softlaser in die Praxis. Erfahrungsheilkunde 3/1989, Band 38

Köhler, B.: Vom Symptom zur Ganzheitsbehandlung mit der Bioresonanz-Therapie - mit einem hohen Wirkungsgrad selbst bei schweren chronischen Krankheiten. Erfahrungsheilkunde, 10a/1989

Köhler, B.: Die besondere Bedeutung des Akupunkturpunktes 3-E 20 für die Diagnose und Anwendung der Bioresonanz-Therapie. Ärztezeitschr. f. Naturheilverfahren 4/1990

Köhler, B.: Bioresonanz-Therapie bei rheumat. Erkrankungen. Brügemann-Institut, 1990

Köhler, B.: Bioresonanz-Therapie bei Magen-Darm-Erkrankungen. Brügemann-Institut, 1990

Köhler, B.: Die Grundlagen der Multiresonanz-Therapie. Kap. III in Bioresonanz-Therapie, Hrsg: H. Brügemann. Haug, 1990

Köhler, B.: Alternative Therapieansätze bei gynäkolog. Malignomen aus der Sicht des niedergelassenen Arztes. Erschienen in: Das Rezidiv in der gynäkologischen Onkologie;
Autoren: H.G. Meerpool, A. Pfleiderer, Chr. Z. Profous. Springer, 1990

Köhler, B. et al.: Medizin 3000. Möve 1990

Köhler, B.: Bioresonanztherapie in der Geriatrie, SAGEM-Kongress Interlaken 1992

Köhler, B.: Abwehrschwäche im Kommen, Zeitschr. f. Onkologie 1992

Köhler, B.: Die Matrix-Regenerations-Therapie (MRT), Kolloquium der Bioresonanz-Ärzte-Gesellschaft 1992

Köhler, B.: Bioresonanz-Therapie in der Zahnheilkunde, Intern. Kongreß der Zahnärzte für Ganzheitsmedizin, Straßburg 1993

Köhler, B.: Bioresonanz-Therapie beim hyperkinetischen Syndrom, SAGEM-Kongreß Interlaken 1993

Köhler, B.: Bioresonanz-Therapie als unverzichtbarer Bestandteil in der täglichen Praxis, Kongreß für Alternative Medizin, Bad Wilbungen 1993

Köhler, B.: Die Streßprojektions-orientierte Störfeldtherapie (SPO), Kolloquium der Bioresonanz-Ärzte-Gesellschaft 1993

Köhler, B.: Die Kombinierte Konstitutions-Therapie (KKT), Kolloquium der Bioresonanz-Ärzte-Gesellschaft 1993

Köhler, B.: Allergie – der große Irrtum, Heilpraxis-Magazin 12/93

Köhler, B.:Stoffwechselprozesse aus der Sicht der Dreikomponenten-Theorie, Naturheilpraxis 1/94

Köhler, B.: Naturheilverfahren - quo vadis? Ärztezeitschrift für Naturheilverfahren 2/94

König, H.L.: Unsichtbare Umwelt. Selbstverlag, München. 2. Auflage, 1977

Kraus, W.: Therapie des Knochens und des Knorpels mit schwacher, langsamschwingender elektromagnetischer Energie. Med. Orth. Techn. *98*, 33-43, 1978

Krüger, W.: Das Universum singt, Wilfried Krüger Eigenverlag

Kushi, M.: Orientalische Diagnose, Pala

Langreder, W.: Mikro-Elektronische Medizin, Westphal GmbH, Erkrath, 1983

Langreder, W.: Von der biologischen zur biophysikalischen Medizin. Haug, 1985

Lamers, H.J.: Grundlagen der kombinierten Neuraltherapie und Ozontherapie - die zentrale Rolle des
Enzyms Zytochrom a/3. Ärztezeitschrift für Naturheilverfahren 8/1989, 30. Jahrg.

Lamy, J.: in: Schick, E. Organismus und Ton

Lawrence, A.F., Adey, W.R.: Nonlinear Wave Mechanics
in Tissue Electromagnetic Field Interactions. Vete-
rans Administration Hospital, Loma Linda, Calif.,
1985

Leonhardt: Elektroakupunktur nach Voll

Ludwig, H.W.: A Hypothesis Concerning the Absorption
Mechanism of Atmospherics in the Nervous System.
Int. J. Biometeor *12*, 93-98, 1968

Ludwig, H.W.: Der Einfluß von elektromagnetischen
Tiefstfrequenz-Wechselfeldern auf höhere Organismen. Biomed. Technik *16,* 67-72, 1971

Ludwig, H.W.: Wettereinfluß auf organisches Gewebe.
Z. angew. Bäder- u. Klimaheilk. *19*, 15-17, 1972

Ludwig, H.W.: Shielding Effect of Materials in the ULF,
ELF and VLF Region. Int. J. Biometeor. *17*, 207-211,
1973

Ludwig, H.W., Persinger, M.A., Ossenkopp, K.-P.: Physiologische Wirkung elektromagnetischer Wellen bei
tiefen Frequenzen. Arch. Met. Geoph. Biokl. Ser. B.
21, 99-116, 1973

Ludwig, H.W., Persinger, M.A., Ossenkopp, K.-P.: Psy-
chophysiological Effects of Extremly low Frequency
Electromagnetic Fields: A Review. Perceptual and
Motor Skills.
36, 1131-1158, 1973

Ludwig, H.W.: Electric and magnetic field-strength in the
open and in shielded rooms in the ULF to LF-Zone:
ELF and VLF Electromagnetic Field Effects. Edited
by M.A. Persinger, Plenum Press, pp 35-80, 1975

Ludwig, H.W., Leitner, v. H.: Therapy with 10 Hz pulses.
Proceedings of Collage park Congress, Part. I. Int.
Soc. Biometeor, 1976

Ludwig, H.W.: Therapie mit ELF-Magnetfeldern. Z.
Phys. Med. *5*, 161-170, 1976

Ludwig, H.W.: Biologische Verträglichkeit elektromagnetischer Felder. Bull. SEV *68*, 941-946, 1977

Ludwig, H.W.: Schwingungstherapie. Naturheilpraxis *32*,
1026-1030, 1979

Ludwig, H.W.: Neue elektromagnetische Diagnose- und
Therapieverfahren. Bull. ASE/UCS *70*, 928-932, 1979

Ludwig, H.W.: Magenttherapie. Das Seminar *4*, 47-58,
1981

Ludwig, H.W.: Biophysikalische Diagnose und Therapie
im ultrafeinen Energiebereich. Erfahrungsheilkunde
32, 72-76, 131-134, 253-257, 1983

Ludwig, H.W.: Biophysikalische Diagnose und Therapie
im ultrafeinen Energiebereich.
6. Mitteilung. Erfahrungsheilkunde *32*, 700-705, 1983

Ludwig, H.W.: Biophysikalische Diagnose und Therapie
im ultrafeinen Energiebereich.
7. Mitteilung. Erfahrungsheilkunde *33*, 36-38, 1984

Ludwig, H.W.: Grundlagen einer Magnetfeld-Therapie
mit Breitband-Mikro-Impulsen. Kongreßband der
Dt. Gesellschaft f. Magnetfeld-Medizin e.V., Mainz,
1984

Ludwig, H.W.: Die kristallin-flüssige Struktur organischen Gewebes als Empfänger für Umwelteinflüsse
mit der möglichen Folge rheumatischer Erkrankungen und deren physikalische Therapie. In: Ein ganz-
heitsmedizinisches Konzept, Beispiel Rheuma. Raum
& Zeit, Gehrden, 1984

Ludwig, H.W.: Neue Erkenntnisse in der Biophysik und
deren Anwendung in Diagnose und Therapie. Naturheilpraxis *37*, 704-706, 716, 1118-1122, 1394-1406,
1984

Ludwig, H.W.: A new way of color acupuncture therapy.
Am. J. Acup. *14*, Nr. 1, 1986

Ludwig, H.W.: Krankheit und Heilung aus der Sicht der
Seinslehre (Ontologie). Grenzgebiete der Wissenschaft 35, 141-155, 1986

Ludwig, H.W.: Resonanzen mit Eigenwerten des Organismus bei der Anwendung von Magnet-Wechselfel-
dern. Symposium Wirkung magnetischer Felder auf
Biologische Systeme, Maikammer, 30.9.-1.10.86

Ludwig, H.W.: Elektromagnetische Kopplung als Grundlage von Homöopathie und biophysikalischer Therapie. Medizinische Woche Baden-Baden,
01.-08.11.1986

Ludwig, H.W.: Electromagnetic Multiresonance - the
Base of Homeopathy and Biophysical Therapy. 42.
Congress of LMHI, Washington D.C., 29.03.-02.04.87

Ludwig, H.W.: Kapitel IV in H. Brügemann (Hrsg.):
Diagnose und Therapieverfahren im ultrafeinen Bio-
Energie-Bereich. Haug, Heidelberg, 2. Auflage, 1987

Ludwig, H.W.: Neueste Forschungsergebnisse bezüglich
ultrafeiner Schwingungen des menschlichen Körpers
durch moderne Spektroskopie. Erfahrungsheilkunde
36, 899-900, 1987

Ludwig, H.W.: Spektroskopie ultrafeiner Schwingungen.
Die Messung der Eigenresonanz des Menschen und
von Homöopathika. In ECOLOG '88. Herausgege-
ben vom Umweltzentrum für ökologische Struktur-
forschung Schloß Türnich, 49-59

Ludwig, H.W.: Physikalische Grundlagen in Bezug auf
Informationsspeicherung in lebenden Systemen und
homöopathischen Medikamenten. Strukturierung
von Wasser und Alkohol. Vortrag 29.10.1989, Med.
Woche Baden-Baden

Ludwig, H.W.: Die Bedeutung der Bio- und Umweltresonanz für die moderne Diagnostik und Therapie. Erfahrungsheilkunde 38/3a, 159-161, 1989

Ludwig, H.W.: Die Therapie der Zukunft. Raum und Zeit Nr. 44. 3-10, 1990

Lüscher, M.: Der 4-Farben-Mensch. W. Goldmann, München, 1977

Ludwiger von, I.: Heim'sche einheitliche Quantenfeldtheorie. Resch, Innsbruck, 1981

Lyra, G.: Über eine Modifikation der Riemannschen Geometrie. Math. Zeitschr. *54*, 52-64, 1951

Morell, F.: MORA-Therapie, 3. Auflage Haug 1988

Muheim, J.T.: Zur universellen Rolle der Elementarteilchen. Rapport de la réunion de printemps de la Sociéte Suisse des Physique *56*, 925-928, 1983

Mussat, M.: Akupunktur und J-Ging. VGM, Essen

Nogier, P.M.F.: Traité d'Auriculotherapie. Maisonneuve S.A., Saint-Ruffine, P.B. 39, F-57160 Moulinsles-Metz

Nordenström in: Pekar R., Die perkutane Galvano-Therapie bei Tumoren, W. Maudrich 1988

Ohlenschläger, C.: Fehlgesteuertes Zellwachstum - synoptische Betrachtung zur Onkogenese. Biologische Medizin, Heft 2, 4/1989

Ohlenschläger, C.: Entgiftung - ganzheitliche Therapiemethoden in einer sich ständig ändernden Umwelt. Information Medizin.

Ohlenschläger, C.: Die Wechselwirkungen zwischen Licht und Biomolekülen, EHK 5/91, Band 40

Patrovsky, V.: Elektromagnetismus – oder fünfte Interaktion. Grenzgeb. d. Wissenschaft, Innsbruck *27*, 326-333, 1978

Pekar, R.: Die perkutane Galvanotherapie. W. Maudrich, Wien

Perger, F.: Somatopsychische Veränderungen durch Schwermetalle. Natura med 3, 11/1988

Persinger, M.A.: ELF und VLF Ele. mag. Field Effects. Plenum Press, New York and London, 1974

Persinger, M.A.: The Weather Matrix and Human Behaviour, Praeger Publishers, New York, 1980

Pischinger, A.: Das System der Grundregulation. Haug, Heidelberg, 1976

Popp. F.A., Strauss, V.E.: So könnte Krebs entstehen. Fischer, 1979

Popp, F.A.: Biophotonen. Verlag für Medizin, Dr. E. Fischer, Heidelberg, 1976

Popp, F.A. et al.: Electromagnetic Bio-Information. Urban & Schwarzenberg, München

„Plaketten" (Gittertheorie): Claudio Rebbi: Die Gitter-Eichtheorie. Spektrum der Wissenschaft April Nr. 4/1983, S. 88-101

Playfair, Hill in: C.W. Smith Electromagnetic Man

Presman, A.S.: Electromagnetic Fields and Life. Plenum Press, 1970

Priebe, L.: Vegetativum, Rhythmus und Chaos. Ärztezeitschrift f. Naturheilverfahren 6/1989, 30. Jahrg.

Priebe, L.: Biorhythmologische Aspekte der Psychoonkologie. Ärztezeitschrift f. Naturheilverfahren 9/1986, S. 603-617

Priebe, L.: Medizin und deterministisches Chaos. Erfahrungsheilkunde I/90, Band 39

Raether, H.: Excitations of Plasmons and Interband Transactions by Electrons. Springer, 1980

Resch, A.: Physis, Bios., Psyche und Pneuma. Grenzgebiete der Wissenschaft, *32*, 29-56, 73-88, 191-205, 234-243. 1983

Rochlitz, S.: Die fehlende Dimension: Energiebalance; Mit Kinesiologie gegen Allergien und Candida. Droemersche Verl. Anstalt, Knaur, München, 1989

Rubbia, C.: Persönliche Mitteilung und Referate, W. Ludwig

Schick, E.: Organismus und Ton, Hirschberger 1987

Sharamon, S., Baginsky, B.: Das Chakra-Handbuch. Wildpferd

Sheldrake, R.: Das schöpferische Universum. Meyster, München, 1983

Sheldrake, R.: The presence of the past. Times book

Sheldrake, R.: Das Gedächtnis der Natur. 2. Auflage, Scherz, 1990

Selawry, A.: Metall-Funktionstypen in Psychologie und Medizin. Haug, Heidelberg, 1985

Selye, H.: Einführung in die Lehre von Adaptsystemen. G. Thieme, Stuttgart, 1953

Smith, C.W.: Electromagnetic Phenomena in Living Biomedical Systems. Proc. 6. Annual Conference IEEE Engineering in Medicine and Biology Society, Sept. 15-17, 1984

Smith, C.W.: Environmental, Allergenic and Therapeutic Effects of Electromagnetic Fields. 3. Annual International Symposium on Man and his Environment in Health and Disease. Febr. 21-24, Dallas, Texas, 1985

Smith, C.W.: Water-friend or foe? Laboratory Practice *34*, 29-34, 1985

Smith, C.W., Best, S.: Electromagnetic Man. J.M. Dent Ltd., London, 1989

Smith, C.W.: Elektromagnetfeld und Bioresonanzeffekt in lebenden Systemen. Brügemann-Institut, 1990

Smith, Mr.: persönliche Mitteilung W. Ludwig

Speransky, A.D.: Grundlagen der Theorie der Medizin. Saenger, Berlin, 1950

Schiegl, H.: Color-Therapie. H.-Baüer-Verl., Freiburg, 1979

Schick, E.: Phonophorese, Akupunktur mit Tonwellen. VGM (Verlag f. Ganzheits-Medizin, Essen), 1983

Schliephake E.: Krebs und natürliche Abwehrkräfte vfm, Dr. E. Fischer

Schlitter, H.: Extrazelluläre Matrix und ihre vegetative Regulation für die Entwicklung maligner Proliferation, therapeutikon 5 (1-2) 31-43, Jan./Febr. 91

Schumacher: Referat anläßlich Kolloquium der Bioresonanz- Ärztegesellschaft 1990

Schumann, W.O.: Über die strahlungslosen Eigenschwingungen einer leitenden Kugel, die von einer Luftschicht und einer Ionosphärenhülle umgeben ist. Zeitschr. f. Naturforschung *7a*, 149-154, 1954

Steiner, R.: Das Wesen der Farben. R. Steiner-Gesamtausgabe Nr. 291, R. Steiner, Dornach, 1921

Strube, J.: Ein Beitrag zu den physik. Grundlagen der Medikamentenforschung. Biol. Medizin, Heft 4, 8/1987

Tompkins, P., Bird, Ch.: Das geheime Leben der Pflanzen. Fischer, 1977

Varga, A.: Krebs und elektromagnetische Umweltfaktoren. Krebsgeschehen, 2/84, Verlag für Medizin, Dr. Fischer

Venedig: Biological effects and therapeutic applications of ELF electromagnetic fields. 1. Int. Meeting of the Association for Biomedical Applicating of Elektromagnetism, Venedig, Febr. 23-25, 1984

Vernejoul, P. de, Albaréde, P., Darras, J.-C.: Etude des méridiens d'acupuncture par les traceurs radioctifs. Bull. Acad. Natle Med. *1169*, Nr. 7, 1071-1075, 1985

Vogl, R.: Akupunktur und bioenergetische Analyse. Profil

Voll, L.: Elektroakupunktur nach Voll

Warnke, U.: Aspekt zur magnetischen Kraftwirkung auf biologische Systeme. Die Heilkunst *91*, Nr. 1, 1978

Weber, K.-M.: Die Schlüsselfunktion von Spurenelementen und Vitaminen bei der Behandlung von umweltbedingten Erkrankungen. Ärztezeitschrift für Naturheilverfahren 6/89, 30. Jahrg.

Weber, K.-M.: Diagnostische und therapeutische Aspekte aus der Sicht der „klinischen Ökologie" (Umweltmedizin). Ärztezeitschrift für Naturheilverfahren 3/89, 30. Jahrg.

Weigert, M.: Anregung der Knochenbildung durch elektrischen Strom. Springer, 1973

Wemu, M.: persönliche Mitteilung

Wever, R.: ELF-effects on human circadian rhythm. In: Persinger, M.A.: ELF und VLF el. mag. Field Effects. (s.d.)

Werthmann, K.: Enterale Allergien. Haug

Wilber, K.: Das holographische Weltbild. Scherz

Williams, D.R.T.: The Metals of Life. Van Nostrand Reinhold Comp., London, 1971

Zöbelein, H.: Die petechiale Saugmassage, Haug 1984

23. Abkürzungsverzeichnis

AP Akupunkturpunkt

BRT Bioresonanz-Therapie
(Sammelbegriff für die Therapie mit ultrafeinen elektromagnetischen Signalen, die in das übergeordnete Steuersystem des Organismus eingreifen und als Informationsträger zu verstehen
sind. Es werden unter der BRT die Behandlung mit körpereigenen Signalen und die Behandlung mit externen Frequenzen subsummiert. Entscheidend für das Ansprechen auf diese
Art der Therapie ist das Auftreten eines Resonanzphänomens)

DFM Diagnosegerät der funktionellen Medizin

ETZ Energie-Transformations-Zentrum (Chakra)

EAV Elektroakupunktur n. Voll

GTT Grundton-Therapie n. Prof. Vemu Mukunda, modifiziert durch Köhler
(Der individuelle Grundton, der dem Genotyp entspricht – und damit der zweiten Lieblingsfarbe
– wird singulär oder während der BRT angewandt als Konstitutionsmittel)

GUT Gleichfeld-Umpolungs-Therapie nach Köhler
(Durch Anlegen von 1 V Gleichspannung am Kopf, evtl. auch an den Extremitäten, wird eine
Falschpolung des archaischen Gleichstromsystems bei chronisch Kranken korrigiert und damit
das Ansprechverhalten der Matrix auf die BRT positiv vorprogrammiert)

KKT Kombinierte Konstitutions-Therapie nach Köhler
(Die Ursache für die Etablierung individueller Störfelder oder Giftdepots ist in den konstitutionellen Besonderheiten, d.h. Schwachpunkten jedes Einzelnen zu suchen, die durch
falsche Reaktionsmuster zu Instabilität führen. Durch die KKT erfolgt eine Umprogrammierung
derselben. Während der konstitutionelle Schwachpunkt des Patienten gestärkt wird, wird die
BRT in Form einer Störfeldbehandlung oder Toxinausleitung durchgeführt)

KSET Konstitutionelle Streßentlastungs-Therapie nach Köhler
(Das Leitsymptom des Patienten wird als Streßprovokator benutzt. Gleichzeitig erfolgt die
direkte Behandlung des „störenden Elements" nach der 5-Elementen-Lehre, wodurch der
Organismus in die Lage versetzt wird, den Streß zu überspielen)

KSP Konstitutioneller Schwachpunkt
(Genetisch determinierter Organbereich, der unzureichende oder falsche Streßverarbeitungs-
programme aufweist. Von dort können Störungen in entfernter liegende Körperbereiche ausgehen, Nach der 5-Elementen-Lehre handelt es sich dabei um das „störende Element")

MMT Mikromagnetfeld-Therapie nach Ludwig
(Im Gegensatz zu starken Magnetfeldern werden hier sehr schwache Intensitäten eingesetzt.
Zusätzlich ist dieses Magnetfeld mit den Spurenelementen der Erde, den sog. Geomagnet-
wellen, moduliert. Es handelt sich dabei um sog. „athermische" Wirkungen im Sinne der
Informationsübertragung)

MRT Matrix-Regenerations-Therapie nach Köhler mit VEGA-MRT
(Kombiniertes Verfahren zur intensiven Giftausleitung des Grundsystems, das aus Saugmasse
nach Zöbelein, Gleichstrombehandlung und Spezialform der BRT besteht, der sog. „SL-Therapie"
nach Köhler)

OMT Orthomolekulare Therapie
(Die materiellen Bausteine des Organismus stellen den Resonanzboden für unsere BRT dar.
Bestehen gravierende Mangelzustände, kann die BRT nicht ausreichend wirken. Diese werden
über den Resonanztest eruiert)

RAT Relaxationszeit-angepaßte Therapie nach Köhler
(Elektromagnetische Signale, insbesondere Magnetfeldschwingungen haben Abklingzeiten, die
mehrere Minuten betragen können. Dies kann zu Aufschaukelphänomenen führen, aber auch
sinnvoll für die Therapie eingesetzt werden)

SAT Stoffwechsel-adaptierte Therapie nach Köhler mit VEGA-STT
(Die Basisregulation des Stoffwechsels ist das Kriterium für den Schweregrad einer Krankheit und gleichzeitig für den Erfolg oder Mißerfolg der BRT. Durch vorheriges Austesten mit dem Stoffwechseltester nach Köhler wird eine Stoffwechselfehlregulation festgestellt und dann mit dem gleichen Gerät korrigiert. Dadurch werden optimale Voraussetzungen für weitere Behandlungsschritte mit der BRT geschaffen und Heilungsvorgänge ermöglicht)

SEG Segment-Elektrogramm nach Schimmel

SLT Subtraktions-Lösch-Therapie nach Köhler
(Eine Sonderform der BRT, die z.B. im Vega-MRT eingesetzt wird. Dabei werden die Signale beider Körperseiten energetisch miteinander verglichen. Bestehen Differenzen, z.B. durch Störfelder, werden diese gelöscht. Das Besondere ist, daß hier mit dem r e i n e n Störfeldsignal gearbeitet wird und die physiologischen Schwingungen unangetastet bleiben. Eine Übertherapie ist konstruktiv ausgeschlossen)

SPO Streß-Projektions-orientierte Störfeldbehandlung nach Köhler
(Das pathologische Frequenzmuster des Leitsymptoms wird invertiert in das ermittelte Störfeld eingespeist, so daß ein Kreislauf geschlossen ist, der sich an der Leitschiene der Streßprojektion (= Kausalkette) orientiert)

STT Stoffwechsel-Test / Therapie-Gerät nach Köhler
(Dient zur Durchführung der SAT - siehe dort. Es werden damit Störungen der Stoffwechselbasisregulation aufgespürt und anschließend korrigiert)

TSF Testung mit Streßfilterung nach Köhler
(Damit der Testaufwand minimiert werden kann und Prioritäten gesetzt werden können, wird gezielt im Hinblick auf das Leitsymptom ausgetestet, was vorher eingespeichert wurde. Der Patient spricht dann nur noch auf die tatsächlich krankheitsauslösenden Faktoren an)

VRT Vegetativer Reflex-Text nach Schimmel

Index